实用中医针灸治疗

邢春艳 ◎著

上海科学技术文献出版社

图书在版编目(CIP)数据

实用中医针灸治疗 / 邢春艳著. -- 上海：上海科
学技术文献出版社，2023

ISBN 978-7-5439-8857-6

Ⅰ.①实… Ⅱ.①邢… Ⅲ.①针灸疗法 Ⅳ.
①R245

中国国家版本馆CIP数据核字(2023)第106753号

组稿编辑：张　树
责任编辑：苏密娅

实用中医针灸治疗
SHIYONG ZHONGYI ZHENJIU ZHILIAO
邢春艳 著

出版发行：上海科学技术文献出版社
地　　址：上海市长乐路746号
邮政编码：200040
经　　销：全国新华书店
印　　刷：三河市铭诚印务有限公司
开　　本：787*1092　1/16
印　　张：15
字　　数：35万字
版　　次：2023年6月第1版　2023年6月第1次印刷
书　　号：ISBN 978-7-5439-8857-6
定　　价：100.00元

http://www.sstlp.com

前　言

　　针灸为先人在劳动求生中得之,上古已有,但作为疗病祛疾之法,始于春秋,兴于隋唐,盛于明清,可谓历史悠久。从历代典籍中可以发现,针灸能够治疗多种病证,甚至对某些危重病证也有良好效果。针灸属非药物疗法范畴,贯穿渗透着鲜明的自然医学思想,主张体自然之道、履自然之理、尽自然之力、全自然之功,切合当今回归自然的时代呼声。在科技飞速发展的今天,针灸亦被赋予新的内涵,并受到国际医学界的关注,针灸疗法正在为全人类的医疗保健事业作出新的贡献。相较于具有悠久历史的针灸学,康复医学是一门新兴的学科,与预防医学、保健医学、临床医学并称为"四大医学",旨在消除和减轻患者的功能障碍,弥补和重建患者的功能缺失。为紧跟时代步伐,满足人们对针灸疗法及康复治疗日益增长的需求,编者编写了本书。

　　本书内容从基础理论和临床治疗两方面展开详述。基础理论主要介绍了经络的循行路线及规律,腧穴的定位、主治及操作,以及针灸技术中各种刺灸法的基本知识。临床治疗主要介绍了运用针灸技术治疗各种常见症的具体操作技术。本书内容有笔者独到见解的陈述及部分个人研究、发现的成果补充,可供中医专业、针灸专业的学生和中医师、针灸临床工作者参考使用。

　　在本书编撰过程中,各位编者都做出了巨大的努力,但限于个人学识,加之编写经验不足、时间有限,书中难免存在疏漏之处,敬请广大读者提出宝贵的修改意见。

编　者

目　录

第一章　经　络

第一节　经络的生理功能和病理现象

经络是人体运行气血、联络脏腑、沟通内外、贯穿上下的通路。经络学说是我国古代医家经过长期的医疗实践,特别是针灸疗法的实践,以及对人体解剖、生理、病理等的观察和研究,创立的一种医学理论。其涉及生理、病理、诊断和治疗等各个领域,指导着中医临床各科,而与针灸学科的关系尤为密切。我国较早的医籍《内经》《五十二病方》中,对其已有详细的记载,内容相当丰富。经络学说形成后,千百年来一直有效地指导着临床实践。

腧穴是人体脏腑和经络功能在体表的特定反应点。"腧"音义同"输",有运输、沟通的意思。这些特定的针灸部位,在历史文献中,有"气穴""孔穴""腧穴""俞穴""骨空"等名称,现在统称"穴位"。从这些名称可以看出,古代医家对"腧穴"的理解,不能把它看成孤立于体表的一个点。正因为如此,对腧穴进行针灸或艾灸,就可以发挥相应的经络作用,以调节脏腑气血的功能,达到防治疾病的目的。

经络是经和络的总称,包括经脉和络脉两个部分。经是主干,多纵行。络是分支,主要的络脉如十五络脉也多纵行,但络脉越分越细,纵横联络,像罗网一样遍布全身。经络系统包括十二经脉、奇经八脉、十二经别、十二经筋、十二皮部、十五络脉以及浮络、孙络等。其中以十二经脉以及奇经八脉中任、督二脉为主体。经脉内属脏腑、外络肢节、沟通内外、贯穿上下、运行气血,将内部的脏腑与外部的各种组织器官联系成一个有机的整体,使人体各部的功能保持协调和相对的平衡。

(1)十二经脉:由于十二经脉是经络系统的主体,所以又名"正经"。它们分别属于十二脏腑,各经都以其所属脏腑命名,如手太阴经属肺,就叫作手太阴肺经。凡是阴经,属脏络腑;凡是阳经,属腑络脏。阳经为表,阴经为里,形成了六组"表里"关系。十二经脉在体表分左右两经循行于头面、躯干和四肢,阴经循行于四肢内侧及胸腹部,阳经循行于四肢外侧及躯干部。分布于上肢的叫手经,分布于下肢的叫足经。即手太阴肺经、手阳明大肠经、足阳明胃经、足太阴脾经、手少阴心经、手太阳小肠经、足太阳膀胱经、足少阴肾经、手厥阴心包经、手少阳三焦经、足少阳胆经、足厥阴肝经。一般是太阴、阳明在前,厥阴、少阳在中(侧),少阴、太阳在后。

(2)奇经八脉:奇经是任、督、冲、带、阴维、阳维、阴跷、阳跷等八脉的总称。它和十二正经不同,既不直接属于某一脏腑,也无表里相配。它们与十二经脉交会与交叉,联系密切。其中任脉、阴维、阴跷与经脉中的阴脉相联系;督脉、阳维、阳跷与经脉中阳脉相联系,带脉主要与足脉联系;唯有冲脉在古代文献中说法不一,大致与足少阴肾经、足阳明胃经、足厥阴肝经以及任脉都有联系。古人认为奇经八脉的功能主要是对十二经脉的气血根据盈亏状况起着"蓄""溢"的调节作用。奇经八脉的分布概况如下。任脉:行于胸腹正中,上至颜部。诸阴经都来交会,故称"阴脉之海"。有调节诸阴经经气的作用。督脉：行于腰背正中，上至头面。诸阳经均来交会，故称"阳脉之海"。有调节全身阳气的作用。冲脉：与足少阴经脉并行，能涵蓄十二经脉的气血，故称"十二经之海"，亦称"血海"。带脉：起于胁下，绕腰一周，状如束带，能约束诸经。阴维脉、阳维脉：阴维脉，与六阴经脉联系，会合于任脉；阳维脉，与六阳经联系，会合于督脉。它们分别调节六阴经与六阳经的经气，以维持阴阳之间的协调与平衡。阴跷脉、阳跷脉：它们均起于足跟，分别上行交会于目内眦，能调节肢体的运动功能和眼睑的开合功能。由于奇经八脉的所属穴位大多散见于十二经脉之中，唯有任、督二脉各有专穴，所以与十二经脉相提并论，称为"十四经脉"。

（3）十五络脉：十二经脉与任、督二脉各出一条较大的络脉，加上足太阴脾经又出一条较大的络脉，合起来称十五络脉。它们各自都有循行路线，其走向多与本经脉相平行，并与相表里的经脉联系。十五络脉从经脉分支出来部位的腧穴称为"络穴"。络穴主要治疗本络脉循行部位的疾病，也能治疗相表里经脉的疾病。从经脉分出的还有许多络脉，越分越细，小的络脉叫孙络，在体表可以看到的叫浮络，它们遍布全身，主要是输布气血于经筋、皮部等。

（4）十二经别、十二经筋和十二皮部：十二经别是十二经脉深入体腔或内脏的分支。大凡阳经的经别，从肢体进入胸腹腔和内脏后，大多数又再浅出于颈项，仍会合于原来分出的经脉。阴经的经别，从本经分出后和相表里的阳经经别并行或会合，最后都会合于相表里的阳经经脉。十二经筋是经络系统在肢体外周的联络部分，只分布于四肢与躯干、头面，少部分入腹腔内，但不与脏腑相通，而与筋肉相关。十二皮部是经络之气在体表的分布范围，因经脉有十二条，所以皮肤也相应分为十二个区域（任脉循行部位合于少阴、督脉循行部位合于太阳）。其与经脉，特别是浮络有密切关系，一般说来，经脉是线状分布，络脉是网状分布，皮部则是"面"的划分，而比经络更多更广泛些。

经络纵横交贯，遍布全身，将人体内外、脏腑、肢节、官窍联结成为一个有机的整体，在人体的生命活动中，具有十分重要的生理功能。构成经络系统和维持经络功能活动的最基本物质，称之为经气，经气运行于经脉之中，故又称脉气。经气是人体真气的一部分，为一种生命物质，在其运行、输布过程中，表现为经脉的运动功能和整体的生命功能。气无形而血有质，气为阳，血为阴，一阴一阳，两相维系，气非血不和，血非气不运。所以人之一身皆气血之所循行。运行于经脉之气，实际上包括了气以及由气化生的血、精、津液等所有生命所必需的营养物质，概言之为气血而已。故称经脉是运行气血的通路。《灵枢·经脉》曾经指出："经脉者，所以能决死生，处百病，调虚实，不可不通。"这里概括说明了经络系统在生理、病理和防治疾病方面的重要性，又可理解为经络系统有沟通内外、运行气血和调节平衡等三个方面的功能。

一、联系作用

人体是由五脏六腑、四肢百骸、五官九窍、皮肉筋骨等组成的，它们虽各有不同的生理功能，但又共同进行着有机的整体活动，使机体内外、上下保持协调统一，构成一个有机的整体。这种有机配合，相互联系，主要是依靠经络的沟通、联络作用实现的。由于十二经脉及其分支的纵横交错，入里出表，通上达下，相互络属于脏腑，奇经八脉联系沟通十二正经，十二经筋、十二皮部联络筋脉皮肉，从而使人体的各个脏腑组织器官有机地联系起来，构成了一个表里、上下彼此之间紧密联系、协调共济的统一体。所以说："夫十二经脉者，内属于腑脏，外络于肢

节。"(《灵枢·海论》)

二、感应作用

经络不仅有运行气血、营养固身的功能,而且还有传导信息的作用。所以,经络也是人体各组成部分之间的信息传导网。当肌表受到某种刺激时,刺激量就沿着经脉传于体内有关脏腑,使该脏腑的功能发生变化,从而达到疏通气血和调整脏腑功能的目的。脏腑功能活动的变化也可通过经络而反映于体表。经络循行四通八达而至机体每一个局部,从而使每一局部成为整体的缩影。针刺中的"得气"和"行气"现象,就是经络传导感应作用的表现。

三、濡养作用

人体各个组织器官均需气血濡养,才能维持正常的生理活动。而气血通过经络循环贯注而通达全身,发挥其营养脏腑组织器官、抗御外邪保卫机体的作用。所以说:"经脉者,所以行血气而营阴阳,濡筋骨,利关节者也。"(《灵枢·本脏》)

四、调节作用

经络能运行气血和协调阴阳,使人体功能活动保持相对的平衡。当人体发生疾病时,出现气血不和及阴阳偏胜偏衰的表现,可运用针灸等治法以激发经络的调节作用,以"泻其有余,补其不足,阴阳平复"(《灵枢·刺节真邪》)。实验证明,针刺有关经络的穴位,对各脏腑有调节作用,即原来亢进的可使之抑制,原来抑制的可使之兴奋。

五、病理现象

经气与精微物质比较,经气起主导作用,只有在经气旺盛的情况下,才可使精微物质正常运行,濡养全身。这种濡养途径,是通过经络系统完成的,如果参与经气组成的任何一部分精微物质发生障碍,不管其是先天方面或是后天方面的,都会使经气的运行和生成随之发生障碍。例如某些原因造成的脏腑功能低下或者是病理变化,经气必然随之亦发生功能减弱或病理改变,来源于脏腑的精微物质就不能正常地通过经络系统去濡养体表关节、筋骨、肌肉与韧带等。势必在体表某些部位(与体内特定脏腑连接部位)表现出反常现象。通过不断实践,我们可以把一定脏腑病变在体表表现出的一定症状总结出来,这样就可以以体表的异常现象,根据经络系统与功能的理论去推测体内脏腑病变。例如锁骨上窝的疼痛,可以反映气管、肺部的疾病;胃之背俞穴疼痛,可以反映胃及十二指肠病变。反之,体表功能的失常(外界致病因素造成),可以影响体内脏腑功能发生变化,亦同样可由经络的异常现象表现出来,例如体表皮肤受到外界反常气候侵袭,超越了机体的适应能力,皮肤卫气功能发生病变,通过经络使脏腑受病,出现经络与脏腑证候,如高热、胸痛、闷气、汗出、咳嗽等。说明经络既可运输精微物质濡养人体,又可传递病邪,因此经络能反映人体的生理、病理变化。

由于经络具有上述功能,所以机体某一部分的组织器官因某种因素导致功能失常时,就可刺激穴位而通过经络进行调整,使其恢复相对的协调平衡。

经气的运行,也就是经络的传导作用(体表与脏腑、内外之间的传导)。生理情况下经络的传导作用是正常的,病理情况下,传导作用低下或阻滞,只有使经络的传导作用正常化,才能达到调整病理变化,恢复生理功能的目的。经络的传导作用可以用一定的仪器测出来,某些情况下人体主观可以感觉出来。针灸疗法作用于经络,经络的传导作用是否出现的标志就是看机体是否"得气"。所谓"得气"是人体对刺激的一些酸、麻、胀、沉、痛、放射感、热、凉等主观感觉反应。能否"得气"是由针灸疗法的作用方式、刺激方法、刺激量、作用时间来决定的。"得气"的目的就是使经络恢复功能。

第二节　经络学说在临床上的运用

一、诊断方面

由于经络有一定的循行部位和络属的脏腑,它可以反映所属经络脏腑的病症,因而在临床上,就可根据疾病所出现的症状,结合经络循行的部位及所联系的脏腑,作为诊断疾病的依据。例如:两胁疼痛,多为肝胆疾病;缺盆中痛,常是肺的病变。又如头痛一证,痛在前额者,多与阳明经有关;痛在两侧者,多与少阳经有关;痛在后头部及项部者,多与太阳经有关;痛在巅顶者,多与厥阴经有关。《伤寒论》的六经辨证,也是在经络学说基础上发展起来的辨证体系。在临床实践中,还发现在经络循行的通路上,或在经气聚集的某些穴位处,有明显的压痛或有结节状、条索状的反应物,或局部皮肤的形态变化,也常有助于疾病的诊断。如肺脏有病时可在肺俞穴出现结节或中府穴有压痛,肠痈可在阑尾穴有压痛,长期消化不良的患者可在脾俞穴见到异常变化等。"察其所痛,左右上下,知其寒温,何经所在"(《灵枢·官能》),就指出了经络对于指导临床诊断的意义和作用。

经络穴位察诊,是按压或用其他方法在经络循行部位和腧穴上,以及对应的皮部区域,观察有无压痛、皮下结节,或者是皮下组织有无隆起、凹陷、松弛以及皮肤温度与电阻的变异现象等,借以协助诊断经络和脏腑病变部位与性质。这种现象只是在部分患者身上出现阳性反应,另一部分患者身上则不出现。

二、治疗方面

经络学说被广泛地用以指导临床各科的治疗。特别是对针灸、按摩和药物治疗,更具有重要指导意义。针灸与按摩疗法,针灸临床配穴,一般是在明确辨证的基础上,除局部与邻近选穴外,通常是以"循经选穴"为主,它是以"经脉所过,主治所及"为依据的。具体地说,看病变属于哪一脏腑或哪一经循行的部位,便选择哪一经的腧穴(主要是指四肢肘、膝关节以下的腧穴)来治疗。因此经络学说在针灸学中是包含着腧穴主治规律的理论。

药物治疗也要以经络为渠道,通过经络的传导转输,才能使药到病所,发挥其治疗作用。在长期临床实践的基础上,根据某些药物对某一脏腑经络有特殊作用,确定了"药物归经"理论;金元时期的医家,发展了这方面的理论,张洁古、李杲按照经络学说,提出"引经报使"药,如治头痛,属太阳经的可用羌活,属阳明经的可用白芷,属少阳经的可用柴胡。羌活、白芷、柴胡,不仅分别归手足太阳、阳明、少阳经,且能引他药归入上述各经而发挥治疗作用。

此外,以前曾经用于临床的针刺麻醉,以及耳针(电针)、穴位埋线、穴位结扎等治疗方法,都是在经络学说的指导下进行的,并使经络学说得到一定的发展。

总之,经络系统遍布全身,气、血、津液主要以经络为其运行途径,才能输布于人体各部,发挥其濡养、温煦作用。脏腑之间,脏腑与人体各部分之间,也是通过经络维持其密切联系,使其各自发挥正常的功能。所以经络的生理功能,主要表现在沟通内外,联络上下,将人体各部组织器官联接成为一个有机的整体,通过经络的调节作用,保持着人体正常生理活动的平衡协调。经络又能将气血津液等维持生命活动的必要物质运送到全身,使机体获得充足的营养,从而进行正常的生命活动。此外,经络又是人体的信息传导网,它能够接受和输出各种信息。

第三节　十二经脉

十二经脉,即手三阴经、足三阴经、手三阳经、足三阳经共十二条经脉。十二经脉是经络学说的主体,在经络系统中起着重要的作用。

一、十二经脉的命名、分布和走行交接规律

(一)十二经脉的命名

十二经脉的命名是结合阴阳、脏腑、手足三个方面而定的,它们分别隶属于十二脏腑。十二经脉是用其所属脏腑的名称,结合循行于肢体(包括手足)的内外、前中后的不同部位,根据阴阳学说的内容赋予了不同的名称。因为五脏属阴,所以凡是和五脏相连的经脉叫作阴经,阴经循行在四肢的内侧。六腑属阳,凡是和六腑相连的经脉叫作阳经,阳经循行在四肢的外侧。根据阴阳衍化理论,阴阳又可分为三阴三阳,即:太阴、厥阴、少阴和太阳、少阳、阳明。五脏之中的心、肺、心包都位于胸膈以上,属三阴经。它们的经脉分布在上肢内侧,属阴,为手三阴经。大肠、小肠、三焦属三阳经,它们的经脉分布在上肢外侧,属阳,为手三阳经。脾肝肾位于胸膈以下,属三阴经,它们的经脉分布在下肢内侧,属阴,为足三阴经。胃、胆、膀胱的经脉分布在下肢外侧,属阳,为足三阳经。按照各经所属脏腑,结合循行于四肢的部位,就决定了十二经脉的名称(表1-1)。

表1-1　十二经脉名称分类及分布表

肢体	阴经(属脏)	阳经(属腑)	循行部位(阴经行内侧,阳经行外侧)
手	太阴肺经	阳明大肠经	上肢前线
	厥阴心包经	少阳三焦经	上肢中线
	少阴心经	太阳小肠经	上肢后线
足	太阴脾经	阳明胃经	下肢前线
	厥阴肝经	少阳胆经	下肢中线
	少阴肾经	太阳膀胱经	下肢后线

(二)十二经脉在体表的分布规律

十二经脉在体表的分布走行有着一定的规律:阳经分布于四肢的外侧面、头面和躯干,上肢的外侧为手三阳经;下肢外侧为足三阳经。阴经分布于四肢的内侧面和胸腹。上肢的内侧为手三阴经;下肢的内侧为足三阴经。手足三阳经在肢体的分布规律是阳明经在前,少阳经在中,太阳经在后。手足三阴经在肢体的分布规律是太阴经在前,厥阴经在中,少阴经在后。但是足三阴经在下肢内踝上八寸以下是足厥阴经在前,足太阴经在中,足少阴经在后,行至内踝上八寸以上时则是足太阴在前,足厥阴经在中,足少阴经在后。在头面部,阳明经循行于面部、

额部;太阳经循行于面颊、头项及头后部;少阳经循行于侧头部。在躯干部,手三阳经循行于肩胛部;足阳明经循行于胸腹部;足太阳经循行于腰背部;足少阳经循行于人体侧面。手三阴经循行于胸部且均从腋下走出,足三阴经均循行于腹部。

(三)十二经脉的走向和交接规律

手三阴经起于胸中,从胸走向手指末端,交手三阳经;手三阳经从手指末端走向头面部,交足三阳经;足三阳经从头面部向下走行,经过躯干、下肢,走向足趾末端,交足三阴经;足三阴经从足趾沿小腿、大腿,走向腹部、胸部,交手三阴经。手足三阴三阳经脉如此交接循行,阴阳相贯、构成一个循环往复的传注系统。

二、十二经脉的表里属络关系

十二经脉通过经别和别络互相沟通,组合成六对表里相合的关系。手太阴肺经和手阳明大肠经互为表里;手厥阴心包经和手少阳三焦经互为表里;手少阴心经和手太阳小肠经互为表里;足太阴脾经和足阳明胃经互为表里;足厥阴肝经和足少阳胆经互为表里;足少阴肾经和足太阳膀胱经互为表里。互为表里的阴经与阳经在体内与脏腑有属络关系,阴经属脏络腑,阳经属腑络脏。即手太阴肺经属于肺联络大肠;手阳明大肠经属于大肠联络肺;手厥阴心包经属于心包联络三焦;手少阳三焦经属于三焦联络心包;手少阴心经属于心联络小肠;手太阳小肠经属于小肠联络心;足太阴脾经属于脾联络胃;足阳明胃经属于胃联络脾;足厥阴肝经属于肝联络胆;足少阳胆经属于胆联络肝;足少阴肾经属于肾联络膀胱;足太阳膀胱经属于膀胱联络肾。互为表里的经脉,在生理上相互联系,在病理上相互影响。

三、十二经脉的流注次序

十二经脉中的气血运行是循环流注的。从手太阴肺经开始,依次流注,最后传至足厥阴肝经,再重新传至手太阴肺经,阴阳相通,首尾相贯,循环往复。

四、十二经脉循行及主治病症

(一)手太阴肺经

1.循行

起于中焦,向下联络大肠,再上行穿过膈肌,入属于肺脏;从肺系(指肺与喉咙相联系的部位)横出腋下,沿上臂内侧行于手少阴和手厥阴之前,下行到肘窝中,沿着前臂掌面桡侧入寸口(桡动脉搏动处),过鱼际,沿鱼际的边缘,出拇指的桡侧端。其支脉:从列缺穴处分出,走向示指桡侧端,与手阳明大肠经相交接(图1-1)。

2.主治

胸、肺、喉部疾病及经脉循行部位的其他病变。

(二)手阳明大肠经

1.循行

起于示指桡侧端(商阳),沿示指桡侧,通过第1、2掌骨之间,向上进入拇长伸肌腱与拇短伸肌腱之间的凹陷中,沿前臂背面桡侧缘,至肘部外侧,再沿上臂外侧上行至肩端(肩髃),沿肩峰前缘,向上出于督脉大椎穴,后进入缺盆,联络肺脏,通过横膈,属于大肠。其支脉:从锁骨上窝上行于颈部(扶突),经过面颊,进入下牙龈,出来回绕口唇,左右交叉于水沟,左脉向右,右脉向左,分布在鼻旁(迎香),与足阳明胃经相交接(图1-2)。

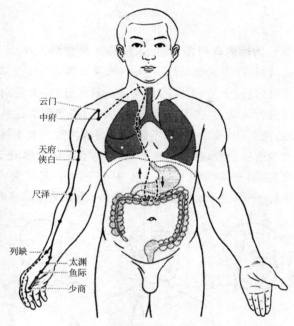

图 1-1　手太阴肺经

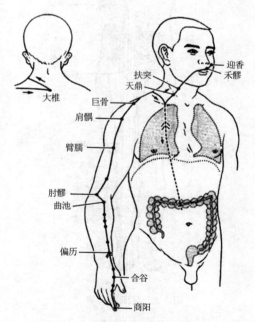

图 1-2　手阳明大肠经

2.主治

头面、五官疾病和经脉循行部位的其他病变。

(三)足阳明胃经

1.循行

起于鼻翼两侧(迎香),上行到鼻根部,与足太阳膀胱经相交会,向下沿着鼻柱的外侧(承泣),入上齿龈,回出环绕口唇,向下交会与颏唇沟内(承浆),再向后沿下颌骨后缘到大迎穴处,沿着下颌角颊车,上行耳前,经过上关,沿发际至额前。其支脉:从大迎前下走人迎,沿着喉咙向下后行至大椎穴,折向前行入缺盆,向下通过横膈,属胃,络于脾脏。其直行之脉;从缺盆出体表,沿乳中线下行,挟脐两旁(旁开2寸),入小腹两侧腹股沟处。其支脉:从胃下口幽门处分出,沿腹里向下到气冲处与前脉会合,再由此向下至髀关,直抵伏兔部,下至膝膑,沿着胫骨前嵴外侧,下经足背,进入足第2趾外侧端(厉兑)。其支脉:从膝下3寸(足三里)处分出,下行足中趾外侧。其支脉:从足背上(冲阳)分出,进入足大趾内侧端(隐白),与足太阴脾经相交接(图1-3)。

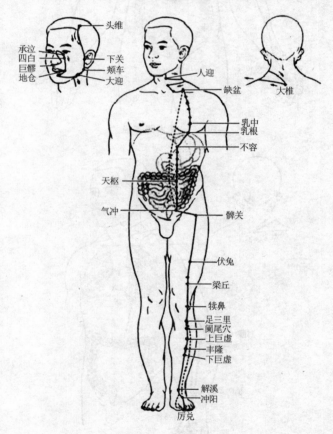

图 1-3 足阳明胃经

2.主治

胃肠病、神志病和头、面、眼、鼻、口、齿疾病,以及经脉循行部位的其他病变。

(四)足太阴脾经

1.循行

起于足大趾末端(隐白),沿着大趾内侧赤白肉际,过大趾本节后半圆骨,上行至内踝前缘,再上腿肚,沿小腿内侧正中线上行,于内踝上八寸处,交出足厥阴经之前,经膝、股部内侧前缘进入腹中,属脾,络胃,过横膈上行,挟食管两旁,连系舌根,分散于舌下。其支脉:从胃别出,向上通过膈肌,注入心中,与手少阴心经相交接。脾之大经,穴名大包,位在渊腋穴下三寸,分布于胸胁(图1-4)。

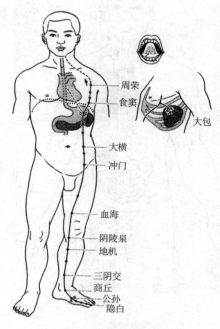

图 1-4 足太阴脾经

2.主治

脾胃病,妇科病,前阴病和经脉循行部位的其他病症。

(五)手少阴心经

1.循行

起于心中,出属于"心系"(心与其他脏器相连系的部位),向下穿过横膈,下络小肠。其支脉:从"心系"分出向上,挟着食管上行,系于目系(指眼球与脑相联系的脉络)。其直行之脉:从心系出来,退回上行于肺部,横出于腋窝(极泉),沿上臂内侧后缘、肱二头肌内侧沟,至肘窝内侧,沿前臂内侧后缘、尺侧腕屈肌腱之侧,到掌后豌豆骨部,入掌,经小指桡侧至末端(少冲),与手太阳小肠经相交接(图1-5)。

2.主治

心、胸、神志病症及本经循行部位的其他病变。

(六)手太阳小肠经

1.循行

起于手小指外侧端(少泽),沿手背尺侧至腕部,出于尺骨小头部,直上前臂外侧尺骨下缘,向上经尺骨鹰嘴与肱骨内上髁之间,循上臂外侧后缘出肩关节,绕行肩胛部,交肩上(大椎),入缺盆络于心脏,沿食管过横膈,过胃属小肠。其支脉:从缺盆出来,沿颈部上行至面颊,至目外眦,转入耳中(听宫)。其支脉:从面颊部分出,经过鼻部上行目眶下,至目内眦(睛明),与足太阳膀胱经相交接(图 1-6)。

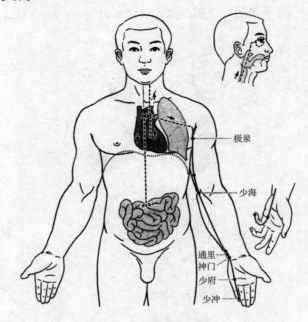

图 1-5　手少阴心经

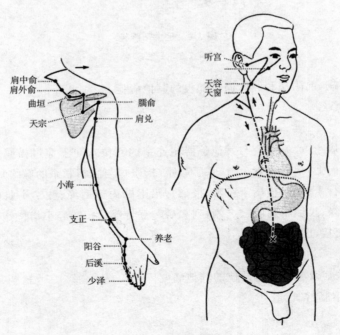

图 1-6　手太阳小肠经

2.主治

头项、五官病症、热病、神志疾病及本经循行部位的其他病变。

(七)手厥阴心包经

1.循行

起于胸中,出属心包,向下通过膈肌,从胸至腹,依次联络于上、中、下三焦。其支脉:从胸中分出,沿胸出于胁部,至腋下 3 寸处(天池),上行抵腋窝中,沿上臂内侧中线,行于手太阴和手少阴之间,进入肘中,向下行于前臂掌长肌腱与桡侧腕屈肌腱之间,进入掌中,沿着中指桡侧,出中指末端最高点(中冲)。其支脉:从掌中(劳宫)分出,沿着环指,尺侧到指端,与手少阳三焦经相交接(图 1-7)。

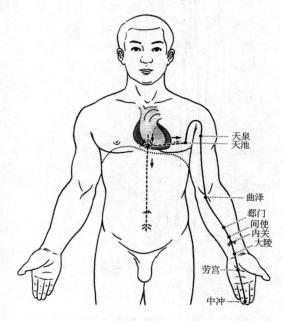

图 1-7　手厥阴心包经

2.主治

心、胸、胃、神志病症,如心痛、心悸、胃痛、呕吐、胸痛、癫狂、昏迷及经脉循行部位的其他病变。

(八)足太阳膀胱经

1.循行

起于目内眦,上额左右交会于巅顶(百会)。其支脉:从头顶部分出,到耳上方。其直行之脉:从头顶入里联络于脑,回行分别下行到项后,分两支下行:一支沿肩胛部内侧,挟脊柱,到达腰部,从脊旁肌肉进入体腔联络肾脏,属于膀胱;从腰部分出,向下通过臀部,进入腘窝内。另一分支从项部分出下行,通过肩胛骨内缘左右分别直下,经过髋关节下行,沿大腿后外侧与腰部下来的支脉会合于腘窝中。然后下行穿过腓肠肌,出于外踝后,沿足背外侧缘至小趾外侧端(至阴),与足少阴经肾经相交接(图 1-8)。

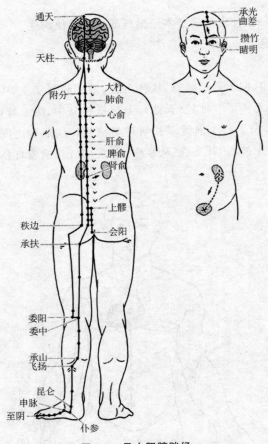

图 1-8　足太阳膀胱经

2.主治

头、项、目、背、腰、下肢部病症及神志病,背部第一侧线的背俞穴还可主治与其相关的脏腑病症和有关的组织器官病症。

(九)足少阴肾经

1.循行

起于足小趾下,斜走足心(涌泉),出于舟骨粗隆下,沿内踝后,进入足跟,再向上行于腓肚内侧后缘,至腘内侧,上经大腿内侧后缘,穿过脊柱,属于肾脏,联络膀胱。其直行之脉:从肾向上通过肝和横膈,进入肺中,沿着喉咙,挟于舌根两侧。其支脉:从肺中出来,联络心脏,流注胸中,与手厥阴心包经相交接(图1-9)。

2.主治

妇科、前阴、肾、肺、咽喉病症,如月经不调、阴挺、遗精、小便不利、水肿、便秘、泄泻,以及经脉循行部位的其他病变。

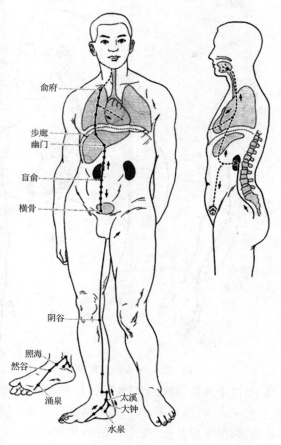

图 1-9 足少阴肾经

（十）手少阳三焦经

1.循行

起于环指（无名指）尺侧端（关冲），向上出于手背第 4、第 5 掌骨之间，沿着腕背，出于前臂伸侧尺、桡骨之间，向上通过肘尖，上臂外侧三角肌后缘，上达肩部，交出于足少阳经的后面，向前进入缺盆，分布于胸中，联络心包，向下通过横膈，从胸至腹，属于上、中、下三焦。其支脉：从胸中分出，上行出缺盆，至肩部，左右交会于大椎，上行到项，沿耳后直上。出于耳上到额角，再屈而下行至面颊，到达目眶下。其支脉：从耳后入耳中，出走耳前，与前脉交叉于面颊部，到达外眼角（瞳子髎），与足少阳胆经相交接（图 1-10）。

2.主治

侧头、耳、目、咽喉、胸胁部病症和热病。如偏头痛、胁肋痛、耳鸣、耳聋、目痛、咽喉痛及经脉循行部位的其他病变。

（十一）足少阳胆经

1.循行

起于瞳子髎（目外眦），向上到额角返回下行至耳后，沿颈部向后交会大椎穴再向前入缺盆

13

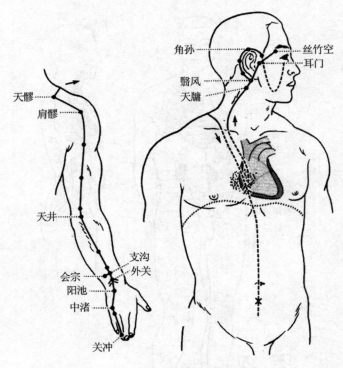

图 1-10　手少阳三焦经

部。其支脉：从耳后入耳中，出走耳前，到瞳子髎处后。其支者，从目外目此处分出，下是大迎，会合手少阳三焦经到达目远下，下行经颊手，向下经颊部会合前脉于缺盆部。然后同下入胸过膈，联络肝脏，属胆，沿胁肋部，出于腹股沟，经外阴毛际，横行入髋关节（环跳）其支者，从缺盆。下行腋部侧胸部，经季肋和前脉会于髋关节后，再向下沿大腿外侧，行于足阳明和足太阳经之间，经腓骨前直下到外踝前，进入足第 4 趾外侧端（足窍阴）；其支脉：从足临泣处分出，沿第 1、2 跖骨之间，至大趾端（大敦），与足厥阴肝经相交接（图 1-11）。

2.主治

侧头、目、耳、咽喉病、神志病、热病及经脉循行部位的其他病症。

(十二)足厥阴肝经

1.循行

起于足大趾上丛毛部（大敦），经内踝前向上至内踝上八寸外处交出于足太阴经之后，上行沿股内侧，进入阴毛中，绕阴器，上达小腹，挟胃旁，属肝络胆，向上过膈，分布于胁肋，沿喉咙后面，向上入鼻咽部，连接于"目系"（眼球连系于脑的部位），上出于前额，与督脉会合于巅顶。其支脉，从目系分出，下行颊里、环绕唇内。其支脉：从肝分出，穿过膈，向上流注于肺，与手太阴肺经相交接（图 1-12）。

2.主治

肝病、妇科、前阴病及经脉循行部位的其他病症。

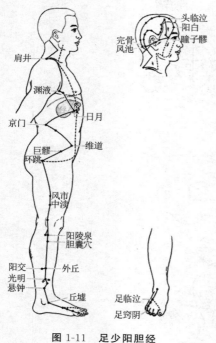

图 1-11　足少阳胆经

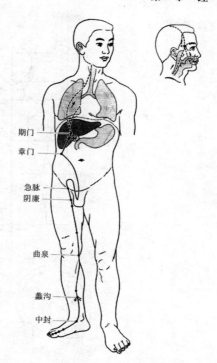

图 1-12　足厥阴肝经

第四节　奇 经 八 脉

一、督脉

（一）循行

起于胞中（小腹内），下出于会阴部，向后行于脊柱的内部，上达项后（风府），进入颅内，络脑，上行巅顶，沿前额下行至鼻柱，止于上唇系带处（龈交）（图 1-13）。

（二）主治

脊柱强痛，角弓反张等病症。

二、任脉

（一）循行

起于胞中，下出会阴部，上行前行至阴毛部，沿腹部和胸部正中线直上，向上经过关元经咽喉部，至下颌，环绕口唇，沿面颊，分行至目眶下（图 1-14）。

（二）主治

疝气，带下，腹中结块等病症。

三、冲脉

（一）循行

起于胞中，下出于会阴部，从气街部起与足少阴经相并，夹脐上行，散入胸中，上达咽喉，环绕口唇（图 1-15）。

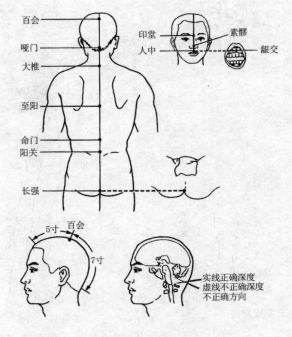

图 1-13　督脉

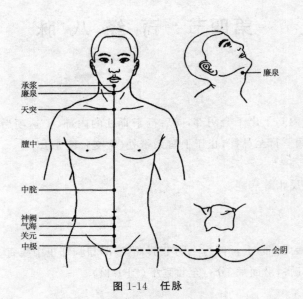

图 1-14　任脉

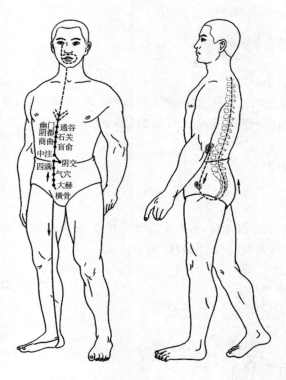

图 1-15　冲脉

（二）主治

腹部气逆而拘急等病症。

四、带脉

（一）循行

起于季胁,斜向下行至带脉穴,五枢穴,维道穴,横行腰腹,绕身一周(图 1-16)。

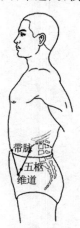

图 1-16　带脉

（二）主治

腹满,腰部觉冷如坐水中等病症。

五、阴维脉

（一）循行

起于小腿内侧,足三阴经交会之处,沿大腿内侧上行,至腹部,与足太阴脾经同行,到胁部,与足厥阴经相结合,然后上行至咽喉,合于任脉（图1-17）。

（二）主治

心痛,忧郁等病症。

六、阳维脉

（一）循行

起于足跟外侧,向上经过外踝,沿足少阳胆经并行,沿下肢外侧上行至髋部,经胁肋后侧,从腋后上肩,至前额,再到项后,合于督脉（图1-18）。

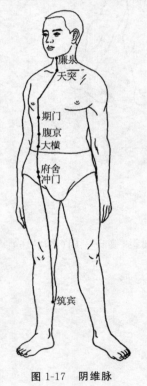

图1-17　阴维脉

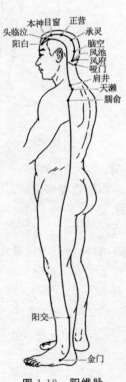

图1-18　阳维脉

（二）主治

恶寒发热,腰疼等症。

七、阴跷脉

（一）循行

起于内踝下（照海）,经过内踝后,沿下肢内侧上行,经阴部,沿腹、胸进入缺盆,再上行,出人迎穴之前,经鼻旁,到目内眦,与手足太阳经、阳跷脉会合（图1-19）。

（二）主治

多眠、癃闭，足内翻等病症。

八、阳跷脉

（一）循行

起于外踝下（申脉），经外踝后上行腓骨后缘，经股部外侧，再沿髋、胁、肩、颈的外侧，上夹口角，到达目内眦，与手足太阳经、阴跷脉会合，再上行经额，与足少阳胆经会于风池（图1-20）。

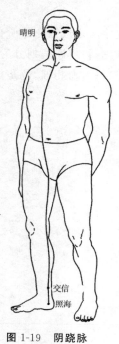

图1-19 阴跷脉

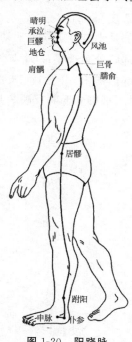

图1-20 阳跷脉

（二）主治

目痛（从内眦始），不眠，足外翻等病症。

第五节 十二经别、十二经筋、十二皮部

一、十二经别

十二经别是十二正经离、入、出、合的别行部分，是正经别行深入体腔的支脉。

十二经别的分布规律：十二经别多从四肢肘膝关节上下的正经别出（离），经过躯干深入体腔与相关的脏腑联系（入），再浅出体表上行头项部（出），在头项部阳经合于本经经脉，阴经的经别合于其表里的阳经经脉（合），由此将十二经别汇合成六组，称为"六合"。

十二经别的作用：加强了十二经脉的内外联系及在体内的脏腑之间表里关系，补充了十二经脉在体内外循行的不足。由于十二经别通过表里相合的"六合"作用，使得十二经脉中的阴经与头部发生了联系，从而扩大了手足三阴经穴位的主治范围。此外，又由于其加强了十二经

19

脉对头面的联系,故而也突出了头面部经脉和穴位的重要性及其主治作用。

二、十二经筋

十二经筋是十二经脉之气濡养筋肉骨节的体系,是十二经脉的外周连属部分。

十二经筋的分布规律:十二经筋均起于四肢末端,上行于头面胸腹部。每遇骨节部位则结于或聚于此,遇胸腹壁或入胸腹腔则散于或布于该部而成片,但与脏腑无属络关系。

十二经筋的作用:约束骨骼,完成运动关节和保护关节的功能。

三、十二皮部

十二皮部是十二经脉功能活动反映于体表的部位,也是络脉之气散布之所在。

十二皮部的分布规律:以十二经脉体表的分布范围为依据,将皮肤病划分为十二个区域。

十二皮部的作用:由于十二皮部居于人体最外层,又与经络气血相通,故是机体的外屏障,起着保卫机体、抵御外邪和反映病症的作用。

第二章 腧 穴

第一节 腧穴的分类

人体的腧穴很多,它是人们在长期的临床实践中陆续发现而逐步积累起来的。经过历代医家用"分部"和"分经"的方法,进行多次整理,现在一般分为3类。

一、十四经穴

十四经穴简称"经穴"。指分布在经络循行的通路上,被列入十四经系统的腧穴,它们是腧穴的主要部分。现在的三百六十多个经穴中,绝大部分是晋代以前发现的,其中很多腧穴可能是发现经络的基础。这些经穴自发现以来,都是经过定位、定名,逐步从散在到系统。

二、奇穴

奇穴也称为"经外奇穴",是指既有明确的位置,又有专用穴名,但是还没有列入十四经系统的腧穴。其实,这些奇穴与经络系统也有联系,所以其中一部分已被逐步收为经穴,例如膏肓、风市等穴,在唐代《千金方》中为奇穴,但到了宋代的《铜人腧穴针灸图经》就把它们归纳为经穴。奇穴一般是在经络系统发现之后陆续发现的,多数时间较经穴为迟,大约从唐代开始,到现在在数量上已比经穴为多。

三、阿是穴

阿是穴又叫压痛点,古代叫"以痛为腧",它没有固定的位置,而是哪里有病有痛就在哪里针灸,不过,广义的阿是穴还包括了距离病变部位较远的敏感点。

第二节 腧穴的主治作用

从腧穴多种多样主治作用中,归纳起来,有以下几个基本方面。我们对这些主治作用,都应该理解为相对的。

一、普遍性

每一个腧穴都能主治局部和邻近部位的组织器官及其内脏疾病。如风池穴能治疗头部和眼的疾病,中脘穴能治疗胃和十二指肠疾病等。由于各穴局部和邻近部位的范围大小不一,因而对腧穴主治局部、邻近部位疾病的概念只能以笼统的原则说明。腧穴治疗局部和邻近部位的疾病,一般不受经络循行分布的限制。

二、特异性

(1)四肢穴,尤其是肘、膝关节以下的腧穴,除了主治局部及邻近部位疾病以外,还能治疗远距离——头面、躯干或内脏的疾病,这种主治作用与经络有关。如足阳明胃经的足三里、上巨虚等穴能治疗胃肠病,手厥阴心包经的内关、间使等穴能治疗心脏病。相对来说,头面、躯干部位的腧穴则较少治疗四肢部位的疾病。然而从面针、头皮针、耳针等可以治疗全身疾病来看,头面、躯干腧穴也能够治疗四肢部位的疾病。而且古代医籍就有风府穴治疗足病的记载。

(2)某些腧穴的主治作用显然有别于其他穴位。如足三里、气海、关元等穴有强身健体的作用,十宣、人中、会阴等穴有兴奋呼吸中枢的作用。

如上所述,腧穴对机体的作用,在现阶段认为确实存在一定的特异性,但由于针刺某一腧穴可以影响到多个器官的功能,多个腧穴对同一生理功能都有作用。如针刺天枢穴可以影响消化、血液、心血管等系统以及机体的防卫、免疫功能;多个腧穴,如足三里、曲池、内关、三阴交、太冲等都有降压作用。因此,这些特异性又是相对的,不是绝对的。

三、双向性

腧穴主治的双向性,就是针灸腧穴时对机体的一种良性双向调节作用。即在不同的功能状态下针灸某一腧穴,具有截然相反的作用。当功能状态过高时,针灸可使之降低;反之,可使之增高。如心率快时,针灸内关可使之减慢,心率慢时,针刺又可使之加速。泄泻时,针刺足三里可以止泻,但在便秘时又可通便。这种调节作用,既可表现于局部,也可影响全身各个生理功能系统。

四、协同性

两个以上的腧穴同时使用,可以增强其治疗效果(与药物的协同性定义不同,后者是两种药物同时使用,其作用大于两者之和)。这主要在于选用的腧穴在主治部位和性质上具有共同之处。如中脘、内关、足三里,其止痛的效果比单用某一腧穴为好。这是因为这些腧穴在治疗部位方面是共同的。

五、拮抗性

多个腧穴同时使用反而减弱其作用,这是因为这些腧穴在主治部位毫无共同之处。针灸不同于药物有某些物质进入体液循环,只是经过经络作用于特定的组织器官,进行重点调节。如取穴过于庞杂,希望同时解决多种疾病,便不能突出重点,与机体内在抗病能力不相适应,所以疗效反而不好。另外,有人在观察内关穴对心脏的作用时,采取配用交信穴后则降低了内关穴的作用。

此外,腧穴具有有限的敏感性(指针刺后产生的治疗效应)。如一个腧穴每天针刺1次,连续7~10天,其敏感程度便逐渐下降,到14天后便基本不敏感了,但休息一定时期后,该穴仍具有原来的敏感性。所以临床必须采用轮换选穴,或治疗一个周期后,休息数天再进行第二个疗程。

腧穴主治的特异性,是几种作用中最重要的一点。着重研究腧穴的特异性,不仅对指导临床实践,而且对揭露经络的本质,都有现实意义。

第三节 腧穴的体表定位

临床上定穴的位置是否正确，会直接影响到治疗效果。为找准穴位，必须掌握一定的定位方法。现将临床上常用的几种定位方法介绍如下。

一、解剖标志定位法

利用人体各种解剖标志作为定穴的依据，是最基本的取穴法。临床上常用的标志大致分为两种。

（一）固定标志

固定标志指不受人体活动的影响而固定不移的标志。如五官、毛发、指（趾）甲、乳头、脐及骨的突起或凹陷部。

（二）活动标志

活动标志指需要采取相应的动作姿势才会显现的标志。包括肌肉的凹陷、肌腱的显露部位、皮肤的皱襞以及某一关节的间隙等。

二、尺度定位法

由于很多腧穴距离自然标志很远，如果不拟定出它们距离自然标志的长度来，是很难确定其位置的，这种假定的与自然标志之间距离的长度，就叫作"尺度"，传统叫作"骨度"。尺度通常使用单位为"寸"，就是等分。如腕横纹到肘横纹是 12 寸，就是将腕横纹到肘横纹划分为 12 等分。它适用于任何年龄、任何体型的人，老幼、高矮、胖瘦、男女都适用。

（一）人体各部位尺度

1. 头部

直寸：前发际正中至后发际 12 寸。前发际不明者，可从眉心向上加 3 寸；后发际不明者，可从大椎穴向上加 3 寸，即从眉心到大椎（第七颈椎棘突下）作 18 寸。

2. 胸腹部

（1）直寸：胸部以肋间隙作为定穴依据。上腹部从胸剑联合至脐中作 8 寸（有些人生理有变异，没有剑突，而且软肋与胸骨结合部位高于一般人，这种情况下，必须以不容穴相平处为脐上 6 寸。下腹部从脐中到耻骨联合上缘作 5 寸）。

（2）横寸：两锁骨中线或两乳头之间作 8 寸。

3. 背部

（1）直寸：以脊椎棘突作为定位依据。

（2）横寸：两肩胛骨脊柱缘之间作 6 寸。

4. 上肢部

（1）上臂：从腋前皱襞到肘横纹作 9 寸。

（2）前臂：从肘横纹到腕横纹作 12 寸。

5. 下肢部

（1）大腿：内侧，从耻骨联合上缘到髌底作 18 寸；外侧，从股骨大转子到腘横纹作 19 寸（从臀沟至腘横纹作 14 寸)。

(2)小腿:内侧,从胫骨内侧髁下方至内踝尖作 13 寸;外侧,屈膝时,从髌骨下缘至外踝尖 16 寸。

(二)尺度定位法

具体使用时,有指侧等分定位法和手指同身寸定位法之分。

1.指侧等分定位法

是将取穴部位"尺度"的全长用手指划分为若干等分的方法。如取间使穴时,可将腕横纹至肘横纹的 12 寸划分为两等分,再将近腕的一个等分又划分两个等分。这样腕上 3 寸的间使穴便可迅速而准确地定位。

2.手指同身寸定位法

在体表标志和尺度的基础上,临床也常用手指来比量。因为各人手指的长度和宽度与其他部位有一定的比例,所以便可以用其本人的手指来衡量"尺度",这种方法称为"同身寸"。医师只要注意到这种情况,也可根据患者的高矮胖瘦做出调整,从而用自己的手指来量定患者的穴位。由于人体各部分尺度的等分大小不一,不能相互通用,所以同身寸也有大小之分。

(1)大寸。直指量:一般以次指末节为 1 寸,加中指节为 2 寸。横指量:拇指末节的宽度为 1 寸,示、中二指相并为 1 寸半,示、中、无名和小指四指相并为 3 寸(过去叫"一夫法",以中指的近掌第一节与第二节的关节水平线的宽度为准,适用于下肢)。

(2)小寸:中指近掌第一、二节关节宽度为 1 寸,示、中二指相并为 2 寸,示、中、无名三指相并为 3 寸。多适用于上肢(手指同身寸定位法可有微小差误,因此使用时以<3 寸为度。若>3 寸,应采用指侧等分定位法为宜)。

三、简便定位法

简便定位法是临床一种简便易行的方法,某些穴位可以采用。如垂手中指端到达处取风市,两手虎口交叉在示指端到达处取列缺等。

第三章 针 法

第一节 针刺临床基本功

《灵枢经·官能》云："语徐而安静，手巧而心审谛者，可使行针艾。"《后汉书》云："腠理至微，随气用巧，针石之间，毫芒即乖。神存与心手之际，可得解而不可得言也。"这说明针刺手法的基础，一是治神守机，二是随气用巧。手法操作必须做到手巧心静，形神合一，意气相随，才能得神取气，获得临床疗效。

一、治神法及其应用

（一）神与治神

中医藏象理论以精、气、神为人之三宝。生命取源于精，其维持正常活动则有赖于气，而生命现象总的体现即是神。精、气、神三者相互依存，是生命活动的根本。《灵枢经·本神》云："生之来谓之精，两精相搏谓之神。"《灵枢经·平人绝谷》云："神者，水谷之精气也。"这说明人体的神以先后天精气为基础，从先天而来，赖后天调养以维持，两者不可缺一。神是生命活动的根本，"失神者死，得神者生"（《灵枢经·天年》），其主要功能即高级精神意识运动。

神寄藏于五脏，心藏神，肺藏魄，肝藏魂，脾藏意，肾藏志，所谓"五脏神"者。精神意识活动的过程，《灵枢经·本神》分为神、魂、魄、意、志、思、虑、智等方面的内容。神是人体维持生命活动的基础，在抵御外邪、保证健康状态的过程中，起着主导作用。故《灵枢经·小针解》云："神者，正气也。"神充精足则正气盛，神衰精亏则正气虚。神的功能，还表现在经脉气血运行上，神行则气行，气行则神行，神气相随则经脉运行通畅。故《灵枢经·本神》云："脉舍神。"《黄帝内经素问·八正神明论》云："血气者，人之神。"

神周游于全身，游行出入于经络腧穴之中，故《灵枢经·九针十二原》云："所言节者，神气之所游行出入也。"节，即腧穴之谓。在针刺操作过程中，必须先治其神、后调其气，使神气相随，方能针刺得气取效。所以，窦汉卿《标幽赋》云："凡刺者，使本神朝而后入；既刺也，使本神定而气随。"这充分强调了治神在针刺治疗过程中的意义。其理论依据，即神气游行出入于腧穴之处。从这个意义上说，针刺得气的过程也就是治神的过程，治神是一切针刺手法的基础。

《黄帝内经素问·宝命全形论》云："凡刺之真，必先治神。"《灵枢经·官能》云："用针之要，无忘其神。"治神要始终贯穿于针刺操作的全过程。治神法的应用得当与否，直接影响到临床疗效，同样也是衡量针灸医师水平高下的标准。故《灵枢经·九针十二原》云："粗守形，上守神。"下工守四肢腧穴，上工守神气游行。因此，张志聪说："行针者贵在得神取气。"

（二）治神法的应用

治神法又称守神法、本神法、调神法等，是通过患者精神调摄和医师意念集中等，使针下得气甚而气至病所，提高临床疗效的方法。治神法包含气功和心理疗法等内容在内，在临床上经常配合应用。

1.针刺前必须定神

定神即医师与患者在针刺前要调整自己的心理状态,调匀自己的呼吸节律,稳定自己情绪变化的过程。如此,患者精神安宁才能显现其真正的脉证之象,医者情绪稳定则可专心分析病情,审察患者的形神变化,亦即"静意视义,观适之变"(《黄帝内经素问·宝命全形论》)的意思。

2.治神要重视心理安慰

治神法要根据患者的心理状态变化而施,掌握其情绪心态的根结加以调摄,进行言语劝导。《灵枢经·师传》云:"告之以其败,语之以其善,导之以其所便,开之以其所苦。"患者与医师之间如此交流感情,心心相印,默契配合,对提高临床疗效大有裨益。

3.进针要注意守神

进针时,医者要全神贯注,目无外视,属意病者,审视血脉,令志在针,意守针尖,迅速穿皮刺入。同时,要随时注意患者的任何神情变化,并嘱咐患者仔细体察针下感觉,配合医者进行操作。在进针后,医者守神则静候气至,正确体察针下指感以辨气,合理调整针刺深浅和方向。患者守神则可促使针下得气,令气易行。

4.行针宜移神制神

针刺入一定深度后,医者宜采用各种催气手法,促使针下得气。同时,又必须双目观察患者的神态和目光,通过医患之间的目光暇接,使患者神情安定。《黄帝内经素问·针解》所云"必正其神者,欲瞻病人目,制其神,令气易行也"就是这个意思。在行针过程中,还须通过移神之法,使患者意守针感,促使得气。故《灵枢经·终始》云:"浅而留之,微而浮之,以移其神,气至乃休。男内女外,坚拒勿出,谨守勿内,是谓得气。"

5.治神可守气行气

治神法应用得当,可维持和加强针感。在得气后,医者用手紧持针柄,用意念守气勿失,亦即"如临深渊,手如握虎,神无营于众物"(《黄帝内经素问·宝命全形论》)。意念集中于针尖,以意引气,不仅可维持针感,还可促进经气运行,循经感传甚而气至病所。现代临床证明,医者在应用"气至病所"手法时,合理配合"入静诱导""心理暗示"等各种方法,可提高气至病所的发生率。

6.调神可诱导针下凉热

不少有经验的针灸医师,在采用烧山火或透天凉手法时,经常结合静功,发气于指,同时令患者意守病所或针穴,调摄自己的神气,以诱导针下温热或凉爽感。

7.针后要注意养神

针刺以后,宜嘱患者稍事休息,安定神态,并嘱其稳定自己的心态,勿大怒、大喜、大悲、大忧,以免神气耗散。《黄帝内经素问·刺法论》对此有详细介绍。如能配合静功、自我按摩、太极拳等养生方法,则可巩固疗效。

综上所述,治神法是一切针刺手法的基础,应当始终贯穿于针刺过程之中。

(三)医者意气的训练

既然治神法是一切针刺手法的基础,因此医者必须逐步加强自身意气的训练。练太极拳和内养功,就可练意、练气,使全身气血旺盛,形神合一。对于针灸医师的身体素质,应该有特殊的要求。《黄帝内经素问·宝命全形论》云:"针有悬布天下者五……一曰治神,二曰知养身……"清代周树冬《金针梅花诗钞》云:"养身者却病强身也,以不病之身方可治有病之人。"通过练太极拳和内养功治神养身,至少可以达到以下 3 个目的。

1.蓄积丹田之气以增强周身之力

气是维持生命的动力,脏腑功能的活动都要依靠气。内养功的目的就是培养这种气。练内养功法要求调整呼吸,气沉小腹,肌肉放松,头脑空静,杂念俱除,吸气时以意领气送至丹田,以蓄养真气。这时就会觉小腹微微发热,即所谓少火生气。长期坚持就会使真气充盈,经络畅通,周身之力也就随之加强;并可以通过丹田之气的蓄积,升提上达肩、臂、肘、腕、指,运针而作用于患者,以控制及驾驭经气。

2.调自身之气机以利于控制经气

太极拳是用意练气,也是行气练气的一种运动方法。练太极拳要以意行气,用意不用力,先意动,而后形动。这样就能做到"意到气到、气到力到"。因此可以说太极拳是一种意气运动,这种意气运动的过程也就是调自身气机的过程。

内养功主要是通过意守丹田,调整呼吸以蓄养真气,待真气充盈,然后以意领气,使气行全身,偏重蓄养真气。太极拳把意、气、力合为一体,随动作而运行不止,达到调气机的目的,偏重于运气和用力。两者结合就会相得益彰。久练太极拳和内养功法,才能在针刺时把全身各方面的力量巧妙地调动起来,使之到达指端施于针下。

3.去浮躁二字以练清静之功

作为针灸医师就要禁浮躁。《灵枢经·官能》云:"语徐而安静,手巧而心审谛者,可使行针艾。"心浮则不能辨别针下之气,神躁则不能随气用巧。太极拳和内养功法的练习要求心静、气沉,力戒浮躁,但要做到这一点必须经过长期艰苦的训练和坚持不懈的练习。

二、指力的练习

熟练掌握毫针操作,并自如运用于临床,是每一个针灸医师必须做到的。要达到如此水平,只有通过自己不断的练习。医者指力的练习,是针刺手法的基础。持之以恒、循序渐进的手法练习,不仅对初学者十分重要,即便是训练有素者仍然应该坚持不懈,如此则能"手如握虎""徐推其针气自往,微引其针气自来",达到预定的得气效应。

毫针针体细软,犹如毛笔之端,没有相当的指力和熟练的技巧,就难以掌握毫针出入自如,减少进针疼痛,防止弯针、折针和晕针。故行针之法首重指力练习。《灵枢经·九针十二原》云:"持针之道,坚者为宝,正指直刺,无针左右。"在练习指力之初,应先练直刺,务求针体垂直于实物,切勿左右倾斜。这样积少成多,天长日久,手指的力量和灵活度就会明显提高。

(一)纸垫练针法

用松软的细草纸或毛边纸,折叠成厚约 2 cm 的纸垫,外用棉线呈"井"字形扎紧。在此纸垫上可练习进针指力和捻转动作。练习时,一手拿住纸垫,一手如执笔式持针,使针身垂直于纸垫上,当针尖抵于纸垫后,拇、示、中三指捻转针柄,将针刺入纸垫内,同时手指向下渐加一定压力,待刺透纸垫背面后,再捻转退针,另换一处如前再刺。如此反复练习至针身可以垂直刺入纸垫,并能保持针身不弯、不摇摆、进退深浅自如时,说明指力已达到基本要求。做捻转练习时,可将针刺入纸垫后,在原处不停地做拇指与食、中两指的前后交替捻转针柄的动作。要求捻转的角度均匀,运用灵活,快慢自如,应达到每分钟可捻转150次左右。纸垫练针,初时可用短毫针,待有了一定的指力和手法基本功后,再用长毫针练习。同时还应进行双手行针的练习,以适应临床持续运针的需要(图3-1)。

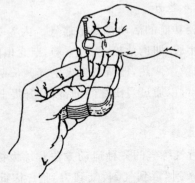

图 3-1　纸垫练针法

(二)棉球练针法

取棉絮一团,用棉线缠绕,外紧内松,做成直径6～7 cm的圆球,外包白布一层缝制,即可练针。因棉球松软,可以练习提插、捻转、进针、出针等各种毫针操作手法的模拟动作。做提插练针时,以执毛笔式持针,将针刺入棉球,在原处做上提下插的动作,要求深浅适宜,幅度均匀,针身垂直。在此基础上,可将提插与捻转动作配合练习,要求提插幅度上下一致,捻转角度来回一致,操作频率快慢一致,达到动作协调、得心应手、运用自如、手法熟练的程度(图3-2)。

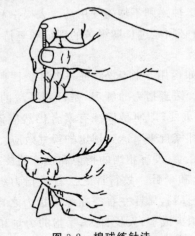

图 3-2　棉球练针法

(三)纸板练针法

用毫针在普通包装用纸箱板上练针。练针姿势要求端坐周正,全身放松,呼吸平稳,两脚与肩同宽并自然放平,虚腋、沉肩、垂肘、悬腕,凝神于手下,聚意于指端。针孔要求均匀,针行平直,每天练针半小时以上。这种方法可以增强指力、腕力和悬臂力。由于针粗纸硬,初练3～5分钟即感手指酸痛、肩肘不支,但坚持月余后就会感到整个上肢力量增强。最直接的练针效果就是进针不痛,达到"持针之道,坚者为宝"的要求。本法要在守神前提下进行,在锻炼了上肢力量的同时，也锻炼了清静之功，增强了气机的升提力、定向力，使蓄于丹田的下元之气通过臂、肘、腕、指达于针下，从而驾驭经气。这是进一步的练针方法。

（四）守神练针法

在自制支架木框上，平铺毛边纸1～2张，每边用3～5个图钉固定，亦可用绣花撑夹住1～2张毛边纸。练习者要端坐于支架前，两脚与肩同宽，挺胸、沉肩、垂肘、悬腕，右手持针，在毛边纸上每隔3 cm针一下，扎满一行后换下行继续扎。因毛边纸纤维粗糙不均，每针之间均有细微差别，所以练习者必须全神贯注于针与纸之间，才能体会出这种差别。随着指力的增强和手法的熟练，可以逐渐增加纸的张数。要求针后针眼横竖成行，针刺时全神贯注，心定神凝，体察针感。

（五）捻转手法的练习

可先练拇指的力量，即右手拇、示二指持针，示指不动，拇指向前、向后均匀捻转。待拇指力量日渐增大以后，再练示指，即右手拇、示二指持针，拇指不动，示指向前、向后均匀捻针。然后，再用拇、示二指交互前后往返搓捻针柄，使针体左右旋转，反复连续不断。在练习本法时，要求针尖保持原位不变，切忌上下移动。同时，在指力日进的过程中，要不断提高捻针的频率，掌握捻针幅度，逐步达到运针自如的境界。

（六）提插手法的练习

待捻转手法纯熟之后，再练习提插手法。右手三指持针，在物体内上下提插，提针和插针时要保持幅度均匀、起落有度、深浅适宜和针体的垂直。同时，在指力日进的过程中，要不断提高提插频率，掌握提插在小幅度（1分左右）范畴内行针，用力上提和下插。待上下提插行针自如以后，再练习紧按慢提或慢按紧提的补泻手法。

（七）颤法和捣法的练习

捻转、提插练习以后，可练习颤法和捣法。颤法即要求快速而小幅度的捻转、提插相结合，用腕力带动手指，使针体颤动。捣法又称雀啄术，在进针后，用快速小幅度的提插手法，上下捣动针体，务求针尖在分许范围内上下移动。在指力日进的过程中，要不断提高捣针和颤针的频率，达到每分钟150～200次。其他如弹、飞、盘、搓、摇等手法，均应在实物上专门练习，持之以恒，循序渐进，才能做到手法纯熟、指力日进。

练指的方法，除在实物上进行之外，还可采用徒手练习的方法，随时随地练习。如经常搓捻右手拇、示二指，或颤动手腕，或拇、示二指指端捏紧上下捣动等。还可采用五指排开，按压桌子，前、后、左、右推揉按压的方法，来练习指力。

（八）练指练针要全神贯注

练针时要求环境安静，动作规范，凝神聚意，治神调息，体验针感。练指时要求全神贯注，发内力于指端，达到"如临深渊者，不敢堕也；手如握虎者，欲其壮"（《黄帝内经素问·针解》）的境界，才易于进步。所谓"指力"并不单指力量，而是一种内在的气力，这种"气力"只有在全神贯注、运全身之力于指腕时才能产生和日益增强。这点和写字绘画的功夫相似，不是单靠用劲就能提高的。所以古代针灸家都非常强调练习必先调神，"凡刺之真，必先治神"（《黄帝内经素问·宝命全形论》）和"凡刺之法，必先本于神"（《灵枢经·本神》）都有这一层含义。因为针刺的目的是要使针下得气，欲能得气于针端，须贯神气入指力，才能得到最佳效应。而现时练指力者,多求刺之痛少、快捷,大多忽视了这最重要的一点。如能把意气内养与指力练习相结合,使神易聚于指,手指活动自如,就能达到较好的练针练指效果。

指力有 3 个层次:第一是医师能熟练用针,患者在针刺时不感痛苦;第二是医师针刺后使患者立即产生得气效果;第三是在产生得气后,指下能精确感到精气的变化,指力和指下细微感觉相结合,以及时应用针刺手法,扶正祛邪,达到针到病除的目的。因此,必须持之以恒,循序渐进,经过长期艰苦的训练和不间断的练习,才能逐步做到。

三、气功与针刺的配合

气功是在意识主导下,通过体态调整(调身)、呼吸训练(调气)和意念内守(调神),达到强身健体、性命双修目的的养生方法。在针刺操作过程中,如配合气功方法,以意引针,以意领气,则可调动自身真气,达到最佳针刺效应。目前,气功和针刺配合施术,称为无极针法、气功针刺术和意气行针法等。

(一)医者气功针刺术

医者必须在自身守神练气、意守丹田的基础上,逐步打通任督二脉,贯气于指,才能施行意气运针诸法。

1.守神练气法

是医师自身的内功修炼方法。要求形神自然,含胸拔背,双睑垂帘,口唇微闭,舌抵上腭,两目内视,自然站立,两膝稍屈,脚尖内收。两手掌心由下向上,同时向前方如棒球提起平肩后,再将掌心向内如抱圆球,在膻中穴前,徐徐下按至丹田(脐下 3 寸处)或气海穴(脐下 1.5 寸处)前,抱住固定不动,意念内守丹田或气海,摒除杂念,凝神修炼,达 20~30 分钟,然后两手徐徐放下收功。每天早晚各练功 1 次,连续不断坚持练习,数月后自觉下腹充实,气沉丹田。再将两手上移,抱球在两乳间膻中穴之前,稍加意守,并与丹田连成一气。待膻中与丹田之气相连以后,再意守两掌心的劳宫穴,坚持练功至两手手指发生震动,并觉两手掌心均向内吸,是内气发动之象。但要注意,不要用意导引而使两手手指发生剧烈震动,相反要抑制其震动。

2.运气练针法

在守神练气内功修养的基础上,可贯气于手指,用手持针进行捻转、提插手法的练习。一般采取坐位练功,两脚平放,自然坐在椅子上。右手拇、示二指持针,置于胸前,先意守丹田,后意守劳宫,并配合呼吸捻转针体。吸气入丹田(腹式深吸气),持针不动;呼气徐徐时,意守劳宫,将针捻动。如此吸气停针,呼气捻针,反复练习 20 分钟。经过一段较长时间练习,即可用于临床。提插手法的练习,可在实物上进行。一般使用棉花芯的枕头(棉花要塞实),固定于厚木板上,牢靠地置于自己的胸前。配合呼吸进行提插,吸气时下插针,呼气时上提针,针体宜直,幅度不要过大,每次 30 分钟左右。如此练习半个月左右,改用呼气时下插针、吸气时上提针的方法,每次 30 分钟左右,连续半个月后,再改用上法。两者反复交替,经过较长时间的练习,即可用于临床。

3.意气运针法

意气运针法分为意气进针、意气行针、意气热补、意气凉泻四法,可在运气纯熟后用于临床。

(1)意气进针法:医者端正姿态,调匀气息,心神内守,注视患者。右手持针迅速刺入穴内,意守针尖,稍待片刻,徐徐插针至一定深度。持针时要密切注视患者神情变化;欲刺时运全身气力于指端,意念集中于进针处;下针时要属意针尖,借持针手指上的微弱触觉变化,判断针尖所到部位,仔细体察针下得气感应。

(2)意气行针法:针刺入一定深度,施术使之得气。得气后,就密意守气勿失,拇指向前捻针(180°),紧捏针柄,保持针体挺直不颤状态,并意守针尖,静候针下气聚。然后医师用意念引动患者经气,通过"以意领气"之法,促使针感缓慢地循经传导,并结合导引、循按等方法,诱导经气达到病所。

(3)意气热补法:得气后全神贯注于针尖,小幅度徐进疾退,提插3～5次,以插针结束,不分天、人、地三部操作。继而拇、示二指朝向心方向微捻针(180°),紧捏针柄,保持针体挺直不颤,意守针尖,以意领气至病所。最后守气勿失,使气聚生热。

(4)意气凉泻法:得气后全神贯注于针尖,小幅度徐退疾进,提插3～5次,以提针结束,不分地、人、天三部操作。继而拇、示二指朝离心方向微捻针(180°),紧捏针柄,保持针体挺直不颤,意守针尖,以意领气于病所。最后守气勿失,使经气四散,产生凉感。

此外,还可用单指呈剑指状(或手掌劳宫穴)对准针柄发放外气,持续1～5分钟,以促使患者经气运行、气至病所,甚而产生凉热感应。如中风偏瘫用头皮针刺法,在留针期间可采取本法,并结合患侧肢体穴位(如涌泉、劳宫)导引,则患肢感到轻松、温热,肌肉颤动,而手足心自觉有冷气外泄。

(二)患者的气功养生法

在针刺过程中,患者自觉运用意守针感、形体放松等法,可激发经气,提高针刺疗效。

1.意守针感法

患者先宽衣松带,体位放松,排除杂念,调匀呼吸,意念集中于治疗部位。在行针得气后,仔细体察针感,并意想针感循经上下传导,配合"气至病所"手法,将意念随针感移动,直达病所。如中风偏瘫,可将意念集中于患侧肢体,意想肢体功能的恢复,并引导肢体主动活动,将自己的内气逐渐移至患肢。其意念配合,可由丹田上移至膻中,再由膻中移至肩、肘、腕,最后意守劳宫;亦可由丹田移至命门穴,再下移至髋、股、胫、踝,最后意守涌泉。通过意守针感和意守病所,常可促使经气运行,有利于功能恢复和症状缓解。在临床上,如静心意守病所,还可出现一种特殊感觉传导现象,此种感觉或直中病所,或从病所流出,前者常出现于虚证,后者则出现于实证。

2.形体放松法

形体放松是患者在针刺过程中必须具备的条件,应用放松功法可有意识地使身体各部位逐渐放松,达到神情安定、气息平稳的状态。一般可采用三线放松法。摆好姿势、心平气和后,把身体分为以下三线依次放松。

第一线(两侧):头部两侧-颈部两侧-两肩-两上臂-两肘-两前臂-两腕-两手掌-两手指。

第二线(前面):头顶-面部-颈部-胸部-腹部-两大腿-两膝-两小腿-两踝-两脚趾。

第三线(后面):头部-枕项-背部-腰部-两大腿后侧-两腘窝-两小腿后侧-足跟-足心。

先从第一线开始,等放松第一线后,再放松第二线,最后放松第三线。每一条线放松的时间约3分钟。等放松第三线以后,可把意念内守于脐部或病位上,约1分钟。上述过程可作为一个循环,一般应循环放松 1~3 次。

在使用本法时,宜在空气清新、环境安静之处施行。练功时要摒除杂念,尽量使形体放松,即使感到没有放松时,也不必急躁,可任其自然依次逐一放松。

患者的气功养生方法,还有静功吐纳和意守丹田等法。在医者应用呼吸补泻手法时,患者以腹式深呼吸配合,可激发经气,补虚泻实。如远端穴针刺时,若配合患者意守丹田法,对安定神情、缓解症状,特别是提高心身病症的针刺疗效常有意想不到的作用。

四、意气训练的效果

(一)增强指感,体察经气

针灸医师通过指感去了解体内经气的变化,要有一个过程。而其中正确体察针下变化是一重要环节,它是得气和应用针刺补泻手法的依据。但针下的变化细微难测,并且因人、因时、因病而发生不同变化。要想迅速体察这些细微的经气变化,必须认真守神,从而增强指感的训练。在此基础上,结合临床反复的实践,就可在针刺入腧穴后,通过针下感觉来了解腧穴的反应(如沉、紧、涩、轻、缓、滑),根据腧穴的反应来判断经脉气血的情况,根据经脉气血的变化来推测全身的虚实。当我们不断地体察腧穴反应,并不断地对这些反应进行分析判断,总结出针感与机体虚实之间的规律,就可为进一步控制针感、驾驭经气打下基础。

(二)增强气力,气力结合,驾驭经气

当了解经脉气血变化之后,下一步的工作就是根据经脉气血的变化实施手法,控制针感,驾驭经气,补虚泻实。要达到以上过程,必须以指力、腕力、悬臂力、周身力、丹田力为基础,自身气机通畅,心神内守,以意领气。这些方面的训练首先要调动丹田之力使之升提,通过肩、臂、肘和腕聚于指端,达于指下,或微引其针提退以泻,或微按其针插进以补,或气力结合随针而入,使气至病所。

(三)守神定志,意气力结合

守神定志,才能了解经脉气血的变化;意气力结合,才能控制针感,驾驭经气。医者给患者针刺,患者出现反应(包括针下的感觉、患者的面部表情和全身状况等),根据反应来确定手法运用并不断调整针刺手法,以达到最佳的刺激,取得最好的临床疗效。在针灸临床上,经过长期反复的实践,就可掌握患者反应和针刺手法之间的规律,从而在针刺手法的运用上有章可循,并灵活自如,得心应手,取得显著的临床疗效。

第二节　得气和针感

在针刺过程中采用相应手法,使患者针穴局部和所属经脉出现某些感觉,并取得一定疗效的反应,古时称之为"得气"或"气至",目前则称为"针刺感应",又简称为针感。

一、得气的临床表现

得气出自《黄帝内经素问·离合真邪论》:"吸则内针,无令气忤;静以久留,无令邪布;吸则转针,以得气为故。"得气是由医患双方在针刺过程中分别产生的主观感觉与客观效应组成的,可通过各种临床表现而察知。

（一）患者的主观感觉

在针刺之后，患者针穴局部和所属经脉路线上可出现不同性质的针刺感觉，主要有酸、胀、重、麻、凉、热、痒、痛，局部肌肉松弛或紧张，甚而有上下传导的触电感、水波样感和气泡样感，有时还可出现蚁走样感或跳跃样感等。

1.不同性质的针感

不同性质的针感与机体反应性、病症性质和针刺部位有密切关系，并与相应手法的操作有关。酸感多现于局部，有时亦可放散至远端，特别在深部肌层、四肢穴位处多见，腰部次之，颈、背、头面、胸腹少见，四肢末梢一般无酸感出现。胀感较多见于局部，多在酸感出现前感知，时而呈片状向四周放射，犹如注射药液所呈现的物理压迫感，常现于四肢肌肉丰厚处。重感即沉重的感觉，犹如捆压，多见于头面、腹部，以局部为主，基本上不放射。麻感呈放射状态，多见于四肢肌肉丰厚处，呈条状、线状或带状等。痛感多见于局部，以四肢末端或痛感敏锐处为重，如十二井穴、水沟、涌泉、劳宫等。在针尖触及表皮时间较长，或手法不当，或针尖触及骨膜、血管时，亦可出现痛感。

触电样针感呈放射状，可快速放散至远端，多见于四肢敏感穴位，刺激神经干处亦可引起触电样感觉，时而会引起肢体搐动，患者常表现为不舒适的反应。水波样或气泡串动样感觉，常在四肢和肌肉丰厚处出现，可上下循经传导，患者感到舒适。痒感和蚁走感常出现在留针期间，皮肤瘙痒难忍，犹如虫蚁上下走行。跳跃感指肌肉的跳动或肢体不随意的上下抽动，亦为施行较强手法后所出现的一种针感。

2.不同程度的针感

针感的程度与患者体质、病症性质和针刺耐受性有关。患者体格强壮、对针刺敏感或不耐针刺者，针感多明显强烈；患者体格弱、对针刺反应迟钝。耐受针刺者，针感多不明显，甚而微弱不现。寒证、虚证为阴，得气后多呈酸、麻、痒感；热证、实证为阳，得气后多为胀、涩、紧张、抽动，甚而有触电感。

针感的强度是由针刺手法操作的指力、针刺的深浅、针刺手法操作持续的时间，以及个体对针刺的敏感程度组成的。一般来说，指力强，所获针感亦强，但个体对针感很敏感，即使针刺指力很轻，也能获得较强的针感。因此，医师必须密切注视个体对针感的敏感程度，给予恰当的指力，以获得适宜的针感强度，才能收到良好的治疗效果。

针感强者，适用于治疗急性病、实证和体质壮实者；针感柔和，适用于治疗慢性病、虚证和体质虚弱者。但是虚实有程度之别，有局部与全身之分，因此针感强度亦随之而异。如在临床针刺时，病情缓解时间短暂，说明针感强度不足，应结合病情，加强指力或延长手法操作时间。反之，针刺后病情反而加剧，过几小时或1～2天病情逐渐减轻，则说明针感过强，应予减轻指力或缩短操作时间。

（二）医师的手指触觉和客观诊察

医师通过自身的手指触觉，常可掌握针下得气的情况。通过医师持针的手指触觉，在针下得气后常有一种"如鱼吞饵"的感觉出现，此时针下由原来的轻松虚滑慢慢变为沉紧重满。充分运用押手的指感，亦可辨析得气的情况，如可触知肌肉紧张、跳动和搏动感，所谓"如动脉状"者即是得气征象。

在临床上,望、触、问诊是医师辨析得气常用的方法,可结合应用。诸如应用透天凉手法后,皮肤温度会有所下降,患者诉局部有吹凉风似的感觉;用烧山火或其他诱导热感的手法后,皮肤温度会有所上升,患者诉局部或全身有温热感觉,甚而可有出汗湿润、面部烘热等,这都需要通过仔细诊察而得知。

医师随时注视患者的面部表情,是及时掌握手法轻重和得气程度的方法。针感徐缓而至,患者感觉舒适,面部则呈现平稳坦然的表情;针感紧急而至,过于强烈,患者不堪忍受时,则可出现痛苦的表情,如蹙眉、咧嘴,甚而呼叫啼哭,此时医师即须停针观察。

在针刺过程中,针刺得气还可通过一些客观征象表现出来,如肌肉的颤动、蠕动和肢体抽搐、跳动等。诸此针感的表现与针刺得气的性质、手法刺激强度等有关(表3-1)。

表3-1　得气的客观征象

征象	刺激强度	得气情况	详细内容
局部紧张	轻	气至,多为胀麻复合	针周围沉紧,局部微感坚实
局部颤动	较轻	多为麻感,不放散	局部附近颤动轻微,只有手触才能知道,特别是在经脉线上
附近抽动	较重	多为麻感,并传导	较上述感觉明显,多与针体转动同时出现,多为断续呈现
抽搐	重	多为麻感,多向一定方向放散	可明显看到,有时在局部,有时在远端可见
抽动	很重	多为麻的复合感,传导快,近似触电样	清晰可见,患者很难忍受,可因肢体抽动而弯针
肢体跳动	非常重	触电样感	肢体猛烈跳动,有的离床很高。多在针环跳、委中、合谷等大穴时出现

从上表可见,手法轻柔时,局部紧张或肌肉颤动;手法较重时,肌肉呈搐动、抽搐样;手法很重时,则肢体可上下跳动。如针刺三阴交、极泉,治疗上下肢瘫痪时,可见上下肢连续抽动。又如施以行气针法时,针肩髃可触及腕部肌肉颤动,针环跳可触及踝部昆仑穴处肌肉颤动等。

值得指出的是,不少患者在针刺后常没有明显的针感,但其症状可明显缓解或消失,临床体征有所改善,功能有所恢复。这种现象出现在远端取穴和耳针、腕踝针、眼针、头皮针等施术过程中,称为"隐性气至"。在中风偏瘫治疗时,取对侧顶颞前斜线,用抽气法或进气法,针下有吸针感而局部并无明显感觉,患者肢体运动功能迅速恢复,即是其例。因此,我们强调"气至而有效",并不是要求每个患者都要有强烈的针感,而是要在针刺适度、取穴得当的前提下,去寻求有效的得气感应,从而提高疗效。从这个意义上说,"有效即得气"的观点无疑是正确的。

二、针感的获得、维持和辨识

自古以来,历代医家就很重视得气,可以说一切针刺操作方法都是围绕"得气"而进行的。有关得气的相应手法,可分为候气法、催气法、守气法等。

(一)针感的获得和维持

1.候气法

在针刺过程中,静候气至的方法称为候气法。一般而言,具体的候气方法是以留针(包括静留针和动留针)的方法来实施的。

2.催气法

催气法是针刺入穴后,通过相应手法,促使经气流行、气至针下的方法。催气法常在针刺未得气时应用。明代陈会《神应经》首倡催气之法。常用的催气手法有行针催气法、押手催气法、熨灸催气法3种。

(1)行针催气法:包括适度的捻转、提插、颤法(震颤术)、捣法(雀啄术)、飞法(凤凰展翅术)和弹针、刮针等。徐出徐入的导气法亦属此范畴。一般而言,频率快、幅度大、用力重者,针感可疾速而至,针感较为强烈;频率慢、幅度小、用力轻者,针感徐缓而至,不甚强烈。颤法、捣法、飞法针感明显,弹、刮之术针感较为平和。

(2)押手催气法:包括爪切、循摄、按揉穴位等方法,弹穴法亦属此范畴。诸此方法在未得气时应用,可催使针下得气;若在得气后应用,又可促使经气流行、上下传导。一般来说,上述方法都应和行针催气法结合使用,是按摩与针刺配合的过程。循法、按法的作用相对缓和,爪切、循摄法则作用较强。

(3)熨灸催气法:熨法指用温热物体(如炒盐、炒药、热水袋)用布包裹后,贴敷穴位、经脉,或上下来回移动,以促使针下得气的方法。灸法常用回旋悬灸法,艾条熏灸针穴四周,并配合行针,促使针下得气。上述两法常用于虚证、寒证。

上述诸法在使用时,宜因人、因病、因穴而异,根据针下得气的具体情况灵活掌握。

3.守气法

在针刺得气后,慎守勿失、留守不去的方法,即守气法。

(二)针感性质和相应手法

在针刺过程中,可根据不同性质的针感情况,采用捻转、提插和押手等方法,来进行调节,以达到预定的要求。

1.酸感

要促使酸感的产生,押手的运用至关重要。如针下出现麻感,押手要用力重些;如针下出现胀感,押手要用力轻些。此时,可将针向一方捻转,如捻转后出现痛感,则较难再出现酸感。如经捻转后胀感明显,可将捻针的动作改为小幅度高频率提插。如仍不成功,可按上法反复进行操作,但必须注意针向始终不变。

2.胀感

要促使针下产生胀感,需重押其穴,边捻针(向一个方向)边按押。如仍不成功,则可结合小幅度高频率提插手法,同时注意针尖方向始终不变的状态。

3.麻感

如针下未取得麻感时,可不用押手,或用轻柔力量的押手,捻转角度要大些,提插幅度要大些,但其速度可以不拘,针尖方向要根据针感具体情况灵活变动。

4.痛感

在出现痛感时,要尽力避免和缓解之。除四肢末端穴必见疼痛之外,其他穴位如呈疼痛,可将示、中二指放在针柄一边(其间要保持一个手指的间隙),拇指放在另一边(对准这个间隙),三指如此持针固定针体,同时相向用力,按针柄2～3次即可缓解疼痛。或用拇指轻弹针柄,或提针豆许,亦有缓解疼痛的作用。

5.触电样感

一般应避免发生,如行"气至病所"手法时,也要适当控制手法强度,用力过强或提插幅度大时,就容易引起触电样针感。对反应敏感者尤须十分小心,四肢针感较强处提插幅度不可过大,严禁盲目捣动,同时要注意押手固定,以免因肢体抽动而弯针。

6.水波样或气泡串动样针感

如基础针感是麻感,在出现麻感的瞬间,可将右手示、中二指靠在针柄一边,用右手拇指指甲缓缓地上下刮动针柄。同时,还要根据基础针感的不同,一边刮针,一边上下捣动(幅度要小),如此则多有麻感并向远端放散。以柔和而均匀的手法刺激,连续作用于穴位和所属经脉上,就可出现水波样或气泡串动样的舒适针感。

7.凉感和热感

一般而言,胀感和酸感是热感的基础,麻感是凉感的基础。推而内之,即进针得气后缓缓压针1～2分钟,将针刺入应刺的深度易获热感。动而伸之,即将针刺入应刺的深度,得气后将针慢慢提至天部(1～2分钟),易获凉感。个体对针刺敏感者,易获各种针感。个体对针刺不敏感者,欲获热感、凉感就不太容易。对于这种患者,欲获热感而不至者,可配合温针灸;欲获凉感而不至者,可以配合放血。

如将以上针感根据不同性质加以分类,可参见表3-2。

表 3-2　针感性质和相应手法表

分类	感觉部位	提插幅度	提插速度	捻转角度	针上用力	押手
酸、胀、重、热	多在局部	较大	较大	较大	重	重
痒、麻、蚁走样、水波样、凉、触电样	多呈放射状	较小	较小	较小	轻	轻

针感的产生,就其过程分析似乎呈现以下的规律性:针刺后多出现麻、酸、胀感。酸胀感为热感基础。为使气传至病所,往往要使之出现麻感,待气至病所后,按上法可使之改变为胀、酸,进而转化为热感。如出现麻感后,由于其手法用力强弱的不同,可能逐次出现蚁走样感、水波样感、触电样感。

(三)不同性质的针感及其适应证

1.酸胀感

临床经常混合出现。柔和的酸胀感,适用于治疗虚证、慢性病和体虚者。以此治疗虚证者,针后感到舒服。

2.麻、触电感

针感强烈,适用于治疗实证、急性病和体质强壮者。如针刺环跳穴,寻找触电感,传导至足,对坐骨神经痛、癔症性瘫痪尤宜,但当剧痛消失后仅残留微痛或足外麻木时,则不相适宜。又如针刺环跳,针感传至少腹可治肾绞痛、经闭实证等。

3.热感

适用于治疗寒证,包括虚寒证、寒湿证以及风寒证,如寒湿痹证、寒湿腹泻、肾虚腰痛、面瘫后遗症的风寒证,以及麻痹和肌肉萎缩等。

4.凉感

适用于治疗热证,包括风热证、火热证、毒热证、燥热证等。如风热感冒、咽痛、风火、胃火牙痛,肝郁风火所致的高血压头痛,偏头痛的火热证等。

5.抽搐感

适用于治疗内脏下垂,如胃下垂、子宫下垂。

6.痛感

针刺手足部的井穴、十宣、涌泉,面部的水沟,耳穴与尾骶部长强穴时,主要是痛感。

(四)得气的辨识

得气是针刺取效的关键,得气与否及其气至迟速往往决定了针刺后疾病的变化和预后状况。

1.辨气法

针刺得气以后,通过医师指感以分析辨别针下不同性质感应,从而决定相应手法的过程,称为辨气法。针灸界历来有"刺针容易辨证难,辨证容易取穴难,取穴容易补泻难,补泻容易辨气难"的说法,说明辨气之紧疾、徐和,分析辨识其邪气、谷气的不同,是针灸医师必须掌握的方法。

2.辨气要治神调息静意视义

辨气必须治神调息,全神贯注,静察针下感觉。

3.邪气和谷气

所谓"谷气"者,即为徐缓而至、柔和舒适的得气感应;此时针下沉紧,但仍可上下提插、左右捻转,而医师指下无阻力感,欲守气时则持针不动,针下仍有持续不断的舒适针感产生。所谓"邪气"者,即为疾速而至、坚搏有力的得气感应;此时针下涩滞不利,捻转提插有阻力感,勉强操作可引起局部滞针和疼痛。

4.辨气和辨证

辨气的过程也是辨别病症虚实、病邪寒热的过程。一般而言,气已至如鱼吞饵,沉紧重满;气未至如闲处幽堂,轻浮虚滑。虚证,针下松弛,如插豆腐,针感每多迟缓而至;实证,针下紧涩,针感每疾速而至,捻转提插不利。寒证,针体可自动向内深入,称为吸针;热证,针体可自动向外移动,称为顶针。阳气盛者针感出现较快,阴阳平衡者针感适时而至,阳气衰者则针感出现较慢。

5.辨气的意义

(1)指导手法的应用:如针下松弛、针感迟缓时,可加强押手力量,或加灸法以补虚;如针下紧涩、针感疾至时,可减轻押手力量,或加用刺血法以泻实。针体内吸为寒,宜久留针,深刺之,所谓"寒则深以留之";针体外顶为热,宜疾出针,浅刺之,所谓"热者浅以疾之"。如谷气徐缓而至,可用徐入徐出的导气法;如邪气紧疾而至,则可留针数分钟,或在穴旁爪切、刮弹针柄,令气血宣散。

(2)病情预后的判断:辨气至之迟速,可帮助病情预后的判断。

三、循经感传和气至病所

针刺得气后,采用相应手法使针感沿经脉循行路线向病所或远处传导的现象,称为循经感传和气至病所。循经感传和气至病所可明显提高针刺疗效,在临床上有较重要的意义。

(一)行气法的应用

促使经气循经传导,甚而直达病所的针刺手法称为行气法。行气法包括捻转、提插、针刺方向、龙虎龟凤、运气法、进气法,以及循、摄、按压、关闭、接气通经等,在临床上可根据具体情况结合应用。

1.针刺方向

针刺达到一定深度,行针得气后,将针尖朝向病所,常可促使经气朝病所方向传导。汪机《针灸问对》云:"得气,便卧倒针,候气前行,催运到于病所。"此即针向行气法。一般来说,针尖方向与针感传导方向相一致。在临床上,可在进针时即将针尖直指病所,然后行针得气,得气后再用行气手法逼气上行至病所。在针尖不离得气原位时,亦可向相反方向搬动针柄,来调节针感传导,但仅适用于浅刺而患者反应敏感的情况。如针尖离开得气原位,可将针体提出一段,然后改变针向,向下按插,另找基础针感,此法则用于深刺或上法无效时。在应用此法时,提插幅度要小,多向下用力,要配合押手,竭力避免酸感。

2.捻转提插

捻转提插是以针向行气为基础,激发循经感传的主要针刺手法。在临床上,可用右拇指指腹将针柄压于右示指指腹上,示指不动,拇指指腹沿示指指腹将针柄来回提插(进退)捻转。一般来说,捻转提插的幅度宜小,频率宜快,使之维持中等以下的刺激强度,如此可促使针感循经传导。

3.按压关闭

充分运用押手,按压针柄或按压针穴上下,以促使针感向预定方向传导,是临床常用的辅助手法。按压针柄法即医师将中指和无名指放在针柄之下,示指按压针柄,持续按压10~20分钟;此法要在针向行气基础上进行,其用力大小可根据得气感应的强弱程度来决定。按压针穴法即用左手拇指按压针穴上下,关闭经脉的一端,并向经脉开放的一端缓缓揉动,向针尖加力的方法;在具体操作时,用力要适当,关闭、引导和指尖揉动要密切配合,可与循摄引导相结合。

4.循摄引导

本法可在进针前或进针得气后应用,可促使针感传导。在进针前,先循经脉路线用拇指指腹适当用力按揉1~2遍,再用左手拇指指甲切压针孔,直至出现酸麻胀感沿经传导,再行进针。在进针得气后,可将左手4个手指(除拇指外)垂直放在皮肤上,呈"一"字形排开,放在欲传导的经脉上,在行针(捻转提插)的同时一起加力揉动,或逐次反复加力。如用于针距病所较远时,手指位置在经脉路线上亦可以不固定,而是在其适当部位(如较大穴区或针感放散受阻部位)进行循、摄、按揉。也可不用四指只用两三指,放在腧穴中心点上,此法多用于头面部及针距病所较近时。

5.呼吸行气

在临床上,配合呼吸激发经气达到气至病所的目的,是行之有效的方法。古代有抽添法和接气通经法，即以提插和呼吸配合，以激发经气的针刺手法。此外，运气、进气之法亦须嘱患者深吸气，配合进针以激发经气。现代临床可嘱患者先呼气一口，再缓缓深长地吸气，下达于丹田；或先吸气，吸气完毕后，再用力缓缓地自然呼气（吐出）。随其呼气，向下捻按，提针豆许向病所，是为补法；随其吸气，向上捻提，无得转动，是为泻法。

此外，还可采用龙虎龟凤等飞经走气法，促使经气通关过节，循经感传。

（二）行气法的注意事项

在临床采用各种行气手法时，要注意以下几个方面。

1.环境安静和体位舒适

在临床上，诊疗环境的安静，可使患者在神情安定的状态下接受针刺治疗，如此则身心放松，神朝病所，并能仔细体察针感，容易得气而使气至病所。针刺前，要合理处置患者的体位，嘱其宽衣松带，保持平稳舒适的姿态。有不少患者采用平卧体位后接受针刺，容易激发循经感传。

2.言语诱导和入静放松

针刺前，医师要耐心询问患者，说明其病变之来由和针刺治疗的效应，解除其心理负担和对治疗的疑虑，同时可适当配合言语诱导，以配合行气手法操作。询问内容可包括针感程度和性质，传导方向和部位，以及针感传导和维持的时间等方面。既不能用暗示，又要注意引导，其方法要巧妙。患者在进针后，必须令其充分放松，可用意守丹田或三线放松功法，使患者处于"入静"状态，亦即"缓节柔筋而心调和"的状态，以配合行气手法，诱发气至病所。

3.取穴准确和基础针感

在和病所相关的经脉上，根据辨证结果，正确地循经选穴取穴，做到病、经、穴三者吻合，是气至病所的必要前提。一般来说，四肢穴位、肌肉丰厚处，针感明显者容易获得气至病所的效应，且易控制感传方向。要促使气至病所，其针感不能过强。如手下感觉过于紧涩，常不易获得针感传导；手下感觉略显沉紧，患者主诉有轻、中度麻酸胀感时，则较易引发循经感传。在临床上，掌握基础针感的性质，对气至病所极为重要。欲使针感放散，常首先要找到麻感，使之向一般部位传导，然后再改变手法使之向预定方向传导。如见明显酸感，可根据具体情况进行调节，务必保持良好适度的基础针感，是行气至病所的重要条件之一。

第三节 进 针

一、持针法

持针法是医师操作毫针保持其端直坚挺的方法。临床常用右手（刺手）持针，以三指持针法为主。"持针之道，坚者为宝"是持针法操作的总则。同时，医师持针应重视"治神"，全神贯注，运气于指下，勿左顾右盼，以免影响针刺疗效，给患者造成不必要的痛苦。

（一）方法

1.两指持针法

用拇指、示指末节指腹捏住针柄，适用于短小的针具（图3-3）。

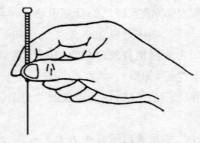

图 3-3　两指持针法

2.三指持针法

用拇指、示指、中指末节指腹捏拿针柄,拇指在内,示指、中指在外,三指协同,以保持较长针具的端直坚挺状态(图 3-4)。

3.四指持针法

用拇指、示指、中指捏持针柄,以无名指抵住针身,称四指持针法。适用于长针操持,以免针体弯曲(图 3-5)。

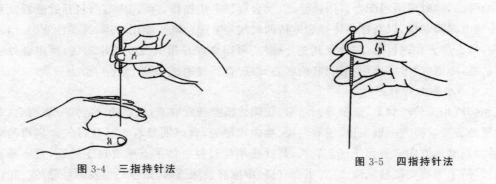

图 3-4　三指持针法　　　　　　　　　　　　　　图 3-5　四指持针法

4.持柄压尾法

用拇指、中指夹持针柄,示指抬起顶压针尾,三指配合将针刺入。适用于短针速刺(图 3-6)。

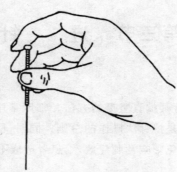

图 3-6　持柄压尾法

5.持针身法

用拇、示、中三指捏一棉球,裹针身近针尖的末端部分,对准穴位,用力将针迅速刺入皮肤(图3-7)。

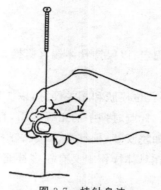

图 3-7　持针身法

6.两手持针法

用右手拇、示、中三指持针柄,左手拇、示两指握固针体末端,稍留出针尖1~2分许。适用于长针、芒针操持。双手配合持针,可防止长针弯曲,减少进针疼痛(图3-8)。

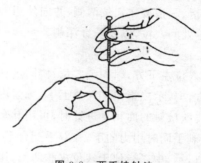

图 3-8　两手持针法

(二)临床应用

1.保持针体端直坚挺

应用以上诸法持针,可保持针体端直,避免进针与行针过程中针体弯曲。

2.有助于指力深透

各种持针法如应用得当,有助于医师灵活利用自己的指力、掌力、腕力,通过针体到达针尖,从而使针尖易于透皮,并透达至穴位深层,从而激发经气。

3.掌握针刺的方向和深浅

有经验的针灸师可通过持针之刺手,体察针刺方向、深浅及有效刺激量,尤其是针下如鱼吞饵的得气感。

4.催气、守气、行气

刺入一定深度后,刺手持针应用各种手法,可激发和维持针感,并使其循经传导甚而气至病所。

(三)注意事项

1.持针必须端正安静

刺手持针,进针前要调神安息,进针时宜心、手配合,进针后仍须全神贯注,如此才能达到针刺有效的目的。

2.持针必须正指直刺

刺手持针宜将针柄(或针体)固定,以保持针体端直坚挺,不致弯曲、歪斜。

二、押手法

押手法是医师用手按压、循摄穴位皮肤和相关经脉,以协同刺手进针行针的方法。临床常用左手按压、爪切穴位,称为押手。针刺时押手的正确运用,有揣穴定位、爪切固定、减轻疼痛、激发经气等实际意义。历代医家如窦汉卿、杨继洲、高武、汪机,以及近现代医家周树冬、赵缉庵、陈克勤等均重视押手的应用,在具体操作上又有较多补充和发展。

(一)方法

押手一般可分为指按和掌按两法,常用左手按压、爪切,也有用右手为押手者。

1.指按法

指按法为进针时用左手手指按压的方法。

(1)单指押手法:用左手拇指或示指定穴位后,用指尖按压、爪切穴位。适用于一般情况。

(2)双指押手法:用左手拇指、示指按住穴位两侧,并向外用力将皮肤撑开,以固定穴位,便于进针。适用于肌肉松弛、肥厚处的穴位,以及长针深刺。

2.掌按法

掌按法为用左手手掌按压穴位左下方,以固定穴位、协同进针的方法。

(1)左手掌位于穴位左下方,拇、示二指位于穴位上下,绷紧皮肤,固定穴位,其余三指自然屈曲或伸开放平,尽量扩大与皮肤接触的面积。进针时,可用其余三指在穴位周围等处频频爪刮、轻弹,或用力点按。押手与刺手同时用力向下,在双手配合下,针尖随之迅速透皮。

(2)左手掌位于穴位左下方,示、中二指位于穴位皮肤两侧,用示指重按穴位,中、示二指紧夹针体末端(近针尖处),再用左手拇指抵住右手的手掌心处,以协同右手进针。进针时,左手两指紧压穴位,拇指紧抵右手掌心,可减轻疼痛,固定穴位,尤宜于长针。这是近代医家赵缉庵常用的押手法,故名之为"赵缉庵押手法"。

(二)临床应用

1.揣穴定位

临床常用左手揣穴,取定腧穴的部位,或两手配合分拨、动摇、旋转、循按,使穴位显露,并避免刺入肌腱、血管、关节、骨骼等处而造成损伤。

2.减轻进针疼痛

用左手手指爪切或手掌按压穴位,或在进针时按揉穴位,使局部感觉减退,可减轻针刺疼痛,甚而达到无痛。双手配合,是无痛进针的重要方法之一。

3.辨别得气

进针之前用左手揣揉按压穴位,或在进针后用左手循摄穴位相关经脉,可激发经气,迅速获得针感,如左手指下有如动脉搏动一样的感觉,即是气至的征象。许多有经验的针灸医师,都通过手指触觉来体会"气至"感应,如穴周肌肉有抽动、跳动感等。

4.减轻组织损伤

临床正确应用押手固定穴位,可协同掌握针刺方向和深浅,减轻因手法过强而引起的肌肉挛缩和局部出血,从而减轻组织损伤所引起的疼痛,以及滞针、弯针、折针等意外情况的发生。

(三)注意事项

(1)一般情况下,应双手协同进针,左手按穴,右手持针刺入。如双手同时持针操作,可分别用左右手的小指或无名指按压穴位,以代替押手。

(2)押手用力宜与刺手配合,适度而施。或双手同时用力下压,或左手稍稍放松、右手持针向下刺入,总以方便进针为原则。

三、进针法

进针法又称下针法,是将毫针刺入穴位皮下的技术方法。临床常用的进针法有双手、单手、管针 3 类。若从进针速度而言,又有快速进针与缓慢进针的区别。不论哪一种进针法,其关键在于根据腧穴部位的解剖特点,选择合适的毫针,并重视"治神"和左右手的配合,以达到无痛或微痛的进针。

历代医家重视进针方法的应用,但多散见于文献各处。唯清代周树冬《金针梅花诗钞》中专列"进针十要",分为端静、调息、神朝、温针、信左、正指、旋捻、斜正、分部、中等十方面内容,对临床从事针灸工作者有一定指导意义。现代各家尤其重视无痛进针,在快速进针等法的应用方面有较多发展。

(一)方法

1.双手进针法

双手进针法即左手按压爪切,右手持针刺入,双手配合进针的操作方法。

(1)爪切进针法:又称指切进针法,临床最为常用。左手拇指或示指的指甲切按固定针穴皮肤,右手持针,针尖紧靠左手指甲缘速刺入穴位(图3-9)。

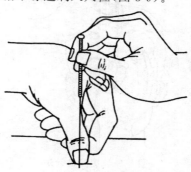

图 3-9　爪切进针法

(2)夹持进针法:多用于 3 寸以上长针。左手拇、示二指捏持针体下段,露出针尖,右手拇、示二指持针柄,将针尖对准穴位,双手配合,迅速将针刺入皮内,直至所要求的深度(图3-10)。

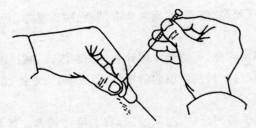

图 3-10　夹持进针法

（3）舒张进针法：左手五指平伸，示、中二指分张置于穴位两旁以固定皮肤，右手持针从左手示、中二指之间刺入穴位（图 3-11）。行针时，左手中、示二指可夹持针体，防止弯曲。此法适用于长针深刺。对于皮肤松弛或有皱褶处，用左手拇、示二指向两侧用力，绷紧皮肤（图 3-12），利于进针，多用于腹部穴位的进针。

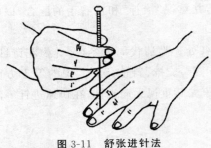

图 3-11　舒张进针法

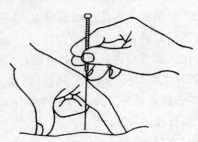

图 3-12　舒张进针法

（4）提捏进针法：左手拇、示二指按着针穴两旁皮肤，将皮肤轻轻提捏起，右手持针从提起部的上端刺入。此法多用于皮肉浅薄处，如面部穴位的进针（图 3-13）。

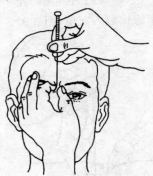

图 3-13　提捏进针法

2.单手进针法

多用于较短的毫针。用右手拇、示二指持针，中指端紧靠穴位，指腹抵住针体中段；当拇、示二指向下用力按压时，中指随之屈曲，将针刺入，直刺至所要求的深度。此法三指两用，在双穴同进针时尤为适宜（图 3-14）。

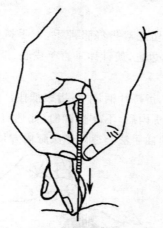

图 3-14 单手进针法

尚有梅花派单手进针法,其操作技术为用拇、示二指夹持针体,微露针尖两三分;用中指尖在针穴上反复揣摩片刻,发挥如同左手的作用,使局部有酸麻和舒适感。然后将示指尖爪甲侧紧贴在中指尖内侧,将中指第1节向外弯曲,使中指尖略离开针穴中央,但中指指甲仍紧贴在针穴边缘,随即将拇、示二指所夹持的针沿中指尖端迅速刺入,不施旋捻,极易刺入。针入穴位后,中指即可完全离开应针之穴,此时拇、示、中三指即可随意配合,施行补泻。

3.管针进针法

将针先插入用玻璃、塑料或金属制成的比针短3分左右的小针管内,放在穴位皮肤上,左手压紧针管,右手示指对准针柄弹击,使针尖迅速刺入皮肤,然后将针管去掉,再将针刺入内(图3-15)。此法进针不痛,多用于儿童和惧针者。也有用安装弹簧的特制进针器进针者。

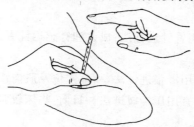

图 3-15 管针进针法

4.快速进针法

除上述爪切进针、夹持进针、管针进针之外,还可采用以下两种方法快速刺入。

(1)插入速刺法:医师用右手拇、示二指捏住针体下端,留出针尖两三分,在穴位切痕上猛急利用腕力和指力快速将针尖刺入皮肤。

(2)弹入速刺法:左手持针体,留出针尖两三分,对准穴位;右手拇指在前、示指在后,呈待发之弩状,对准针尾弹击,使针急速刺入皮下。可用于2寸以下的毫针,对易晕针者和小儿尤宜。

5.缓慢进针法

原则上进针宜迅速穿皮而无痛,但对于一些特殊部位仍宜缓慢进针,亦即"下针贵迟,太急伤血"之义。

(1)缓慢捻进法：左手单指爪切或双指舒张押手，右手持针稍用压力，轻微而缓慢地以＜45°角的手法，均匀捻转针柄，边捻边进，使针体垂直于皮肤，渐次捻刺皮内。进针时，不要用力太猛，捻转角度不可太大。

(2)压针缓进法：右手拇、示二指持针柄，中指指腹抵住针体，用腕力和指力不捻不转，缓慢进针匀速压入穴位皮内。针刺入皮内后，不改变针向，如遇有明显阻力或患者有异常感觉时，应停止进针。进针后不施捻转、提插手法。适用于眼眶内穴位及天突穴等(图3-16)。

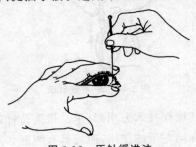

图3-16　压针缓进法

(二)临床应用

进针法的合理应用，旨在刺入部位正确，透皮无痛或微痛，迅速取得针感。为此，根据不同情况选择应用相应的进针法，可达到以上所述的目的。

1.针具长度

2寸以内的毫针，可采取爪切进针、单手进针和快速进针。2.5寸以上的毫针，则宜采取夹持进针、缓慢捻进等进针法。

2.患者体质

小儿和容易晕针者，宜采用管针进针法；成人和针感迟钝者，则可采用其他各种进针法。

3.腧穴部位

腹部穴位及肌肉松弛处宜用舒张进针法，面部穴位及肌肉浅薄处宜用提捏进针法，眼眶内穴位及一些特殊穴位(天突)则宜用压针缓进法。目前，临床较常用的是爪切进针法、快速插入法和缓慢捻进法。

(三)注意事项

(1)进针必须持针稳，取穴准，动作轻，进针快(个别亦须慢)。

(2)进针必须手法熟练，指、腕、掌用力均匀。在双手进针时，押手爪切按压，刺手持针刺入，相互配合。

(3)进针前要对患者做好安慰工作，要求医患双方配合，进针时患者体位合适，切莫随意变动。

(4)进针时可配合咳嗽、呼吸等法，以减轻进针疼痛。随咳下针，还可激发经气。如针刺头额等痛觉敏感处，可屏息以缓痛。

第四节　针刺方向和深浅

进针入穴后,根据针刺治疗的要求和腧穴部位的特点,正确掌握针刺的方向和深浅,并根据针刺感应和补泻法等具体情况,适度调节针向和深浅,是获得、维持和加强针感的重要措施。

一、针向法

在进针和行针过程中,合理选择进针角度,及时调整针刺方向,以避免进针疼痛和组织损伤,获得、维持与加强针感的方法,即所谓针向(针刺方向)法。

(一)方法

1.进针角度选择法

进针角度选择法指进针时可根据腧穴部位特点与针刺要求,合理选择针体与表皮所形成角度的方法。一般分为直刺、斜刺和横刺3种(图3-17)。

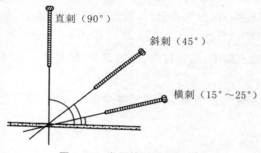

直刺（90°）

斜刺（45°）

横刺（15°～25°）

图3-17　常用的3种进针角度

(1)直刺法:将针体垂直刺入皮肤,针体与皮肤成90°。适用于大多数穴位,浅刺与深刺均可。

(2)斜刺法:将针体与皮肤成45°左右,倾斜刺入皮肤。适用于骨骼边缘和不宜深刺者,如需避开血管、肌腱,也可用此法。

(3)横刺法:又称沿皮刺、平刺或卧针法。沿皮下进针,横刺腧穴,使针体与皮肤成15°左右,针体几乎贴近皮肤。适用于头面、胸背及皮肉浅薄处。

2.针向调整法

针向调整法指针刺入穴位后,根据针感强弱及其传导方向等情况,及时提针、调整针向以激发经气的方法。

(1)针向催气法:在针刺入穴内一定深度,行针仍不得气,或针感尚未达到要求时,可提针至浅层,呈扇状向穴位深层再度刺入。

(2)针向行气法:行针得气后,为促使针感传导、控制感传方向,可扳倒针体、调整针向,使针尖对准病所(或欲传导之方向),再次刺入或按针不动。常配合应用摆、努、按、关闭、循、摄等辅助手法。

(二)临床应用

1.保证针刺安全,避免针刺疼痛

针刺时根据不同穴位组织结构与生理特点,严格掌握进针角度和针刺方向,可避免针刺疼痛和组织损伤,防止重要脏器的损伤。如肺俞、风门宜微斜向脊柱直刺5分至1寸,不可深刺以免损伤肺脏。哑门穴宜对准口部、耳垂水平进针,直刺1寸,不可向内上方深刺,以免损伤延髓。

2.通经导气

采取适当针刺方向,将针尖对准病所,再施行各种手法如循、摄、弹、摆、搓、捻转、按压关闭等,可促使经气运行,达到气至病所的目的。在得气基础上,针尖向上可使气上行,针尖向下可使气下行,往往较单纯应用循、摄等法为佳。

3.有效地发挥腧穴治疗作用

通过不同针向的针刺,可达到不同的针感,从而扩大腧穴主治范围,发挥其治疗作用。如秩边穴直刺,针感向下肢放射至足跟,可治下肢疼痛、瘫痪;向会阴部方向斜刺,针感可向外生殖器放射,治生殖器疾病;向内下方斜刺,针感向肛门部放射,可治脱肛、痔疮。

4.透穴而起到一针多穴作用

根据不同治疗要求,采取不同针向,一针透多穴,临床可用直刺、斜刺、沿皮刺,以及单向透刺、多向透刺等方法,疏通经络,调整气血运行,促使针感扩散、传导,达到更佳的治疗效应。

(三)注意事项

(1)针刺方向要根据施术部位、腧穴特点、病情需要、患者体质、形体胖瘦等具体情况决定,选择合适的角度进针。

(2)针刺方向要以能否得气为准则,不得气时要调整方向,使气速至,得气后则应固定针向,守气调气。

二、针刺深浅法

针刺深浅法是根据腧穴部位特点和病情需要,在针刺得气取得疗效前提下,结合患者体质、针刺时令等因素,正确掌握针刺深度的方法。

在皇甫谧《针灸甲乙经》卷三中,有342穴针刺深度的记述,后世诸家大多以此为据。近代以来,各穴针刺深度大多有增无减。但必须指出,针刺深浅应该正确掌握,以确保安全而取得针感为原则。

(一)方法

1.依据腧穴部位定深浅

一般肌肉浅薄,内有重要脏器处宜浅刺;肌肉丰厚之处宜深刺。如头面、胸背部及四肢末端腧穴当浅刺,腰背、四肢、腹部穴位可适当深刺。此即"穴浅则浅刺,穴深则深刺"。此外,还应根据经脉阴阳属性来掌握针刺深浅。一般来说,阳经属表宜浅刺,阴经属里宜深刺。

2.依据疾病性质定深浅

热证、虚证宜浅刺,寒证、实证宜深刺。如"脉实者,深刺之,以泄其气;脉虚者,浅刺之,使精气无得出"。"气悍则针小而入浅,气涩则针大而入深"。表证,可浅刺以宣散;里证,宜深刺以调气等。总之,应辨疾病症候之性质来选择针刺深浅。

3.依据疾病部位定深浅

一般病在表、在肌肤宜浅刺,在里、在筋骨、在脏腑宜深刺。"刺骨者,无伤筋;刺筋者,无伤肉;刺肉者,无伤脉;刺脉者,无伤皮;刺皮者,无伤肉;刺肉者,无伤筋;刺筋者,无伤骨。"

4. 依据体质定深浅

一般肥胖、强壮、肌肉发达者,宜深刺;消瘦、虚弱、肌肉脆薄者,宜浅刺。成人宜深刺,婴儿宜浅刺。

5. 依据时令定深浅

"春夏宜刺浅,秋冬宜刺深。""春气在毛,夏气在皮肤,秋气在分肉,冬气在筋骨,刺此病者各以其时为齐。故刺肥人者,以秋冬之齐;刺瘦人者,以春夏之齐。"《难经·七十难》解释说:"春夏者,阳气在上,人气亦在上,故当浅取之;秋冬者,阳气在下,人气亦在下,故当深取之。"

6. 依据得气与补泻要求定深浅

针刺后浅部不得气,宜插针至深部以催气;深部不得气,宜提针于浅部以引气。有些补泻方法要求先浅后深,或先深后浅,此时应依据补泻要求定针刺深浅。

(二)临床应用

1. 深浅刺法

根据病变深浅,分别采用浅刺与深刺,以治皮、肉、筋、脉、骨之疾。浅刺如毛刺、半刺、浮刺,深刺如输刺、短刺、关刺等;并灵活选择针具,浅刺用短毫针、锃针和皮肤针,深刺用较长的毫针、芒针等。

2. 深浅补泻

结合营卫、徐疾等补泻法,补法从卫分(浅层)候气,泻法从营分(深层)候气。补法由浅层逐渐深入,三部进针,一部退针;泻法由深层逐渐退出,一部进针,三部退针。

3. 透穴刺法

应根据病变深浅和腧穴部位特点,采取直刺深透、斜刺平透、横刺浅透。病在浅表、皮薄肉少,宜在浅层沿皮透刺,如地仓透水沟;病在肌肉、四肢穴位,宜斜刺平透,如合谷透后溪;病在肌腱关节,可直刺深透,如肩髃透极泉。

4. 取穴处方

浅刺取穴宜多,可反复多行捻转,适用于病变后期、正气不足者;深刺取穴宜少,中病即止,注意掌握深度,勿盲目提插捻转,适用于病变进行期、邪气炽盛者。

5. 深刺处方

如治中风假性延髓性麻痹吞咽困难,翳风穴用3寸针,向喉结方向进针2.25寸,行小幅度、高频率捻转手法,配风池、完骨、内关、天柱、合谷、太冲等可取得佳效。针刺翳风穴深部可及颈内动脉,风池穴深部有椎动脉、椎静脉,从而可改善椎-基底动脉及颈内动脉的血液循环,获得临床效果。

又如通阳要穴大椎,取用以治阳气失于温通之阳气郁闭证时,可在保证安全前提下适当深刺(一般可刺2寸)。并因其针刺角度不同而使针感向不同方向传导,从而达到预期的临床疗效。

(三)注意事项

(1)针刺深浅应以得气为准,并根据治疗要求,结合针刺方向和手法操作来掌握。

(2)针刺深浅宜确保安全,在各穴深浅分寸的标准范围内掌握。如确需深刺并超过界定范围者,必须认真仔细体察针下感觉,在充分掌握局部解剖特点的前提下进行操作,以免损伤重要脏器、血管、神经等组织。

（3）针刺深浅以病位深浅、病症虚实寒热为关键，病深则深刺，病浅则浅刺，以免犯"虚虚实实"之戒。

第五节　提插和捻转

进针后施以一定手法，促使针下得气，气至后又可行针，以加强针感。其基本手法是提插和捻转。提插和捻转手法，既可单独施行，又可合并运用。在临床上，提插、捻转兼施，用力均匀，速度缓慢，手法平和，即所谓导气法。

一、提插法

提插法包括上提和下插两个动作，即针体在腧穴空间上下的运动。《黄帝内经灵枢·官能篇》有"伸"和"推"的方法，但尚未述及提插之名。实际上，伸就是提，推就是插。提插法常称为提按法，琼瑶真人《琼瑶神书》就有"提提、按按"之称。提针和插针两者相对，一上一下，是进针达到一定深度后，在所要求的层次或幅度内反复操作的手法，与分层进退针不可混淆。

提插是针刺过程中具体行针的基本手法，陈会《神应经》用以催气，杨继洲《针灸大成》用以行气，泉石心《金针赋》则结合在"龙虎龟凤"四法中。后世在"推而内之是谓补，动而伸之是谓泻"（《难经·七十八难》）的启发下，将提插法应用于针刺补泻，发展为单式补泻手法的一种，并与徐疾、捻转、呼吸、九六补泻等结合，构成烧山火和透天凉等各种复式补泻手法。所以杨继洲《针灸大成》有"治病全在提插"之说，可见其在针刺过程中具有重要作用。

（一）方法

1.提插法

进针后，将针从浅层插至深层，再由深层提到浅层。前者为下插，又谓内、入、按、推；后者为上提，又称出、伸、引。下插与上提的幅度、速度相同，均匀不分层操作。如此一上一下均匀的提插动作，是为提插法。（图3-18）

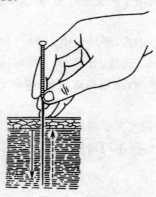

图3-18　提插法

2.分层呼吸提插法

提插结合患者呼吸，并分层操作，提针与插针并无用力之不同。如先在人部（穴位中层）得气后,趁患者吸气时,提针退至天部;或趁患者呼气时,将针插至地部。如此反复进行,可促使经气运行。

(二)临床应用

1.催气

针刺未得气,可用提插、捻转结合,促使气至。单独运用提插手法,也有催气作用。

2.行气

在针刺得气基础上,针体在 1 分左右范围内连续均匀提插,可使针感扩散。《针灸大成》云:"徐推其针气自往,微引其针气自来。"此即指提插可以行气,可使针感扩散,甚至循经感传、气至病所。提插亦可配合呼吸,如此则激发经气的作用更加明显。

(三)注意事项

(1)提插作为基本手法时,指力要均匀,提插幅度一般以 3～5 分为宜,不可过大。同时频率也不宜过大。

(2)提插幅度大(3～5 分),频率大(120～160 次/分),针感即强;反之,提插幅度小(1～2分),频率小(60～80 次/分),针感相对较弱。因此,需根据患者体质、年龄与腧穴部位深浅,乃至病情缓急轻重、接受针刺的次数(初诊、复诊)而逐步调节提插的幅度与频率。

(3)提插又称提按:提并不是要拔针外出,与出针不同;插也不是使针直入,仅是按插针体,使其下沉。

(4)肌肉菲薄的穴位,用提插宜慎,一般可用捻转法代替。

二、捻转法

捻转法是拇、示二指持针,捻动针体使针左右均匀旋转的手法。作为一种基本手法,《黄帝内经灵枢·官能篇》云:"切而转之""微旋而徐推之"。其中的旋和转,即指捻转针体的动作。《黄帝内经》中有关捻转针体动作的描述,尚无左转、右转的区别,尽管后世有以左转、右转针体来注释《黄帝内经》针刺补泻手法的,但毕竟无可靠的文献依据。直至金代,窦汉卿《针经指南》才以左转、右转的动作来区别针刺补法和泻法,从而发展为捻转补泻手法。捻转又称为撚,临床应用广泛。除捻转可以进针之外,还可配合提插以催气,配合针向与呼吸行气。

(一)方法

作为基本手法的捻转,即针体进入穴位一定深度以后,用拇指和示指持针,并用中指微抵针体,通过拇、示二指来回旋转捻动,反复交替而使针体捻转。(图 3-19)

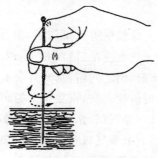

图 3-19　捻转法

捻转时,拇指与示指必须均匀用力,其幅度与频率可因人而异。患者体弱,对针刺敏感者,捻转幅度小(90°),频率小(60~80 次/分);患者体强,对针刺不太敏感者,捻转幅度大(180°),频率大(120~160 次/分)。因其用力均匀,左右交替旋捻,无左转与右转用力之别,故有人称为"对称捻转术"。

(二)临床应用

1.进针

捻转进针是临床常用的方法,一般可用轻微、缓慢、幅度<90°的捻转手法进针。

2.催气

针刺至一定深度,患者尚未得气时,可将针上下均匀地提插,并左右来回地做小幅度的捻转,如此反复多次,可促使针下得气,是目前临床常用的催气法。

3.行气

(1)配合呼吸:呼气时,拇指向前用力大些,向后用力小些,如此捻转,以左转为主,经气可向穴位下方传导。吸气时,拇指向后用力大些,向前用力小些,如此捻转,以右转为主,经气可向穴位上方传导。

(2)配合针刺方向(针尖):即利用针刺方向行气,出现针刺感应循经传导时,将针体连续捻转,幅度稍大时,使针下有紧张感,往往可促使针感进一步循针尖方向扩散,甚至达到"气至病所"的效果。

4.针感保留与消减

将出针时,用力持针向一个方向捻针,然后迅速出针,可使针感保留。针感保留的强弱程度及时间长短,与用力和捻转幅度有关。如将出针时,针感过强,患者难以忍受,医师可用极轻微的指力持针,均匀反复捻转针体,针感即可迅速减轻或消失。

(三)注意事项

(1)以拇指和示指末节的指腹部来回捻转。

(2)捻转的幅度一般掌握在 180°左右,最大限度也应控制在 180°左右。具体情况须根据治疗目的、患者体质及耐受度而定。

(3)捻转时切忌单向连续转动,否则针体容易牵缠肌纤维而使患者感到局部疼痛,并造成出针时的困难。

(4)捻转手法应轻快自然,有连续交替性,不要在左转与右转之间有停顿。

三、导气法

导气法是徐入徐出,缓慢地由穴位浅层进入至深层,由深层退出至浅层,不具有补泻作用的针刺手法。在临床上,本法常用于气血逆乱、清浊相干,以及虚实病症表现不明显者。导气之名,"徐入徐出,谓之导气,补泻无形,谓之同精,是非有余不足也"。导,有引导之义。导气之旨,在于引导脏腑经络中互扰乖错的清浊之气,恢复正常的阴阳平衡状态。金元李东垣阐发经旨,重视气机升降,立法升清降浊,以"导气"针法和药物同用,来治疗各种病症。明代高武《针灸聚英》专列"东垣针法"一节,详明五乱导气针法之要诀。刘纯《医经小学》平针法,按天、人、地三部徐徐而入,再按地、人、天三部徐徐而出,是属导气法。今人论平补平泻,云进针后"再作均匀地提插捻针,使针下得气,然后根据情况,将针退出体外,这种方法主要用于虚实不太显著或虚实兼有的病症"。这种以得气为度的手法，不具有补泻作用，手法平和，应属本法。

（一）方法

1.导气法

根据从阳引阴、从卫取气，从阴引阳、从营置气的原则，在进针得气后做导气手法。由天部徐徐进针至地部，再从地部徐徐退针至天部；或由地部徐徐退针至天部，再从天部徐徐进针至地部。每进退1次需时3～4分钟，每1次为导气1°。可反复行针3°～5°。每度导气可留针3～5分钟后，再行下一度导气手法，也可连续操作。待导气完毕后，留针15～20分钟。

2.平补平泻法

进针至穴位一定深度，用缓慢的速度，均匀平和用力，边捻转、边提插，上提与下插、左转与右转的用力、幅度、频率相等，并注意捻转角度要在90°～180°，提插幅度尽量要小，从而使针下得气，留针20～30分钟，再缓慢平和地将针渐渐退出。

（二）临床应用

1.催气、守气

如针刺尚未得气时，可用本法催气，促使针下得气；如已得气，可用以维持与保留针感。

2.适用病症

本法可用于虚实不太明显或虚实相兼的慢性病症，如郁证、瘿病、慢性喉痹、癫病、脏躁、遗精等。尤其适用于清浊相干、气乱于脏腑经络的病症，如胸痹、咳嗽、脘痞、胀满、痹证等。在临床上，可根据脏病取背俞、腑病取募穴，经脉病取荥、腧穴（以腧穴为主）的原则来取穴，远取与近取结合组方，施以本法每有佳效。

（三）注意事项

（1）本法操作的全过程，医师必须全神贯注，用力均匀，进、退针的方向和每度导气的针刺深度要保持一致。

（2）注意"徐入徐出"，进入针与退出针的时间相等，用力均匀，速度缓慢，始终如一。本法不同于徐疾补泻（进针、退针两者时间不等），也不同于提插补泻（提针、插针用力大小不等，速度有快、慢之分）。

（3）手法平和，有连续性，务使针感舒适，不宜过强（补泻无形）。

（4）根据不同情况决定留针时间长短，一般可留针20～30分钟。

第六节　留针和出针

在针刺得气以后，可根据病情需要，将针留置穴内或取出穴外，前者称为留针，后者称为出针。留针与出针两法，在临床上是加强针刺感应，协助针刺补泻，提高针刺疗效的又一重要方法，不可忽视。

一、留针法

留针法是针刺得气以后，将针体留置穴内，让它停留一段时间后，再予出针的方法。临床可分为静留针法和动留针法两种，根据病情和患者体质不同而分别使用。此外，还有不少患者并不适宜留针,有的留针反而会影响疗效。因此,对是否需要留针,以及留针时间的长短,都必须辨证而施,不可机械。

留针法为历代医家所重视。在《黄帝内经·灵枢》81篇经文中,言及留针法应用的就有29条之多。如《黄帝内经灵枢·本输篇》根据四时阴阳之序指出:"冬取诸井诸腧之分,欲深而留之。"《黄帝内经灵枢·经脉篇》则认为,热证宜疾出针,寒证宜久留针。此外,还有依据患者形体肥瘦等具体情况来决定留针与否的经文。

对于留针法的应用,承淡安《中国针灸学》将其分为置针术和间歇术,前者即静留针法,后者即动留针法。他认为,置针术可抑制镇静,间歇术则以兴奋为目的。

(一)方法

根据留针期间是否间歇行针,可分为以下两类方法施用。

1.静留针法

针刺入穴内,让其安静自然地留置一段时间,其间不施行任何针刺手法。《黄帝内经素问·离合真邪论》所云"静以久留",即是此例。静留针法,又可根据病症情况的不同,分别采取短时间静留针和长时间静留针法。短时间静留针法,可静留针20分钟至1小时;长时间静留针法,可静留针几小时,甚而几十小时,现代大多用皮内针埋植代替。

2.动留针法

将针刺入穴内,得气后仍留置一段时间,其间间歇行针,施以各种手法。短时间动留针法,可留针20~30分钟,其间行针1~3次;长时间动留针法,可留针几小时,甚而几十小时,每10~30分钟行针1次,在症状发作时尤当及时行针,加强刺激量。

(二)临床应用

1.候气

进针至穴内一定深度后,可静以留针,以候气至。《黄帝内经素问·离合真邪论》所云"静以久留,以气至为故,如待所贵,不知日暮"就是这种候气法。候气时,可以采用静留针,也可采用捻转、提插结合以催其气至。

2.守气和行气

留针期间静而留之,保持针体在穴内深度不变,或手持针柄运气于指下,并治神调息,以维持针感,是为守气之法。留针期间,调整针刺方向与深浅,或采用相应的手法间歇行针以加强针感,促使针感循经传导,是为行气。

3.协调补泻

虚寒证用各种针刺补法后,再予留针,有的在留针一段时间后可出现针下热感,正气得以充实。实热证用各种针刺泻法后,再予留针,有的在留针期间可出现针下凉感,邪气得以清泄。

4.辨证施用

留针需根据患者的具体情况而施用。急性病症或慢性病急性发作,如急性细菌性痢疾、急腹症、哮喘和坐骨神经痛等症状发作时,宜长时间行动留针法;慢性病患者一般采用静留针法,体弱不耐针刺者可短时间静留针,顽固性病症如头痛、久泻、慢性鼻炎等,可采取长时间静留针法。头皮针、耳针或远道刺、巨刺时,留针期间可配合病所运动、导引、按摩诸法。正气不虚,症状不显著,常采用短时间动留针法。留针应根据病症性质而施,里证、阴证、寒证宜久留针,表证、阳证、热证宜短时间留针,甚而不留针。留针还必须因人、因时制宜。婴幼儿不宜留针,可浅刺、疾刺;老年人、体虚者可短时间留针;青壮年则可留针时间适当延长。春夏季留针时间宜短,秋冬季留针时间则可适当长些。

(三)注意事项

1.根据患者针感和针刺耐受性来掌握

针感显著、气至病所,或对针刺不能耐受者,宜短时间留针,甚而不予留针。针感不显、感应迟钝,或对针刺有较强耐受性者,可采用长时间留针或间歇行针。

2.根据治疗要求正确使用

针刺已达到治疗目的,所谓"中病"者,如仍留针不去则会损伤正气。如针刺未达到治疗目的,留针时间过短,又易造成邪气滞留、病情反复等不良后果。

3.要保持环境适宜

一般而言,留针大多取患者卧位的姿势,患者应保持体姿舒适平稳,避免乱动、乱碰,以免滞针、弯针、折针等。留针时,诊室要保持安静,空气要保持清新,气氛良好,以免影响患者情绪。冬春寒冷季节,留针时要保持室内温度,对虚寒者尤须覆盖衣被以保暖。

二、出针法

出针是毫针技术操作过程的最后步骤,是针刺达到要求后将针取出的方法。在临床上,出针法应根据病症虚实、患者体质、针刺深浅和腧穴特点等具体情况正确施行,否则会影响疗效,甚而引起出血、血肿、针刺后遗感等不良后果。

《黄帝内经灵枢·邪气藏府病形》云:"刺滑者,疾发针而浅内之,以泻其阳气而去其热。刺涩者,必中其脉,随其逆顺而久留之,必先按而循之,已发针,疾按其痏,无令其血出,以和其脉。"经文中的"发针"即是出针。《黄帝内经素问·针解》云:"徐而疾则实者,徐出针而疾按之;疾而徐则虚者,疾出针而徐按之。"这都说明出针的快慢宜以脉象之滑涩、病症之虚实等为依据。

泉石心《金针赋》云:"出针贵缓,太急伤元气。"历代针家都强调指出,出针不可草率从事,否则容易耗伤气血,影响疗效。在现代临床上,对出针法又有发展。如高玉椿主张出针当重视先后顺序,有升降出针法的区别;而李志道则根据病情缓急,采用阴性和阳性不同的出针法。

(一)方法

1.双手出针法

出针前,稍捻针柄,待针下轻松滑利时方可出针。出针时,左手持一消毒干棉球按压穴位(或夹持针体底部),右手拇、示二指持针柄,捻针退出皮肤。出针后,虚证宜速按针孔以防气泄;实证则摇大针孔,暂不按针孔,以祛邪。

2.单手出针法(梅花派)

用左手或右手拇、示二指捻动针柄,轻轻提针外出,中指则按住针孔旁的皮肤,略施力按摩或按压不动,以免肌肉随针牵起,再逐步或一次外提。出针后迅即用中指按压针孔或不按针孔。此法可用于左右手同时出针。

3.快速出针法

左手用干棉球按压腧穴旁,右手快速拔针而出。此法具有不疼痛、出针快的特点,适用于

55

浅刺的腧穴。

4.缓慢出针法

左手用干棉球按压腧穴旁,右手持针先将针退至浅层,稍待片刻后缓缓捻针退出。此法可防止出针后出血,减轻针刺后遗的麻、胀、重、痛等不适感,不伤气血。

(二)临床应用

在临床上,出针法应根据病症虚实、病情缓急等情况正确施行。

出针补泻法:虚证宜徐出针而疾按针孔,为补法;实证宜疾出针而徐按针孔(或不按针孔),为泻法。

(三)注意事项

1.出针前应注意针下感觉

一般而言,只有在针下感觉松动滑利时,方可出针。如针下沉紧,推之不动,按之不移,多为邪气未退、吸拔其针,或真气未至,或肌肉缠针产生滞针现象。此时不可出针,宜留针以候邪气退、真气至,或循、切经络腧穴周围,使气血宣散。滞针者可在针旁5分处再进一针,或左右前后各进一针,分别摇动捻转,使肌肉松弛,再逐步将针退出。必须注意的是,此时退针宜缓,退出些许,留针片刻,不得孟浪,以免折针、弯针。

2.出针时应注意用力轻巧

不论是快速出针,还是缓慢出针,都应柔和、轻巧、均匀捻动针柄,将针取出。如遇有阻力,宜稍停后再按一般方法施术。如用力过猛,往往会引起疼痛、出血及针刺后遗感。

3.头、目等部位应注意针孔按压

对于头皮、眼眶等易出血的部位,出针时尤其要注意缓缓而行,同时左手要用力按压针孔,出针后尤须用干棉球按压较长时间,以免出血或血肿。对于留针时间较长,出针后亦应着力按压针孔。

4.出针当重视先后顺序

一般而言,出针应按"先上后下、先内后外"的顺序进行。也就是说,先取上部的针,后取下部的针;先取医师一侧的针,后取另一侧的针。

5.针刺后遗感的处理

出针后,如针孔局部或循经上下胀、痛、麻木而难忍受,可用一手指轻微按揉落零五穴(手背第2、3掌骨间,指掌关节后1寸处)片刻,或针刺之,即可使其消减。此外,亦可在腧穴四周进行按摩,或循经上下推、按、敲、剁,以消减不适针感。

6.出针后患者须稍事休息

出针后不必急于让患者离去,当稍事休息,待气息调匀、情绪稳定后方可离去。有的患者出针后不久会出现晕针,有的患者出针后无局部出血或血肿,但过了片刻可能出血、血肿,因此出针后令患者休息,并严密观察,可防止意外发生。

第七节 针刺异常情况

一般情况下,针刺治疗是一种既简便又安全的疗法,但由于种种原因,如操作不慎,疏忽大意,或触犯针刺禁忌,或针刺手法不适当,或对人体解剖部位缺乏全面的了解,有时也会出现某种不应有的异常情况,如晕针、滞针、弯针、折针、针后异常感、损伤内脏等。一旦出现上述情况,应立即进行有效的处理,不然,将会给患者造成不必要的痛苦,甚至危及生命。因此,针灸工作者应引为注意,加以预防。

一、晕针

晕针是在针刺过程中患者发生的晕厥现象。

(一)临床表现和发生原因

1.临床表现

在针刺过程中,轻者感觉精神疲倦,头晕目眩,恶心欲吐;重者突然出现心慌气短,面色苍白,出冷汗,四肢厥冷,脉细弱而数或沉伏。甚而神志昏迷,猝然仆倒,唇甲青紫,大汗淋漓,二便失禁,脉细微欲绝。

2.发生原因

多见于初次接受针刺治疗的患者,可因情绪紧张、素体虚弱、劳累过度、饥饿,或大汗后、大泻后、大失血后;也有的是因体位不当,医师手法过重,或因诊室内空气闷热、过于寒冷、临时的恶性刺激等,而致针刺时或留针过程中患者发生此症。

(二)处理和预防

1.处理

立即停止针刺,或停止留针,退出全部已刺之针,扶患者平卧,头部放低,松解衣带,注意保暖。轻者静卧片刻,予饮温茶或温开水,即可恢复。不能缓解者,在行上述处理后,可指按或针刺急救穴,如水沟、素髎、合谷、内关、足三里、涌泉、太冲等,也可灸百会、关元、气海。若仍人事不省、呼吸细微、脉细弱,可采取西医急救措施。在病情缓解后,仍需适当休息。

2.预防

主要根据晕针发生的原因加以预防。对初次接受针刺治疗者,要做好解释工作,解除恐惧心理;对体质虚弱或年迈者应采取卧位,且体位适当、舒适,少留针;取穴宜适当,不宜过多;手法宜轻,切勿过重。对过累、过饥、过饱的患者,推迟针刺时间,应待其体力恢复、进食后再进行针刺。注意室内空气流通,消除过热、过冷因素。医师在针刺过程中应密切观察患者的神态变化,询问其感觉。

二、滞针

滞针是指在行针时或留针后医师感觉针下涩滞,捻转、提插、出针均感困难,而患者则感觉疼痛的现象。

(一)临床表现和发生原因

1.临床表现

在行针时或留针后医师感觉针在穴内捻转不动,发现捻转、提插和退针均感困难,若勉强捻转、提插时,则患者痛不可忍。

2.发生原因

患者精神紧张,或因病痛或当针刺入腧穴后,引起局部肌肉强烈痉挛;或行针手法不当,捻针朝一个方向角度过大,肌纤维缠绕于针体;或针后患者移动体位所致。若留针时间过长,有时也可出现滞针。

(二)处理和预防

1.处理

如因患者精神紧张,或肌肉痉挛而引起的滞针,须做耐心解释,消除紧张情绪,延长留针时间,或用手在邻近部位做按摩,以求松解,或在邻近部位再刺一针,或弹动针柄,以宣散气血、缓解痉挛;如因单向捻转过度,需向反方向捻转;如因患者体位移动,需帮助其恢复原来体位。滞针切忌强力硬拔。

2.预防

对初次接受针刺治疗者和精神紧张者,做好针前解释工作,消除紧张情绪。进针时应避开肌腱,行针时手法宜轻,不可捻转角度过大,切忌单向捻转。选择较舒适体位,避免留针时移动体位。

三、弯针

弯针是指进针和行针时,或当针刺入腧穴及留针后,针身在体内形成弯曲的现象。

(一)临床表现和发生原因

1.临床表现

针柄改变了进针时的方向和角度,针身在体内形成弯曲,提插、捻转、退针滞涩而困难,患者自觉疼痛或扭胀。

2.发生原因

医师进针手法不熟练,用力过猛且不正;或针下碰到坚硬组织;或进针后患者体位有移动;或外力碰撞、压迫针柄;或因滞针处理不当,而造成弯针。

(二)处理和预防

1.处理

出现弯针后,不要再行任何手法。弯曲度较小的,可按一般拔针法,将针慢慢拔出;弯曲度较大的,可顺着弯曲方向慢慢将针退出;体位移动所致的弯针,先协助患者恢复进针时的体位,之后始可退出;针体弯曲不止一处者,须结合针柄扭转倾斜的方向逐次分段外引。总之要避免强拔猛抽而引起折针、出血等。

2.预防

医师手法要轻巧,用力适当,不偏不倚;患者体位适当,留针过程中不可移动体位;针刺部位和针柄要防止受外物碰压。

四、折针

折针又称断针,是指针体折断在人体穴内。

(一)临床表现和发生原因

1.临床表现

在行针或退针过程中,突然针体折断,或出针后发现针身折断,有时针身部分露于皮肤之外,有时全部没于皮肤之内。

在非重要脏器或关节部位,一般不产生严重后果,在断针处局部可有压痛,并逐步减轻。有时该处有重压感,活动时偶有疼痛,但无运动障碍。

在关节内折针,则呈现严重的疼痛和运动障碍。如在脏器内折针,则情况非常严重,如肺部折针可见咳嗽、呼吸困难,膀胱内折针可见小便短数、排尿困难或有血尿等。

2.发生原因

主要是针前检查工作疏漏,用了质量低劣或有隐伤之针具。其次,进针后患者体位有移动,或外力碰撞、压迫针柄。再次是遇有弯针、滞针等异常,处理不当,并强力抽拔;或针刺时将针身全部刺入,强力提插、捻转,引起肌肉痉挛。

(二)处理和预防

1.处理

医师应头脑冷静,态度沉着。交代患者不要恐惧,保持原有体位,以防残端隐陷。如皮肤尚露有针身残端,可用镊子钳出。若残端与皮肤相平,折面仍可看见,可用左手拇、示两指在针旁按压皮肤,使之下陷,相应地使残端露出皮肤,右手持镊子轻巧地拔出。如针身残端没于皮内,须视所在部位,采用外科手术切开寻取。

2.预防

针前必须仔细检查针具,特别是针根部分,更应认真刮拭。凡接过电针仪的毫针,应定期更换淘汰。针刺时不应将针体全部进入腧穴,绝对不能进至针根,体外应留一定的长度。行针和退针时,如果发现有弯针、滞针等异常情况,应按上述方法处理,不可强力硬拔。

五、出血和皮下血肿

出血是指出针后针刺部位出血,皮下血肿是指针刺部位出现的皮下出血而引起肿痛的现象。

(一)临床表现和发生原因

1.临床表现

出针后针刺部位出血;针刺部位出现肿胀疼痛,继则皮肤呈现青紫、结节等。

2.发生原因

出血、青紫多是刺伤血管所致,有的则为凝血功能障碍。

(二)处理和预防

1.处理

出血者,可用棉球按压较长时间和稍施按摩。若微量的皮下出血而引起局部小块青紫,一般不必处理,可自行消退。若局部肿胀疼痛较剧,青紫面积大而且影响活动功能时,可先做冷敷止血后再做热敷,以促使局部瘀血消散吸收。

2.预防

仔细检查针具,熟悉人体解剖部位,避开血管针刺。行针手法要匀称适当,避免手法过强,并嘱患者不可随意改变体位。出针时立即用消毒干棉球按压针孔。对男性患者,要注意排除血友病。

第八节　分部腧穴针刺操作

人体各部腧穴,其针刺的方法和要求不尽相同。腧穴的具体针刺操作方法一般取决于所在部位与病情。就部位而言,针刺操作的方法和要求主要与该部位的解剖特点相关,一般部位邻近的腧穴,其针刺方法相似。腧穴邻近重要的内脏、器官,或分布于大的血管、神经附近,或位于关节等有特殊解剖结构之处,若针刺不当则极易发生意外,必须严格按照操作要求进行针刺。本节对全身腧穴分部位介绍针刺的深度、角度、方向、体位及手法等的操作宜忌。

一、头面颈项部腧穴

(一)头部腧穴

头发覆盖部位(项部除外)的腧穴,可直刺 0.1～0.2 寸。因穴下皮薄肉少,大都用平刺法,深 0.5～0.8 寸。针具宜快速刺入头皮下,使针尖抵达帽状腱膜下层,手法以捻转行针为主。出针后需用消毒干棉球沿针刺方向按压针孔片刻,以防出血。囟会穴,小儿囟门未闭时禁刺,高武《针灸聚英》云:"八岁以下不得针,缘囟门未合,刺之恐伤其骨,令人夭。"

(二)眼部腧穴

承泣、睛明、球后等穴,因穴位皮下组织内血管丰富,组织疏松,使血管移动性大,且腧穴又位于眼球周围,深刺还可累及视神经,所以针刺时应做到以下几点。

(1)进针前,嘱患者闭目,左手将眼球推开并固定,以充分暴露针刺部位。

(2)进针时,针沿眶骨边缘缓缓刺入 0.3～0.7 寸,最深不可超过 1.5 寸。

(3)进针后,一般不提插捻转。

(4)出针时,动作要轻缓,慢慢地出针。

(5)出针后,用消毒干棉球压迫针孔 2～3 分钟,防止出血。

针刺眼区穴时,如进针过快,进针后提插捻转,则易刺伤血管,引起局部不同程度的皮下出血,局部呈青紫色。如此,应先冷敷止血,24 小时后再改用热敷,以促进瘀血的吸收。

如果进针时未固定眼球,或进针过于贴近眼球,则易刺中眼球。针尖刺过眼区穴部位的皮肤、眼睑后,针下有空松感。如针下有滞针感,则是刺中眼球壁外层十分坚韧的巩膜表层,此时应立即退针。

如果进针超过 1.5 寸,则有可能累及视神经,患者主诉眼内火光闪发、头痛、头晕,甚而可有恶心、呕吐等。此时应立即退针,对症处理。若继续深刺,则针尖透过眶上裂至海绵窦,造成颅内出血,引起剧烈头痛、恶心、呕吐,以致休克、死亡。

因此,眼区穴位针刺越深,手法越重,其危险性就越大。所以针刺时一定要做到轻、慢、压。

(三)耳部腧穴

1.耳门、听宫、听会

针刺时均须张口,针尖由前外向后内刺入 0.5～1 寸,留针时再将口慢慢闭上。

2.完骨

向下斜刺 0.5～0.8 寸。

3.翳风

直刺 0.8～1 寸或向内下方斜刺 0.5～1 寸。翳风穴深部正当面神经从颅骨穿出处,故进针不宜过深,以免损伤面神经。尤其是面瘫初期,针刺手法不宜过强。

(四)面部腧穴

1.四白

直刺或向下斜刺 0.2～0.5 寸。此穴正对眶下孔,为眶下动脉穿出眶下管处。若针刺过深即直入眶下管,眶下动静脉在管内不易移动,极易刺伤,造成出血。正如王惟一《铜人腧穴针灸图经》所云:"凡用针稳审方得下针,若针深即令人目乌色。"所以此穴不可深刺,出针后亦需按压针孔,防止出血。

2.额部及颞部腧穴

一般平刺 0.3～0.8 寸。其中,印堂穴一般向下平刺 0.3～1 寸;丝竹空、瞳子髎、太阳穴一般向后平刺 1～1.5 寸;攒竹穴治疗目疾可向下透睛明,治疗面瘫不能皱眉则向外透鱼腰。

3.面部其他腧穴

一般直刺或斜刺 0.3～0.8 寸。其中,水沟、素髎一般向上斜刺;地仓、颊车治疗面瘫可以互相透刺;迎香治疗鼻病可直刺,亦可沿鼻向上斜刺,治疗胆道蛔虫症还可以向外上方透四白穴。

(五)项部腧穴

一般向下方斜刺 0.5～1 寸。

1.哑门、风府

针刺不可过深,切忌超过 1.5 寸或向上斜刺,否则针可以通过寰枕后膜、硬脊膜等深层结构而刺伤延髓。当针至寰枕后膜时,可有阻力增大的感觉;当针进入蛛网膜下腔时,则有落空感;当针进入延髓时,针下为松软感,同时患者有触电感觉向肢端扩散,伴有濒死样感觉与神经异常。轻者可伴有头项强痛、头晕、眼花、心慌、出汗、呕吐等症。如不及时处理,可出现呼吸困难,继而昏迷,此种现象一般为延髓出血。所以,哑门、风府两穴应向下颌方向缓慢刺入 0.5～1 寸,千万不能向上方斜刺,以免误入枕骨大孔,损伤延髓(图 3-20)。

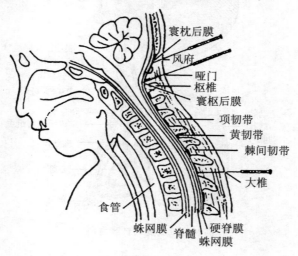

图 3-20 哑门、风府针刺方向

2.风池

风池深部是寰枕关节,关节囊比较松弛。在关节囊的内侧是延髓的起始部,关节囊的外侧有椎动脉通过。延髓与椎动脉距皮肤一般为1.5寸以上,所以针刺深度以不超过1.2寸较为安全。进针方向、角度稍偏,就可能造成不良后果。为安全考虑,可向鼻尖方向缓慢刺入0.5～1寸。因为当针向鼻尖方向进入时,针尖通过皮肤、皮下组织、肌层,到达寰椎横突,此方向则可避免与延髓下段所在部位相对应,而不致发生意外(图3-21)。

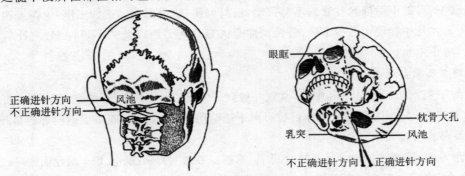

图 3-21　风池穴针刺方向

(六)颈部腧穴

一般避开颈动脉缓慢刺入0.3～0.8寸。

1.天突

针刺时应先直刺0.2～0.3寸,再将针尖转向下方,沿胸骨柄后缘、气管前缘缓慢刺入0.5～1寸(图3-22)。

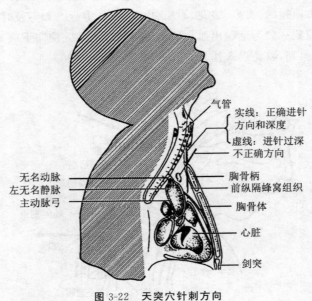

图 3-22　天突穴针刺方向

若直刺过深,可刺中气管;若未贴胸骨柄后缘向下刺入,可刺中气管和主动脉弓等大血管;

向两侧偏离,可刺中肺脏。在针刺过程中,若针下坚韧而有弹性,患者感觉喉中作痒,此时已刺中气管;如患者出现剧烈咳嗽或咳血痰,则已刺破血管;如针下柔软而有弹性,搏动明显,说明已刺中主动脉弓等大血管。出现上述情况,应立即退针。如针后患者有逐渐加重的呼吸困难,应怀疑气胸,按气胸处理。

2.人迎

针刺前,用左手扪住搏动的颈总动脉;进针时,在指尖的引导下,于动脉内侧缓慢刺入 0.2～0.5 寸,最深可达 1 寸。此穴深部偏外有颈总动脉、颈内静脉、迷走神经。如针刺时针感黏滞,针下有明显的搏动感,则刺中了颈总动脉。由于血管壁较坚韧,一般不致造成出血。如进针过快,刺激过强,则可刺破动脉导致出血。故进针时务必注意针感,避开动脉。若进针过于偏外,则可刺穿颈内静脉而刺中迷走神经;当迷走神经受到刺激时,可严重抑制心脏活动,使心率减慢,冠状血管收缩,患者自觉心悸、胸闷、面色苍白等,常可导致严重后果,以致危及生命。正如皇甫谧《针灸甲乙经》所说“过深不幸杀人”。因此,针刺人迎穴时要做到缓慢、轻刺,进针切不可偏外、过深,以及手法过重。

二、胸腹胁部腧穴

(一)胸部腧穴

胸部腧穴一般斜刺或平刺 0.5～0.8 寸。

1.任脉上的腧穴

因穴位下是胸骨,所以只能平刺。其中膻中穴一般向下平刺,治疗乳疾时则向外平刺。

2.乳中

不针不灸,仅作为定位标志。

3.胸部其他腧穴

因内有心、肺等重要脏器,故都应斜刺或平刺。针刺时针身与皮肤的夹角以＜25°为安全,否则不管向任何方向刺都有刺伤心、肺的可能性。位于肋间隙中的腧穴,一般沿肋骨间隙向外斜刺或平刺,但乳根穴多向上方平刺。

(二)腹部腧穴

腹部腧穴大多可直刺 0.5～1.5 寸。

1.上腹部近胸部的腧穴

不宜深刺,若深刺则针可进入腹膜腔而刺中胃;若深刺加大幅度提插捻转,则可能将胃内容物带入腹腔,引发腹膜炎;胃充盈时更应禁针。若针尖向上深刺,则有可能刺伤肝前缘,引起肝出血。如鸠尾穴正对腹腔内的肝脏,上方则经膈肌正对胸腔内的心脏,针刺时除不宜深刺以防刺伤肝脏外,也不可向上斜刺,否则易刺入胸腔,损害心脏而发生意外。

2.神阙

因消毒不便,所以多用隔盐灸或艾卷灸等。

3.下腹部腧穴

孕妇禁用或慎用。正常情况下,肠道通过蠕动可自动避让异物。但肠梗阻等肠蠕动减弱或消失的患者,其避让功能随之消失,此时下腹部诸穴进针宜缓慢,不可大幅度提插捻转,防止刺破肠壁。正常成人的膀胱位于小骨盆的前部,其前方是耻骨联合。膀胱空虚时,膀胱尖不超过耻骨联合上缘;当膀胱充盈时,膀胱尖高出耻骨联合以上。因此,针刺脐下曲骨、中极、横骨、关元等下腹部腧穴时,均应先排空膀胱,以防刺伤膀胱。

(三)胁部腧穴

胁部内有肝脾等脏器,故章门、京门等穴不宜深刺、直刺,尤其不可向上斜刺,应向下斜刺0.5～0.8寸,对肝脾大者更应注意。

三、背腰骶部腧穴

(一)背部腧穴

1.督脉腧穴

因胸椎棘突彼此叠掩,呈覆瓦状,故位于胸椎棘突下的督脉腧穴应向上斜刺。针刺深度均为0.5～1寸。针刺时,针尖通过皮肤后,针下比较轻松,到达棘间韧带后,针尖下的阻力增大;针尖穿过黄韧带进入椎管后,阻力突然消失而出现明显的落空感,此时应立即停止进针,否则可伤及脊髓。

2.膀胱经腧穴

背两侧深部有肺脏,故不可直刺、深刺,一般向内侧斜刺或平刺0.5～0.8寸,针刺的角度以针身与皮肤夹角<25°为安全。

(二)腰部腧穴

腰部腧穴一般直刺0.5～1.5寸。腰椎棘突呈垂直板状,几乎水平凸向后方,故位于腰椎棘突下的督脉腧穴直刺即可。因脊髓圆锥下端平齐第1腰椎体下端,故悬枢穴不宜深刺;命门穴也不可向上斜刺过深,以免刺伤脊髓。

第12胸椎至第2腰椎脊柱两侧的腧穴,如胃俞、三焦俞、肾俞、志室等,不可深刺或向外侧深刺,以防刺穿腹腔后壁而损伤肾脏。

(三)骶部腧穴

1.八髎

八髎穴位置与骶后孔相应,因第1骶后孔并非直对体表,而是稍向内下方偏斜,故针刺上髎穴时,针尖应稍向内下即耻骨联合方向进针,方可透过骶后孔通向骨盆腔,针刺深度1～1.5寸,不宜过深,以防刺伤直肠。而次髎、中髎、下髎直刺1寸左右,以刺达骶后孔为宜。

2.尾骶部腧穴

长强、腰俞均向上斜刺0.5～1寸。直肠位于尾骶骨前方,上段与骶骨的曲度一致,形成一凸向后的弯曲,下段绕尾骨尖弯向后下方形成凸向前的弯曲,故针刺长强穴时针尖向上与尾骨平行,在直肠与尾骨之间刺入,避免刺穿直肠而引起感染。蛛网膜下腔的下端止于第2骶椎平面,针刺腰俞穴不可进入骶管过深,以免引起蛛网膜下腔出血。

四、四肢部腧穴

(一)上肢部腧穴

1.肩腋部腧穴

肩部肌肉较为丰厚,故肩部腧穴一般可针刺1～1.5寸。肩井穴深部正当肺尖,不可深刺,孕妇亦当慎用。极泉穴(图3-23)下正当腋动脉,故应避开腋动脉针刺。进针前,用手扪住腋动脉,在指尖引导下刺入0.5～1寸。针刺入腋腔后,不可大幅度提插以免刺伤腋部血管,引起腋内血肿。因腋内除腋动脉外,其内下方还有伴行的腋静脉,且腋腔内组织疏松,腋静脉与深筋膜附着,保持其扩张状态,如不慎刺破该血管,易造成血肿。

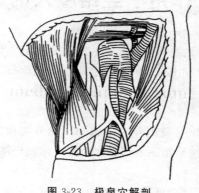

图 3-23　极泉穴解剖

2.上臂部腧穴

均可直刺 0.8～1.5 寸,肩髃、臂臑、肩髎等还可斜刺 1～1.5 寸。上臂部腧穴针刺时应防止刺伤深部动脉;肘窝部穴位如尺泽、曲泽等点刺出血时,应刺浅小静脉而不能伤及动脉。

3.前臂部腧穴

除位于骨边缘的列缺、偏历、养老外,其余均可直刺 0.5～1.2 寸。心包经前臂部的腧穴,其深部有正中神经,针刺时如有触电样感觉向中指放散,则是刺中了正中神经,应立即退针,改变角度再刺,以免损伤正中神经。凡有上述触电样感觉时,均应如上处理。

4.手部腧穴

太渊等穴应避开动脉针刺;合谷、后溪等穴透刺时应注意不伤及掌深弓。手部井穴、十宣、四缝等可点刺放血。其余腧穴根据所在部位的具体情况,决定直刺还是斜刺,深度一般不超过 1 寸。

(二)下肢部腧穴

1.大腿部腧穴

大腿部肌肉丰厚,可适度深刺,一般直刺 1～3 寸。针刺环跳穴应取侧卧屈股、伸下足、屈上足体位;治疗腰腿痛时针感有向足跟部放射者效果较好。针刺气冲、冲门、箕门、阴廉、急脉等穴,应注意避开动脉。

2.小腿部腧穴

一般直刺 0.5～2 寸。犊鼻穴针刺须取屈膝位,从外稍向内、向关节腔刺入,或向内膝眼透刺 0.5～1.5 寸;因针达关节腔,位于半月板与股骨外侧髁关节面之间,故出针前不可伸膝,以防折针。凡刺入关节腔的腧穴,均应注意手法轻重,不可损伤关节面,不可使关节液流出;同时注意严格消毒,避免导致关节腔的感染。

3.足部腧穴

针刺冲阳穴应避开足背动脉;针刺照海穴不宜偏向后侧,以免刺破胫后动、静脉。足部井穴、八风等亦可点刺出血。其他足部腧穴可视所在部位的具体情况,决定直刺还是斜刺,针刺的深度大都不超过 1 寸。

此外,一些具有活血通经作用的腧穴,如合谷、三阴交、肩井、昆仑、至阴等穴,孕妇禁用。

第九节 作用于经络腧穴的辅助手法

作用于经络腧穴的辅助手法是指用手揣摩、爪切、循摄、扣按穴位及相关经脉的各种操作技术,旨在取穴定位、协助进针和出针,激发经气,促使气血运行。

一、揣穴法

(一)概述

揣有揣度、探测、推求之义。《灵枢经·外揣》有"司外揣内""司内揣外"文句,即是其例。作为进针前的辅助手法,揣穴法是指医者用手触摸按压体表经络穴位,并配合患者伸屈平直的姿态,以取穴定位的操作技术。

金代窦汉卿《标幽赋》指出:"大抵取穴之法,必有分寸,先审自意,次观肉分。或伸屈而得之,或平直而安定。在阳部筋骨之侧,陷下为真;在阴分郄腘之间,动脉相应。"此即指揣穴之法。明代杨继洲《针灸大成》"下手八法"将本法列为下手第一法,可见其重要性。现代临床取穴定位不仅根据骨度分寸和解剖标志,还采用揣穴诸法,俾正确取定穴位而进针中的。

(二)方法

1.指切揣穴法

用左手拇指指甲置于穴位上,用力掐之,以宣散气血、避免疼痛、固定穴位,即爪切法。

2.按压揣穴法

肌肉丰满疏松处,可用左手五指并拢或排开向下用力按压,将肌肉压平,以防移位,便于进针。如中脘穴位于腹部肌肉疏松之处,可将中指按压该处,其他四指排开将腹部压平。

3.分拨揣穴法

如遇肌腱、血管处,要用手指向前后或左右推拨,使其分开,从而按定穴位。如内关穴,可用左手拇指按定其穴,将肌腱和血管拨开,同时要找到局部酸麻感(图3-24)。

4.旋转揣穴法

如遇骨、肌腱、血管覆盖处,令患者将有关部位旋转,使其穴位充分暴露。如养老穴,令患者屈肘,掌心朝面,小指侧向内旋转,尺骨头桡侧显出的陷窝处是穴(图3-25)。

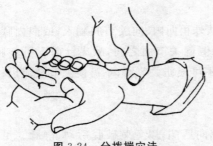

图 3-24 分拨揣穴法   图 3-25 旋转揣穴法

5.滚摇揣穴法

遇到关节处,用左手拇指掐住穴位,右手牵拉患者肢体远端,行左右或上下滚摇,使其关节松弛,指下便可揣定穴位。如阳池穴,以左手拇指紧掐其穴,右手握住患者四指用轻微力量牵拉并左右滚摇,使穴显于指下(图 3-26)。

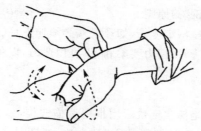

图 3-26 滚摇揣穴法

6.升降揣穴法

如遇伸屈关节才能较好显露穴位时,应采用本法使肢体关节上下活动(升降)以显露穴位。如解溪穴,用左手固定肢体,拇指紧掐其穴,右手握住足尖,上下摇动,以松动踝关节,揣定是穴。

7.滚摇升降揣穴法

如遇到伸屈关节、推拨肌腱才能显露穴位时,用手握住关节向左右滚摇,前后屈伸,并推拨穴周组织,使其显于指下。如肩髃穴,左手紧掐其穴,右手托握肘关节,上下抬举,左右滚摇活动,即可使穴位显于指下。

8.循按揣穴法

肌肉孔隙间穴,可用左手示指或拇指指腹在该穴循按,寻找肌肉间穴位的酸麻感。如天宗穴可用本法。

(三)临床应用

1.正确取穴定位

在掌握骨度分寸、同身寸与解剖标志的基础上,运用揣穴法对腧穴定位有重要意义。尤其是肌腱、血管、骨、关节等处的穴位,用本法可避免损伤上述组织,便于进针。

2.了解局部特征

用揣穴法按压、触摸、爪切、分拨腧穴局部,可体察该穴解剖特征,如肌肉之厚薄、血管肌腱之走向、骨关节的间隙,对掌握进针角度、方向、深浅,避免进针和行针时的疼痛,防止针刺出血、血肿、滞针、弯针等有一定作用。尤其在行关刺、恢刺、短刺、输刺等刺法时,必须先用揣穴法。

3.协助经络切诊

揣穴时,医者指下可体会到经络穴位皮下之异常感觉,如松弛虚软、紧张坚硬、包块结节和条索状物,结合问诊则可进行经络诊断,指导临床取穴和施术。

4.揣穴进针法的应用

进针时左手示指或拇指加重压力揣穴,右手持针,以臂力、腕力与指力协同,快速进针。如此则易于得气,可减少进针痛感。如天宗穴,取正坐垂臂位,在腋后纹头下端约四横指处,用左手拇指在穴位处循按,在冈下肌外缘肌肉间隙中揣得酸麻点,右手持针向孔隙间进针。如采用热补法,可使温热感传至上手臂和手指。

（四）注意事项

（1）揣穴应在熟练掌握经脉循行、腧穴特征和局部解剖的基础上进行，须遵循"取五穴用一穴而必端，取三经用一经而可正"的原则。

（2）对于某些穴位必须选择特定体位，如环跳穴必须伸下足、屈上足取之。

（3）用滚摇、旋转、升降诸法时，用力要柔和，不可用蛮力，以免损伤。

二、爪切法

（一）概述

爪切法分为爪法和切法，是揣穴定位后用指甲按掐穴位，以辅助进针的手法。《黄帝内经素问·离合真邪论》有"抓而下之""切而散之"的方法，抓即是爪。金代窦汉卿《针经指南》列爪、切两法，明代泉石心《金针赋》明确指出"爪而切之，下针之法也"。杨继洲《针灸大成》下针八法，将爪、切合而为一，说："爪切，凡下针，用左手大指爪甲重切其针之穴，令气血宣散，然后下针，不伤于荣卫也。"目前，大多针灸书籍均将爪切法作为进针押手的操作方法。

（二）方法

1.切法

用左手拇指指甲在所针穴位周围掐切，如刀割之状，切时用力要均匀，主要着力于穴位皮下。

2.爪法

在揣穴与切掐后，用左手拇指指甲将穴位掐压成十字痕，然后固定其处，协助进针（图3-27）。

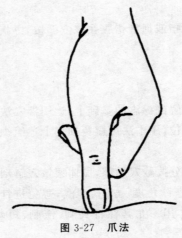

图 3-27　爪法

实际上，上述两法常连用。一般而言，切法可宣散气血，减轻进针疼痛；爪法则以辅助取穴定位和进针为目的。

（三）临床应用

1.激发经气

进针前用爪切法，可促进经脉腧穴气血运行，进针后容易得气。常与循、按等法结合应用。

2.减轻进针疼痛

进针时用爪切法辅助，左右手配合，可使局部感觉减退、肌肉松弛，从而达到无痛进针的目的。

3.固定穴位

进针时左手用力按压掐切穴位皮肤,使之固定不动,有利于进针端直、迅速刺入,而不致针体倾斜和弯曲。

(四)注意事项

(1)在临床上,用爪切法宜着力按压掐切,但用力必须均匀,手指固定在穴位上,不要随意移动。

(2)爪切与进针是连贯动作,一旦左手爪切定当,右手持针迅即刺入。

(3)爪切之指甲要修剪平整,保持清洁圆润。

三、循法

(一)概述

进针前后用手指沿所刺穴位的络属经脉,或在穴位上下左右按揉叩打的辅助手法即为循法。循法出《黄帝内经素问·离合真邪论》:"不足者补之奈何……必先扪而循之。"王冰注:"扪循谓手摸。切谓指按也。扪而循之,欲气舒缓。"《针经指南》指出:"循者,凡下针于穴部分经络之处,用手指上下循之,使气血往来而已。经云:推之则行,引之则止。"《赵氏祖传针灸按摩传真》专论循法,以为进针后可用手循按所针之经脉,并识其顺逆迎随,分别补泻。现代临床用循法,在进针前可以审察经络体征,在进针后则用以激发经气,促使气血运行。

(二)方法

进针前后,用手指沿针穴所属经脉路线,或穴位上下左右,轻轻按揉或叩打,循时不可用力太大,方向宜循经而行(图 3-28,图 3-29)。

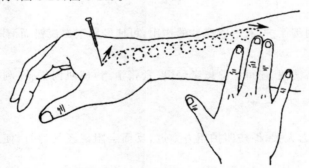

图 3-28 循法(按揉)

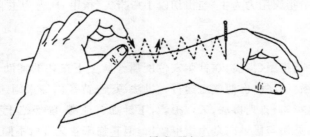

图 3-29 循法(叩打)

循按之法尚可根据经脉气血流注情况施行,分别称为补法与泻法。

1. 循按补法

进针后,左手中、食二指夹持针体,手掌平放穴上;右手沿所针之经脉按揉,其方向可顺经而行。如足三阳经从头走足,可由上(头部)向下(足部)循按,渐至针穴而止。

2. 循按泻法

进针后,左手中、食二指夹持针体,手掌平放穴上;右手沿所针之经脉按揉,其方向可逆经而行。如手三阳经从手走头,可由上(头部)向下(手)循按,渐至针穴而止。

循法可反复施行,以得气并保持有效针感为要。

(三)临床应用

1. 经络诊察

进针前用手指指腹以同等压力循切经络腧穴,以诊察相应腧穴的过敏压痛、酸楚、麻木、皮下结节等变化,作为经络辨证和循证取穴的参考。此外,也有用弹簧压力棒代替手指循切者。

2. 催气

进针前循按可宣散气血,使经络之气通畅;进针后循按可使气不至者速至。现代研究显示,循摄等手法有激发循经感传的作用,可使隐性感传转化为显性感传,而出现医者手下针感沉紧,患者感到针下酸、麻、胀甚至针的周围肌肉抽动、不自主跳动等现象,所以循法是催气的重要方法之一。

3. 行气

循法还有促使已至之气沿经络循行路线扩散蔓延和行走的作用。如针合谷穴后,行针时配合沿手阳明大肠经循行路线拍、叩、循、按,常可使针感向下至示指端,向上至肘、臂、面。

4. 解除滞针

滞针后在针的周围循按,有解除滞针的作用,可使经脉气血流畅而消除针体涩滞。

5. 减轻患者紧张

进针前后在经络循按,还可消除患者恐惧、紧张情绪,使肌肉松弛,利于进针,因而亦可使针刺时疼痛减轻。

(四)注意事项

(1)循时不能用力太大,循按叩拍用力太过,反而会阻碍经气运行,使肌肉紧张,引起进针疼痛。

(2)循时可根据补泻要求决定循按的用力方向,补则顺经而行,泻则逆经而行。

(3)循按宜以手指指腹用力为主,与摄切以手指指尖(指甲)用力为主有所不同。

四、摄法

(一)概述

摄法是医者用手指指甲(指尖)在针刺穴位所属经脉上下按切的辅助手法。在进针后,摄法常与循法同用,以激发经气,促使气血运行。摄法源于《黄帝内经素问·离合真邪论》"切而散之"。窦汉卿《针经指南》首列摄法,云:"摄者,下针如气涩滞,随经络上下用大指甲上下切,其气血自得通也。"可见切与摄虽同是用指甲按切,但其临床意义有所不同。切法用于进针前,以指甲在穴位周围按切,固定穴位,宣散气血,减轻进针疼痛。摄法则用于进针后,以指甲在针穴所在经脉上下按切,促使经气流行,加强针感。

(二)方法

以拇指、示指、中指指甲在针穴所在经脉上下,按其循行路线切压片刻;亦可在同一经脉的邻近穴位上,以指针按切之(图 3-30)。

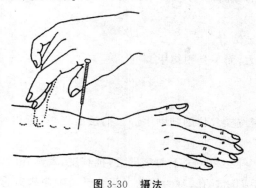

图 3-30　摄法

(三)临床应用

1.行气

针刺后如感应不显,以指甲沿经按切(摄),可促使气血运行,加强针感。

2.解除滞针

滞针后在针穴上下切摄,可使局部肌肉松弛,从而解除滞针。

(四)注意事项

(1)摄切时用力宜均匀柔和,沿经脉路线,由针穴向上或向下施术。

(2)摄法常与循法同用,故泉石心《金针赋》有"循而摄之,行气之法"的明训。

五、按法(按压行气)

(一)概述

按法在历代针灸书中有 4 种含义。作为辅助手法,按法主要是指针刺得气后,用手指按压穴位上下,以控制针感传导方向的方法,亦即目前称为"按压行气法"者。

现代针灸家运用本法以激发经气,控制感传方向,以获气至病所的效应。周树冬《金针梅花诗钞》称之为"压法",郑魁山《针灸集锦》则称之为"关闭法"。

(二)方法

针刺得气后,用左手拇指按压针穴下方,向上方连续用力,同时右手持针,针尖向上捻动,可促使针感向上传导。如用左手拇指按压针穴上方,向下方连续用力,同时右手持针,针尖向下捻动,可促使针感向下传导。如此双手配合,同时努力,就能控制针感传导方向,达到"气至病所"的目的(图 3-31)。

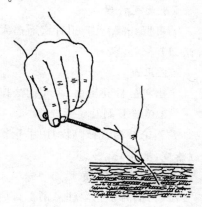

图 3-31　按压行气法

(三)临床应用

本法可加强针感,控制感传方向,促使针感直达病所。

（四）注意事项

（1）左手拇指按压，要贴近针刺部位，不宜太远。用力要适当，要朝向欲传感的方向，而不要直下用力。如用力不当或过大，会引起局部疼痛，甚而针感会向反方向传导。

（2）本法可与循摄引导结合。

（3）本法宜指腹部用力，而不是用指甲。

六、扪法

（一）概述

扪法是出针后用手指按揉穴位的辅助手法。扪法出自《黄帝内经素问·离合真邪论》"扪而循之"。

《灵枢经·官能》云："补必……气下而疾出之，推其皮，盖其外门，真气乃存。"据此，窦汉卿《针经指南》将针刺后用手扪闭针孔，称为扪法。近代针灸家赵缉庵重视本法的应用，认为不论补泻，均须在出针后按摩针穴，用以止痛。

（二）方法

出针后用左手手指按摩针孔，使针孔闭合。现多用干棉球按压针孔，并加压片刻（图3-32）。

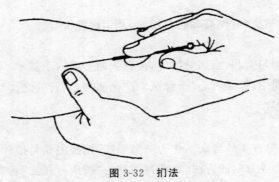

图 3-32　扪法

（三）临床应用

1.闭气补虚

根据开阖补泻，出针疾而摇大针孔，有泻实作用；出针缓而速扪针孔，有补虚作用，所以扪法即开阖补法。

2.止血

出针后针孔出血，可用扪法按揉针孔以止血。

3.消除针刺后遗感

不论补泻，出针后均用手指按扪针穴及其上下，以消除因针刺手法过重而引起的后遗感（疼痛、酸胀）。

（四）注意事项

（1）扪时手指要注意消毒，以免引起局部感染。最好用干棉球或酒精棉球加压按揉。

（2）扪时宜用力适合，不宜过重。

（3）扣为闭气补虚,如属实热证候,有时为了泻实清热,常出针时摇大针孔,使血少量溢出,此时禁用扣法,只宜用消毒干棉球擦去血迹。

第十节　作用于毫针的辅助手法

作用于毫针的辅助手法,指进针后用手指搓捻、提捣、摆动、摇退、弹刮、盘转、按压、敲进针柄（或针体）的方法。

一、捣法（雀啄术）

（一）概述

捣法是进针后在原来的深度不断提捣针体,如雀之啄食状的一种快速提插法,为辅助手法之一。承淡安《中国针灸学》称之为雀啄术。临床上主要用以催气、行气。

（二）方法

针刺达穴内一定深度以后,在原处做小幅度高频率的提插,轻提重插或提插用力相等,不断捣针,犹如杵臼或雀啄状。捣针时,应利用腕关节轻微上下震动为主,务必保持针尖在原位1分范围内进退（图3-33）。

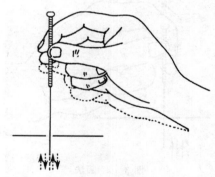

图3-33　捣法

（三）临床应用

1.催气、行气

针刺至一定深度,不得气者可使其得气,气至者可加强针感,促使针感传导扩散。

2.固定雀啄术

肌肉薄弱、周围有血管和肌腱的穴位,不可做大幅度提插捻转处,可用本法代替。有人称为"固定雀啄术"。

（四）注意事项

（1）捣时不能提插幅度过大、间断而行针。贵在连续不断地提捣,以腕的震颤为主而行针。捣与提插不同。捣是在原位上下行针,虽有提插但幅度小,频率快,深度不变,一般每分钟可捣150～300次。提插则有一定的深度变化。

（2）捣法与颤法相类,均有震颤运动。但颤法以手指的颤动为主,强调需"细细动摇",因此较为轻柔;捣法则以腕的震颤为主,要求"如雀啄食",因此较为强烈。两者有手技轻重之别。

二、颤法(震颤术)

(一)概述

颤法是在进针后以小幅度、高频率捻转提插催气、行气的辅助手法。本法出自明代陈会《神应经》,主要用于催气。承淡安"震颤术"在针刺后行轻微上下的震颤,即源于本法。应该指出的是,在杨继洲《针灸大成·南丰李氏补泻》中记述的努法、飞法,捻搓针柄三下如手颤之状,与现在习称的颤法不同。兹列表如下以资区别(表3-3)。

表 3-3　颤法、飞法、努法比较表

手法	操作	作用	文献依据
颤法	用拇、示二指持针进退搓捻其针	催气	神应经
飞法	用拇、示二指持针搓捻针柄,一搓一放,亦可三搓一放	催气、行气	神应经
努法	拇、示二指持针,中指压倒针身,使针弯曲如弓弩状	行气	针灸问对

(二)方法

进针后如不得气,用拇、示二指夹持针柄,轻微用力左右捻转并上下提插,捻针角度要小,提插幅度要小,但必须在1分许范围内快速进退针体,如手颤般地震动针体(图3-34)。

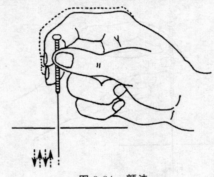

图 3-34　颤法

(三)临床应用

主要用于催气,针刺后气不至,用轻快上下颤动针体之法,可催气速至。如已得气,用本法还可加强针感,使针感保留时间延长。

(四)注意事项

(1)本法操作必须用力轻柔,快速颤动针体,保持其小幅度、高频率的状态。

(2)本法与摇法不同。摇法用力较大,向上下左右摇针幅度较大;本法用力较小,上下进退、左右捻针的幅度较小。不可混淆。

三、搓法

(一)概述

搓法是医者持针单向搓转针柄,肌纤维适度缠绕针体,利用其牵拉作用以激发经气,加强针感与补泻作用的手法。泉石心《金针赋》"搓以去病"为十四字手法之一。杨继洲《针灸大成》又有"指搓"之法,并认为其手法有左补、右泻的区别,可诱导针下寒热感应。现代临床又在搓法基础上分别轻、重,以适应治疗需要。

(二)方法

针刺入穴内一定深度,行针得气后,持针柄向一个方向如搓线状搓转针柄。一般可由示指末节横纹开始,用拇指向前的力量,搓转针柄直至示指端,为左转补法;如由示指端开始,用拇指向后的力量,搓动针柄至示指末节横纹,则为右转泻法(图3-35)。

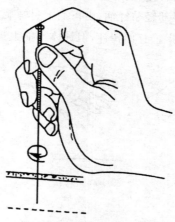

图 3-35 搓法

在临床上,又可根据刺激强度,分为轻搓法和重搓法两种。轻搓法:针柄搓动180°,缓缓而行,以患者感到针下有柔和针感为宜。重搓法:针柄搓动360°,较快搓动,使患者有明显针感,医者指下有显著阻力为度,3~5次即可。重搓时,医者要用左手将穴位周围皮肤撑展,右手保持针体顺直,要把搓针着力点投向针端,以免皮肉缠针而发生疼痛。如皮肉缠针过紧而痛,可将针略微回转,即可解除之。出针时,须待针下松动。一般留针10分钟左右。

(三)临床应用

1.守气、催气

如气不至用搓法,可获得针感,有催气作用。如气已至,搓法可使气聚针下而不去,有守气作用。对针感易得者和需用轻刺激的患者,可用轻搓法;对不易获得针感者以及需重刺激的患者,则用重搓法。

2.行气

用重搓法后扶持针柄,勿让针体回转,且将针尖略向病所方向倾斜,再轻轻摇针,可促使气至病所,有行气作用。

(四)注意事项

搓针用力毋太过,否则易引起滞针而疼痛麻胀。搓针一般顺时针,亦可相反。出针时必须使针体回转,待针下松动后再出针。亦可用摄法解除滞针。

四、飞法

(一)概述

飞法是用手持针,搓捻针柄,搓捻后立即放手离开针柄一搓(捻)一放,如飞鸟展翅状的辅助手法。

本法出自明代陈会所撰的《神应经》。李梴《医学入门》有载,但称为"努"。杨继洲《针灸大成·四明高氏补泻》"凤凰展翅"与本法类似,列于"神针八法"之内,称为"泻之五法"。汪机《针灸问对》又将"一退三飞"的进退补法,称为烧山火,以飞为进。

(二)方法

用右手拇、示两指持针。拇指与示指呈交互状,要拇指头向前,示指头向后,将两指弯曲。用拇指肚及示指末节桡侧由针根部轻贴针柄,由下而上呈螺旋式旋摩。两指一搓一放,如飞鸟展翅之象。力度要均匀一致,使指感有如转针,但针体不能上提(图 3-36)。

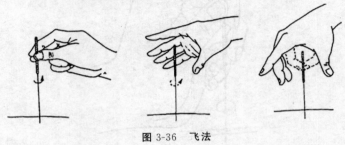

图 3-36　飞法

(三)临床应用

飞法的作用是催气、行气,故临床主要用于疏导经气,加强针感,通过一搓一放,使针感续续而不离去。赤凤迎源用飞法行气,以留气针下,促进气达患病之处。

(四)注意事项

(1)飞法宜缓宜均,不宜过猛,过猛易引起滞针疼痛。

(2)飞法手技要熟练,基本功要扎实。力呈螺旋式,向上、向外;指法呈漏斗式,下紧上松。此螺旋式的力含向上提的成分,但要提之不出;含针向右转的成分,但要转之不动。飞法成功的关键在经气充盈于穴中,其表现为针体自摇。

(3)要在"摩"上下功夫,着重针感与指感。

(4)飞法成功的关键是针体自摇,为经气充盈而气满者。

五、弹法

(一)概述

弹法主要是进针得气后,用手指弹叩针柄以增强针感的辅助手法。

本法源于《黄帝内经素问·离合真邪论》"弹而怒之"。其意原来是在进针前弹叩穴位,使气血充盈,脉络怒起,以便进针中的。窦汉卿《针经指南》则引申为弹叩针柄,以"使气疾行"。现代应用多宗后者。本法除留针时使用外,亦有在进针时使用者,即弹入速刺法。

(二)方法

1.弹穴法

示指与中指相交,示指居上,或拇、示二指相交,用示指指甲轻轻弹叩穴位,用力须均匀,以使脉络怒起、气血充盈。

2.弹针法

示指与中指相交,示指居上;或拇指与示指相交,拇指在前、示指在后,呈待发之弩状轻轻弹叩针柄或针尾,使针体微微颤动。也可用示指一指对准针柄弹叩(图3-37)。

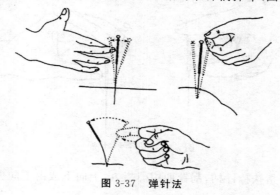

图3-37　弹针法

（三）临床表现

1.进针

用弹法叩击针尾,可快速进针,减轻进针疼痛,称为弹入速刺法。

2.催气

针刺入穴内,尚未得气时可用本法激发经气,一般用于老弱患者和惧怕强刺激手法者。

3.行气

如针感仅停留于一处,欲使其传导扩散时,可用本法行气,促使针感传导,控制、调节针感有节奏地传导。

4.加强补泻作用

施行补法留针时应用本法,则可补虚;施行泻法时应用本法,则可泻实。《针经指南》《金针赋》《医学入门》均以弹法为补,《针灸问对》认为"用大指弹之,象左补也;用次指弹之,象右泻也",都失之偏颇。

（四）注意事项

(1)本法操作时,用力不可过大过猛,宜轻轻弹叩针柄,以免弯针、滞针。

(2)本法主要应在留针时用,频率不宜过大,一般用5～10次即可。否则会引起相反作用,使经气散失。

(3)行针补泻时,不宜边行针、边弹叩针柄。

六、刮法

（一）概述

刮法是用指甲刮爬针柄,以激发经气的辅助手法,源于《黄帝内经素问·离合真邪论》"抓而下之"。姚止庵注解:"抓,侧交切,以爪甲刮针也。"《医学入门》始立刮法之名,今仍用之。浅针的推法用指甲搔爬针柄,与此相类。

（二）方法

1.单手刮针法

(1)拇指抵住针尾,以示指指甲轻刮针柄。

(2)以示指抵住针尾,以拇指指甲轻刮针柄,由下向上(图3-38)。

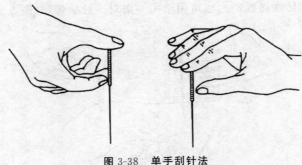

图 3-38　单手刮针法

（3）也可用食、中两指扶持针柄，刮针柄用拇指，由上向下或由下向上。

2.双手刮针法

用左手拇指端压按针柄头上，略向下用力，左、右两手示指弯曲，指背相对，夹住针体，用右手拇指指甲在针柄上下轻刮之（图 3-39）。

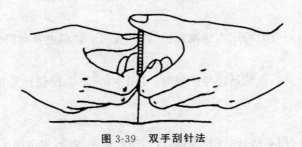

图 3-39　双手刮针法

（三）临床应用

1.激发经气

针刺不得气时，本法可促使针下得气；如得气时则可加强针感，有行气作用。

2.取热取凉

张缙经验，向下用力刮是在酸感基础上取热的一个变法；向上轻刮是在麻感基础上取凉的一个变法。

3.刮针补泻

补法，由上而下轻刮；泻法，由下而上重刮针柄。本法常能产生明显针感，其循经感传效应，往往不亚于捻转法，且无疼痛不适。患者常有舒适感。刮法是产生水波针感的主要操作方法。

（四）注意事项

刮法要求手指关节灵活，用力均匀柔和。刮针柄时，指甲宜修剪平齐，使之圆润光滑。

七、努法

（一）概述

努法又称弩法，是针刺得气后，用手指按压针柄（针体）使之呈弯弓状的辅助手法。在临床上，本法可激发经气，促使循经感传和气至病所。

努法见于明代汪机的《针灸问对》,其义有二:一是按压针柄如拨弩机之状,用以行气;二是用拇、示二指捻针,并令患者闭气,著力努之,用以催气。现代针灸家多用前者,或称"搬垫法"(郑魁山),或称"按压激发法"(于书庄)。本法在窦汉卿《针经指南》中亦称"按",但与现今之"按压行气法"不同。

(二)方法

1.努法

进针至腧穴深层(地部),再退至中层(人部),行针务使针下得气。得气后,拇、示两指持针柄并捻住,不得转动,再用中指、无名指将针体轻轻按住,使针体弯曲如弓弩状。如欲使针感向上(前)传导,则将针向下(后)按;欲使针感向下(后)传导,则将针向上(前)按压(图3-40)。

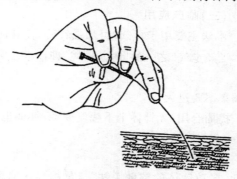

图 3-40 努法

2.搬垫法

搬是针下得气,患者有舒适感觉时,右手将针柄搬向一方;垫是将手指垫在针体与被针穴位之间,顶住有感觉的部位,以加强感应。临床上拇指搬则示指垫,示指搬则拇指垫。用于补法,针尖要往内按住,搬的角度要小;用于泻法,针尖要往外提着,搬的角度要大(《针灸集锦》)。

3.按压激发法

进针得气后,医者(或患者自己)将中指、无名指放在针柄后,示指按压针柄,针尖朝向病所,按压力量可根据患者对针刺的敏感程度来决定。可持续按压10～20分钟,期间辅以循经叩击(手指或叩诊锤)。

(三)临床应用

本法主要用于进针得气后,激发经气,行气以促使针感传导,甚而气至病所,从而提高疗效。

(四)注意事项

(1)本法一般用于肘、膝以下,针刺敏感、肌肉丰厚部位的腧穴。

(2)针具要选择针体端直、针根牢固、针尖圆滑、1～1.5寸的毫针。

(3)患者自努(按压)可取坐位,医者用时宜令患者平卧,并身心放松,闭目调息,体察针感。

(4)本法必须在针刺得气,针感适中时进行。

(5)操作时宜将针稍提起,再按压针柄、针体。并注意针向,宜朝向欲传导处。

(6)如未获得经气传导效应时,可辅以循经叩击,或调节针刺深度。

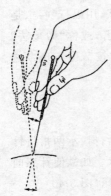

图 3-41　摆法

八、摆法

（一）概述

摆法是针刺得气后将针提起,向左右摆动针体的辅助手法。本法与摇法相类,都有促使针感扩散(行气)的作用,但又有区别。摇法主要用于出针,边摇边退以泻实清热;摆法则可用于得气后,左右摆动针体以加强针感。郑魁山《针灸集锦》拨法属本法范畴。

（二）方法

针刺得气后,将针提起少许,用拇、示两指持针不进不退,一左一右往返缓慢摆动针体,幅度在 45°以内(图 3-41)。

（三）临床应用

本法主要用于行气,可加强针感,使其向上下四周扩散,可用于气血瘀滞、经络闭阻的病症。"飞经走气"之一的"青龙摆尾"即以本法为主。

（四）注意事项

(1)摆动针柄宜轻缓,频率不要过大。

(2)本法一般不与捻转、提插合用,无针体上下幅度变动,针柄也不转动。

九、摇法

（一）概述

摇法是出针时用手持针,摇动针体的辅助手法。《灵枢经·官能》云:"遥大其穴,气出乃疾。"遥,即摇动针体,是泻泄邪气之法。窦汉卿《针经指南》云:"摇者,凡泻时,欲出针必动摇而后出。"杨继洲《针灸大成·三衢杨氏补泻·十二字分次第手法及歌》中即有"针摇"的方法。

（二）方法

用拇、示两指持针柄,向上下左右摇动针体,使针孔扩大,边摇针,边退针,由深层至浅层,然后迅速出针(图 3-42)。

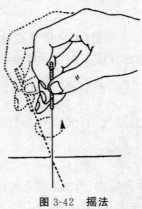

图 3-42　摇法

（三）临床应用

1.泻实清热

出针时摇大针孔,针出后感觉仍存,有泻实清热的作用,可用于实证、热证。常与开阖泻法同用。

2.行气止痛

本法结合捻转、提插,可使针感扩散,加强针感,通关过节,尤其适用于风湿关节痹证。

(四)注意事项

(1)本法不宜用于虚证、寒证和久病体弱者。

(2)尚可配合分层退针操作,三部退针,每部摇动针体 6 次。一般摇针 5～7 下即可。

十、盘法

(一)概述

盘法是针刺得气后,在腹部穴位将针盘旋如环形状的手法。泉石心《金针赋》有"肚腹盘旋"之法,而启端于窦汉卿《针经指南》。汪机《针灸问对》以盘法与提插结合,左盘针为补,右盘针为泻。现代临床又根据不同情况,使用轻盘或重盘的方法。

(二)方法

将针刺入腹部穴位深部得气后,先提至浅部,扳倒针体,医者用拇、示两指持针,向一个方向"如循环之状"地盘旋针体,盘旋 1 次为 360°。反复施行,可行九阳数或六阴数(图 3-43)。

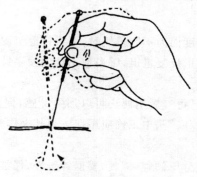

图 3-43　盘法

盘法若配合提插,可起到补泻作用。一般来说,向左顺时针盘旋,并向下插针为补法;向右逆时针盘旋,并向上提针为泻法。

根据不同情况,还可用轻重不同的刺激手法施术。轻盘法:缓缓盘旋针体,使针下有局部柔和酸胀感。重盘法:快速盘旋针体,或拇、示二指用力持针柄,中指置针尾,轻轻加压,缓缓盘旋,以患者有酸重胀感而医者指下紧滞为度。

(三)临床应用

1.调气

盘法可使针下气至而调和,有维持与加强针感的作用。轻盘法可用于久病、虚证、体弱者;重盘法可用于初病、实证、体强者以及针刺不易得气的患者。此外,盘法还可与捣法结合,以激发针感;如与摇法结合使用,则可控制针感传导方向。

2.诱导寒热感应

插针左盘九阳数,同时按压针体 5～7 分钟,可诱导针下热感。从地部提针至人部、天部,右盘针六阴数,并持针柄不放松,紧提针 10 分钟左右(亦可配合搓针),则可诱导针下凉感。

3.配合补泻

盘法配合提针或插针,有泻实或补虚作用。临床一般用于内脏病症,尤其对腹痛、腹胀、腹泻、食积等脾胃病有效。

（四）注意事项

（1）本法主要用于腹部肌肉松弛处。目前也有用于四肢肌肉丰厚处穴位，以治头面肢体病症的。肌肉薄弱或紧张处不宜用本法。

（2）本法必须在得气基础上施行，如配合呼吸和意念则效果更好。

（3）右手持针要自然，手指弯曲度不要太大。盘针速度要均匀，不可边盘针、边搓针，以免表皮缠绕。如皮肤缠针，针体当反向盘旋，同时撑展穴周皮肤以缓解之。

（4）出针时，可将针体微微回转，待针下松动才可出针。

（5）本法当在留针期间用。如留针 30 分钟，每 5 分钟 1 次。

十一、搜法

（一）概述

搜法是用针尖慢慢搜寻针感的一种针刺手法，其目的是激发经气，用以催气、行气。本法首见于琼瑶真人《琼瑶神书》。

（二）方法

当针体已进至穴下一定深度而尚不能得气时，可将针退至皮下，改变针刺方向，再行推进。向前、后或左、右有目的地呈扇形反复进退，缓慢地用针尖搜寻针感。

（三）临床应用

未得气时可以催促气至，已得气后用搜法可以加强针感，促使经气放散传导，甚而达到肢体跳动的强烈效果。在"苍龟探穴"法中正确应用搜法为其操作关键。

（四）注意事项

（1）当苍龟探穴操作时，须分层候气、催气，要退针缓慢，仔细搜寻。

（2）当用搜法以达到肢体跳动目的时，要做有序的扇形刺激，注意穴位的层次性和针刺的方向性，重视左手配合。

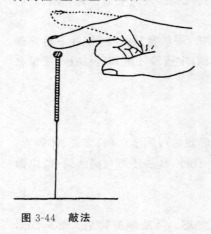

图 3-44　敲法

十二、敲法

（一）概述

敲法即敲击针尾以激发经气的手法。见于清代周树冬的《金针梅花诗钞》。

（二）方法

针刺得气后，用示指或中指对准针尾垂直敲击，使针体逐层深入，待达到一定深度后，再将针提至浅部，再行敲击（图 3-44）。

（三）临床应用

本法可激发针感，使针感不至消失，并得到加强。

（四）注意事项

本法与弹针法不同，用指腹敲击针尾，而弹是用指甲弹击针柄，虽然两者均有加强针感的作用，但手法有别。

第十一节　针刺补泻的原则

一、针刺补泻的概念和范畴

针刺补泻即针刺治疗的补法与泻法。依据临床辨证论治,疾病的阴阳、表里、虚实、寒热的性质决定治疗大法,虚则补之,实则泻之,再通过针刺补泻手法,扶助正气,祛除病邪。

《灵枢经·经脉》云:"盛则泻之,虚则补之"。针刺补泻手法,是根据这一针灸治病的基本原则而确立的以补虚泻实为目的的两类针刺手法。

(一)补泻是针刺治疗的基本原则

疾病的发生,主要是由致病因素作用于机体,正气奋起抗邪,正邪相搏,引起人体阴阳的偏盛偏衰,脏腑气血功能失调所致。《黄帝内经素问·通评虚实论》云:"邪气盛则实,精气夺则虚。"这说明邪正的盛衰是疾病症候及机体虚实的内在本质,正虚邪实为疾病的关键病理机制,因而补虚泻实、扶正祛邪是中医治疗的基本原则。同样道理,通过针刺腧穴,施以具体的补泻手法,必须在补虚泻实、扶正祛邪的基本原则指导下进行。

(二)针刺补泻是针对病症虚实而实施的针刺手法

针刺补泻是指在针刺得气以后,针对病症虚实和患者具体反应而实施的两类针刺手法,是决定针刺疗效的一个重要因素。

凡是能扶助经气,使低下的功能状态恢复正常的手法,即是补法;凡能疏泄邪气,使亢进的功能状态恢复正常的手法,即是泻法。针刺补泻就是通过针刺腧穴,运用与机体功能状态和疾病性质相应的手法激发经气,使"有余者泻之,不足者补之",起到补益正气、疏泄病邪的作用,从而调整人体脏腑经络的功能,达到"阴平阳秘,精神乃治"的目的。

(三)针刺补泻手法要达到补虚泻实的临床效应

针刺补泻手法必须在针刺得气的基础上进行,在针刺过程中应获得补虚泻实的临床效应。其表现是针刺感应和脉证的变化。凡针下沉紧、涩滞,为邪气盛者,用针刺泻法,使针下徐和。凡针下轻滑、空虚,为正气虚者,用针刺补法,使针下徐和有力。同时,脉证的变化有向愈之兆,如症状缓解,体征改善,脉象平和等。

《黄帝内经素问·针解》云:"刺虚则实之者,针下热也,气实乃热也。满而泄之者,针下寒也,气虚乃寒也。"这说明用烧山火法后,针下可取得热感,同时局部或全身温热,寒证得愈;用透天凉法后针下可取得凉感,局部或全身凉爽,热证得愈。可见施用上述手法后,患者有无凉感或热感可作为手法是否成功的标志,其热补凉泻的反应与临床疗效应该基本一致。

二、针刺补泻的临床依据

(一)辨别虚实

1.证候虚实

临床施治前必须通过四诊合参对疾病症候作出正确的判断,辨明虚实,作为针刺补泻的依据。辨证是确立针刺或补或泻、或补泻兼施等首先应注意的问题。虚证虽有阴、阳、气、血不足之分,但皆为人体经络脏腑功能虚惫,即正气不足所表现的证候。如临床常见的面色苍白或萎黄,精神萎靡,神疲乏力,心悸气短,形寒肢冷或五心烦热,自汗盗汗,大便滑脱,小便失禁等均属此类。其病程多较长,体质多较虚弱。对此一般均宜采用补法,以激发经气,调整阴、阳、气、血之不足,使之恢复正常的生理功能。实证则是由邪气过盛和功能反应亢奋所反映的证候。由于实邪的性质和所在部位的不同,其表现各异,临床见发热、腹满、疼痛拒按、胸闷烦躁,甚则神昏谵语、呼吸喘粗、大便秘结、小便黄赤不利等,多属此类。其起病多较急骤,病程较短,体质多较健壮。对此均可采用泻法,以祛散其邪。

对虚实不明显而表现为功能紊乱,即所谓"乱气"者,则应用平补平泻手法以调其气。

2.脉象变化

在临床上,脉象的变化可以作为补泻的依据。《灵枢经·经脉》云:"经脉者常不可见也,其虚实也,以气口知之。"《灵枢经·终始》载:"脉实者,深刺之,以泄其气;脉虚者,浅刺之,使精气无得出,以养其脉。"《灵枢经·小针解》云:"所谓虚则实之者,气口虚而当补之也;满则泄之者,气口盛而当泻之也。"在临床上,除症状外,还可以根据脉象的虚实、沉浮,来判断病症虚实、确立针刺补泻。凡寸口脉虚弱无力者,当用针刺补法;凡寸口脉强实有力者,当用针刺泻法。另外,在针刺得气运用补泻手法后,还应注意观察脉象的变化。针刺补泻后,如欲泻实,应使其脉象平复而无实象;如欲补虚,则应使其脉有力而无虚象。若脉仍有或虚或实之象,虽然已有针下气至或病势减轻,但病尚未得到根本治愈,机体仍处于正虚邪实的状态,须继续施用补泻。

可见脉象变化是疾病症候的重要表现征象,因此可将脉象的虚实作为确定针刺补泻的依据。

3.虚实夹杂

在临床上,虚与实往往不易截然分开,对虚实夹杂或虚实真假难辨者尤应注意,须在辨清其虚实多少,邪正缓急,找出病变的真正性质,分清疾病的标本主次之后,方能确定或泻或补,或先补后泻,或先泻后补,或补泻兼施等。单纯的虚或实的补与泻,较易掌握,如果发生了虚实相倾、阴阳相移的复杂情况,则又要遵循补泻先后的治疗原则。《灵枢经·终始》云:"阴盛而阳虚,先补其阳,后泻其阴而和之;阴虚而阳盛,先补其阴,后泻其阳而和之。"先扶其正气,后祛其邪气,是处理复杂情况的原则。

《灵枢经·根结》云:"形气不足,病气不足,此阴阳气俱不足也,不可刺之,刺之则重不足,重不足则阴阳俱竭。"《灵枢经·邪气藏府病形》针对此提出:"阴阳形气俱不足,勿取以针,而调以甘药也。"运用针刺补泻治疗疾病是有一定范围的,在阴精阳气、形体气血俱虚的情况下,用针刺是不宜的,仍需用药物来治疗。

(二)审察经气

对于针刺补泻来说,尤须审察其经气的虚实变化情况,以及针刺穴位时指下的感觉。《灵枢经·刺节真邪》云:"用针者,必先察其经络之实虚,切而循之,按而弹之,视其应动者,乃后取之而下之。"这说明经气的虚实变化现象,可以从切循、按弹和针下感应而加以辨别。凡表现麻痹、厥冷、陷下、瘦弱,针下空虚和感觉迟钝等现象为虚;表现疼痛、红肿、硬结、隆起,针下紧涩和感觉过敏等现象为实。根据经气的虚实情况而施行补泻,直接关系到针刺手法的具体施行。

临床应根据得气后针刺感应的情况决定补泻。针刺得气与否,是产生补泻作用最根本的先决条件。医者通过细心体察得气时针下的反应状态,可以了解患者体内邪正虚实的情况,适时地掌握补泻时机,作为针刺补泻的依据。《灵枢经·终始》云:"邪气来也紧而疾,谷气来也徐而和。"在临床行针得气时,凡针下得气徐缓,如鱼吞钩,充实微紧,患者自觉针感柔和舒适者,乃是谷气至,此时应慎守勿失。凡针下沉紧、牢实,行针涩滞不利,患者自觉针感强烈难耐者,为邪气盛。实者泻之,宜采用针刺泻法,以泻其实,使针下徐和。凡针下虚滑无力,如插豆腐样空虚,经应用行针等手法后,患者仍是针感迟至或无针感者,为正气虚衰。虚者补之,应采用针刺补法,或留针候气,使针下徐和有力。

在应用针刺补泻手法后,还可以通过针下得气及患者主诉,察知补泻疗效的好坏。如补虚者针感由弱转强,由小渐大,针下感觉充实,有时或有热感;泻实者针感由盛转衰,针下再无强紧等感觉,有时或有凉感等。这些均说明补泻手法适宜,达到了补虚泻实的治疗作用。

三、决定针刺补泻的主要因素

针刺补泻效果的产生,主要取决于以下 3 个方面的因素。

(一)机体反应状态

对针刺的疗效起决定作用的是人体本身的功能状态。人体功能处于不同的病理状态时,针刺可以产生不同的作用而收到补和泻的不同效果。当机体的正气虚惫呈虚证时,针刺相应的腧穴可以起到补虚的作用。当机体处于邪气壅盛呈实证时,针刺相应的腧穴又可起到泻实的作用。如胃肠痉挛疼痛,其证属实,针刺可以收到解痉止痛之效;胃肠蠕动弛缓,呈虚证时,针刺可以增强胃肠蠕动而使其功能恢复正常。这种针刺的调整作用,是与机体的反应状态紧密相关的。

(二)腧穴的特性

腧穴的主治作用不仅有其普遍性,而且某些腧穴还具有相对特异的治疗作用。人体的不少腧穴,如关元、气海、命门、足三里等穴具有强壮作用,多用于补虚,扶助正气;水沟、少商、中冲、十宣、委中等穴具有泻邪作用,多用于泻实,疏泄病邪。故临床应在掌握腧穴共性与特性的基础上,根据对患者体质、病情、病位等的综合辨证,选取与疾病相适宜的穴位,采用适当的治法和针刺手法,才能收到良好的针刺补泻效果。

(三)针刺手法

上述影响针刺补泻作用的因素,主要是指在针刺入人体腧穴以后,机体在针刺基本手法操作中发生的双向良性调节反应。而运用针刺补泻手法,不仅可以使这种良性的调整作用得以加强,更可有效地改善机体反应状态,引出更适宜于调整机体阴阳平衡的针刺感应。因而同一患者,在同一时间、同一腧穴内针刺,由于手法操作由基本手法改为针刺补泻手法,其患者的机体反应也会发生相应的改变,出现特定的补泻效应,这也是针刺基本手法与补泻手法的主要区别。

四、迎随是针刺补泻的原则

《黄帝内经》首先提出了"盛则泻之,虚则补之"(《灵枢经·经脉》)的针刺治疗原则,并用"迎随"两字概括,认为"泻者迎之,补者随之"(《灵枢经·终始》)。《灵枢经·九针十二原》云:"往者为逆,来者为顺,明知逆顺,正行无问。逆而夺之,恶得无虚,追而济之,恶得无实。迎之随之,以意和之,针道毕矣。"这指出逆经气来时而施,为迎为泻;顺经气去时而施,为补为随。《灵枢经·九针十二原》云:"泻曰迎之,迎之意,必持内之,放而出之,排阳出针,邪气得泄。""补曰随之,随之意,若妄之,若行若按,如蚊虻止,如留如还。"(据《黄帝内经素问·离合真邪论》王冰注引《针经》)可见,迎即逆,随即顺;迎为泻法,随为补法。

《灵枢经·小针解》在解释"迎随"时说:"其来不可逢者,气盛不可补也。其往不可追者,气虚不可泻也……知其往来者,知气之逆顺盛虚也。"进一步指出施行迎随,应候经气往来。气来时可迎夺以泻之,气往时可随济以补之。迎随要根据经气逆顺、盛虚来进行,也就是说只有在得气的前提下,掌握了气虚、气实的情况,才能施行,即气盛时才能泻,气虚时方能补。并指出:"迎而夺之者,泻也;追而济之者,补也。"进一步强调迎为泻法,随为补法。

《难经·七十二难》阐发经义,认为"所谓迎随者,知荣卫之流行,经脉之往来也。随其逆顺而取之,故曰迎随。"这说明迎泻、随补的施术,当依营卫流行和经脉往来为据,随其循行逆顺来进行针刺。如此,按照各经气血的浅深部位、流注盛衰时间、经脉走向顺逆,采取不同的针刺补泻方法,都可称为迎随。又有《难经·七十九难》,以补母泻子取穴为迎随补泻,提出"迎而夺之者,泻其子也;随而济之者,补其母也"的论点,后世又发展为子母补泻法,汪机《针灸问对》则将其称为"子母迎随"。

综上所述,在《黄帝内经》《难经》中,迎随尚不是某一具体的针刺补泻手法,只是一切针刺补泻法的代称,迎为泻法,随为补法。同时,针刺补泻又必须根据经气逆顺、盛虚来进行,从这个角度分析,迎随不是某一具体的针刺补泻手法,而是一切针刺补泻法的原则。

第十二节　单式针刺补泻手法

单式针刺补泻手法是根据病症虚实,在针刺得气后,分别采用徐疾、提插、捻转、呼吸等补法或泻法,扶正补虚,祛邪泻实,是针刺临床上较为常用的补泻手法。几种单式补泻手法结合,则可构成复式针刺补泻手法。值得说明的是,所谓单式、复式,也只是为了现代教学讲述方便,古书上并无此说。

一、徐疾补泻法

(一)概述

徐,缓慢;疾,快速。徐疾补泻是根据腧穴深浅以及进针和退针的快慢,来区别补泻的针刺手法。

徐疾补泻出自《灵枢经·九针十二原》:"徐而疾则实,疾而徐则虚"。所谓"实",即补虚而气实;所谓"虚",即泻实而后邪去。《灵枢经·小针解》以进(内)、退(外)过程两者的相对速度来区分补泻;而《黄帝内经素问·针解》却以出针或留针时间的长短来区别补泻,并结合开阖补泻来施用。

后世各家如王冰、张景岳、高武、姚止庵等都宗《黄帝内经素问·针解》,是从经文诠解角度去理解本法的。泉石心《金针赋》等则从临床实践出发,以《灵枢经·小针解》为据,提出"先浅后深""三进一退"为补法,"先深后浅""一进三退"为泻法。明代李梴《医学入门》、汪机《针灸问对》都宗于此。现代临床应用本法,又有与提插、捻转手法结合者。

（二）方法

1.《灵枢经·小针解》徐疾补泻法

见图 3-45。

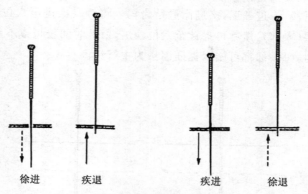

图 3-45 《灵枢经·小针解》徐疾补泻法

（1）补法：进针至穴位浅层候气，得气后将针缓慢地向内推进至穴位深层，退针时疾速提至皮下，即"徐内而疾出"。

（2）泻法：迅速进针并插入穴位深层候气，得气后缓慢退针，提至皮下，即"疾内而徐出"。

实际上，本法已与营卫补泻相结合。

2.《黄帝内经素问·针解》徐疾补泻法

见图 3-46。

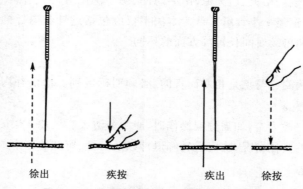

图 3-46 《黄帝内经素问·针解》徐疾补泻法

（1）补法：留针时间较长，出针后疾速按闭针孔，即"徐出针而疾按之"。

（2）泻法：留针时间较短或不留针，出针后不按针孔，甚则摇针外出，以开大针孔。

本法实际上是留针时间长短与开阖补泻结合应用的。应该指出，这种方法并不符合《灵枢经·九针十二原》本意。

3.泉石心《金针赋》徐疾补泻法

见图 3-47。

（1）补法：先浅后深，三进一退，徐进疾退是为补。先将针进至穴位浅层（天部），得气后再将针插至穴位中层(人部),然后再插针至穴位深层(地部),在深层留针较长时间;出针时,一次将针退至穴位浅层(天部),稍停后再拔针外出,并疾按针孔。在三部进针时,每一部都可施以提插补法为主行针。

(2)泻法:先深后浅,一进三退,疾进徐退是为泻。将针一次进至穴位深层(地部),得气后再将针提至穴位中层(人部),然后再提针至穴位浅层,留针时间较短或不留针,摇针外出,不按针孔。在三部退针时,每一部都可施以提插泻法为主行针。

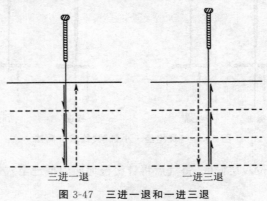

三进一退　　　　　一进三退
图 3-47　三进一退和一进三退

(三)临床应用

本法的作用,主要是调和阴阳,在临床上可以治疗各种虚寒证或实热证。徐疾补泻一般是应用针体在腧穴深浅各层进内退外的针刺手法。此外,还可与提插补泻结合,分天、人、地三部操作,补虚或泻实,构成烧山火、透天凉、阳中隐阴、阴中隐阳等复式补泻手法。现代各家应用徐疾补泻,多参考《灵枢经·小针解》,认为本法不仅应包括进针与退针的速度快慢,还要体现进针、退针用力轻重和持续时间长短等方面的不同。

(四)注意事项

(1)徐疾补泻手法的徐与疾是相对而言的,必须明确区别。徐疾补泻的重点都是"徐",要求心静手徐,不可草率。

(2)行针手法以提插为主,如需分层操作时,必须分清天、人、地 3 层的界限。

(3)可根据患者的具体情况,决定进针和退针以及行针、留针的速度或持续时间。

二、提插补泻法

(一)概述

提插补泻法是以下插或上提动作时用力轻重的变化以区别补泻的手法。《难经·七十六难》云:"得气,因推而内之是谓补,动而伸之是谓泻。"文中的"伸"就是将针上提,"推"就是将针下插。根据阴阳理论,外为阳而内为阴。以此为据,针体向下、向内,以插针动作用力为主者,由浅而深即为补;针体向上、向外,以提针动作用力为主者,由深而浅即为泻法。

泉石心《金针赋》云:"重沉豆许曰按,轻浮豆许曰提""插针为热,提针为寒"。这说明提插补泻应在小幅度范围内(豆许)进行,可引起针下寒热不同的效应。李梴《医学入门》对提插补泻的操作方法描述尤为明确,其中"急提慢按"和"慢提紧按"之法,至今仍在临床应用。杨继洲《针灸大成》又在前人基础上加以发展,使提插补泻的内容更加具体。

（二）方法

作为补泻手法的提插动作，是根据针体下插用力为主，还是用力上提为主，两者之间有所区别，来达到补虚或泻实的目的。在临床上，可用手指爪切穴位，顺势进针，待得气后，再行提插补泻。

1.提插补法

要急按慢提。即将针体下插时，用力要大，速度要快，其要领是急按；将针体上提时，用力要小，速度要慢，即慢提。有人将之称为"下三上二提插术"，即下插针用力大、上提针用力小。

2.提插泻法

要急提慢按。即将针体上提时，用力要大，速度要快，其要领是急提；将针体下插时，用力要小，速度要慢，即慢按。有人将之称为"上三下二提插术"，即上提针用力大、下插针用力小。

（三）临床应用

补虚泻实，调和阴阳。本法之补，以急按慢提为主，导阳内入，阳气充实，故有温补作用，可治经气不足，表现为虚寒证候者。本法之泻，以急提慢按为法，引阴外出，邪气得泄，故有凉泻作用，可治经气有余，表现为实热证候者。

（四）注意事项

（1）提插补泻手法，应以提针或下插用力的轻重不同区别施术。

（2）一般来说，提插补泻必须在较小幅度（一般在1分之内）的范围内施术。在针刺得气后，针尖以不离经气为原则，分别施行急提或急插的动作。

三、捻转补泻法

（一）概述

捻转补泻是在针体捻转手法基础上，根据捻针作用力方向，区别左转为主或右转为主，分别补虚与泻实的针刺手法。将捻转法从针刺的基本动作发展为独立的补泻手法，大约肇始于金元时期。金代窦汉卿《针经指南·气血问答》云："以大指次指相合，大指往上进谓之左，大指往下退谓之右。"以拇指捻针为标准，向前进使针左转，或向后退使针右转，来区分针刺补泻。他又强调指出："以手捻针也，务要记乎左右也，左为外，右为内，慎记耳。"这说明左转右转不同是捻转补泻的基本术式。

左右转针区别补泻，虽晚出于金元，但其理论根据仍源于《黄帝内经》。《黄帝内经素问·阴阳应象大论》云："左右者，阴阳之道路也。"《黄帝内经素问·太阴阳明论》云："阳者，天气也，主外；阴者，地气也，主内。"这都说明"阴气右行，阳气左行"（杨上善《黄帝内经太素》）的道理。明代杨继洲《针灸大成》认为："左转从阳，能行诸阳；右转从阴，能行诸阴。"也说明了这个问题。

金代何若愚将针刺捻转动作称为迎随，提出"转针迎随"之法。他在《流注指微论》中指出："男子左泻右补，女子右泻左补，转针迎随，补泻之道，明于此矣。"在左右阴阳的基础上，再加上男女阴阳的又一因素。嗣后，泉石心《金针赋》又对左右转针分补泻的方法进一步做了解释，说："男子者，大指进前左转，呼之为补；退后右转，吸之为泻。女子者，大指退后右转，吸之为补；进前左转，呼之为泻。"并说："左与右各异，胸与背不同。午前者如此，午后者反之。"致使捻转补泻手法不仅与男女性别有关，而且与针刺部位、针刺时间也联系在一起，构成较复杂的操作模式。至明代，捻转补泻手法在窦汉卿《针经指南》、泉石心《金针赋》的基础上，进一步丰富发展。陈会《神应经》、李梴《医学入门》、杨继洲《针灸大成》与汪机《针灸问对》所记述的捻转补泻,流派纷呈,手法各异,内容亦不相同。

(二)方法

1.捻转补泻手法

作为捻转补泻的基本式式,可以拇指用力为标准。拇、示二指持针捻转,拇指向前用力使针左转,然后让针自然退转(拇指不用力),是为补法;拇指向后用力使针右转,然后让针自然退转(拇指不用力),是为泻法(图 3-48)。

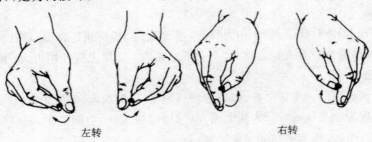

左转　　　　　　　　右转

图 3-48　捻转补泻法

2.经脉循行顺逆捻转补泻手法

此为汪机《针灸问对》所载的一种捻转补泻手法,是根据经脉循行顺逆升降的关系提出的。应用时可将十四经分为两组,手三阴、足三阳、督脉为远心下行的经脉,手三阳、足三阴、任脉为向心上行的经脉,分别施以捻转补泻。

3.病症寒热捻转补泻手法

此是杨继洲《针灸大成》根据病症寒热性质不同,结合阴阳经脉针刺而提出的一种变通的捻转补泻手法。

4.凤凰展翅与饿马摇铃

这两种捻转补泻手法见于杨继洲《针灸大成·四明高氏补泻》的"神针八法"篇中,但查考高武《针灸聚英》和《针灸节要》,高武并无此篇文字,姑且存疑。其中的凤凰展翅法,是"用右手大指、示指捻针头,如飞腾之象,一捻一放",后世称为飞法。饿马摇铃法操作,是用右手拇指与示指捻针,一前一后地捻转。其特点是一次拇指向前,一次拇指向后,拇指向前时用力较大、捻转幅度也大,拇指向后时用力较小、捻转幅度也小。所谓"缓缓前进则长,后退则短",整个操作过程要求缓慢而用力柔和,如"饿马摇铃"之状,故类同于一般捻转补泻法中的补法,也是以拇指左转向前为主的手法。

5.男女性别不同的捻转补泻手法

有陈会、李梴、杨继洲三家。总的是男子是顺时针向左捻转为补,逆时针向右捻转为泻;女子逆时针向右捻转为补,顺时针向左捻转为泻。

(1)陈会捻转补泻法:其机制是以手足十二经所属肢体左右的阴阳及转针左右阴阳的顺逆关系为依据。左侧属阳,左转顺阳为补,右转逆阳为泻;右侧属阴,右转顺阴为补,左转逆阴为泻。由于转针的左右,须与患者肢体的左右配合起来,分别顺逆关系,因此下表中所述与陈会原文中所称的左右相反,这是以患者的体位角度来区别转针方向的标准。至于对任脉、督脉施行捻转补泻,则又以男女背腹的阴阳与转针左右的阴阳之顺逆关系为依据。由于任脉、督脉为单行线,无左右之分,故可以医师体位角度去考虑转针方向。

（2）李梴捻转补泻法:这种手法结合了呼吸和针向,较陈会的手法更为复杂。它既须分别手足阴阳,又须分别左右和经脉的阴阳,即以手足、阴阳、经脉三方面的阴阳盛衰,来分别结合转针左右的阴阳作为补泻手法的根据。凡两阳一阴,阳胜于阴者为阳长,属阳性,转针以向左顺阳为补,向右逆阳为泻;两阴一阳,阴胜于阳者为阴长,属阴性,转针以向右顺阴为补,向左逆阴为泻;三阳为阳极,阳极则生阴,故为阳消,与阴长同列,也属阴性;三阴为阴极,阴极则生阳,故为阴消,与阳长相同。

（3）杨继洲捻转补泻法:《针灸大成》以男女性别不同为标准,但不分手足左右、阴阳经脉和午前午后,来施行左右转针的补泻手法。

（三）临床应用

补虚泻实,通调营卫气血。捻转补法用于虚证,捻转泻法用于实证。目前临床上大多采取捻转补泻基本式,分别左转与右转,来补虚或泻实。也有人主张捻转补泻可根据其频率、幅度、力量、时间来分别操作,如捻转幅度小、速度慢、时间短为补法,捻转幅度大、速度快、时间长为泻法。实际上是根据刺激强弱来区别补泻,前者轻刺激为补法,后者强刺激为泻法,与本法迥异。

（四）注意事项

与捻转法大致相同。

四、呼吸补泻法

（一）概述

呼吸补泻法是在患者呼气或吸气时,进针、出针,或施以捻转、提插等补泻手法,来激发经气、补虚泻实的方法。一般不单独应用。

呼吸补泻法出自《黄帝内经素问·离合真邪论》:"吸则内针,无令气忤;静以久留,无令邪布;吸则转针,以得气为故;候呼引针,呼尽乃去,大气皆出,故命曰泻……呼尽内针,静以久留,以气至为故,如待所贵,不知日暮,其气以至,适而自护,候吸引针,气不得出,各在其处,推阖其门,令神气存,大气留止,故命曰补。"文中说明了呼吸补泻的基本原则,即患者吸气时进针、呼气时退针,是为泻法;患者呼气时进针、吸气时退针,是为补法。对后世影响很大。《黄帝内经素问·调经论》则以"针与气俱内""针与气俱出"为泻法,"气出针入""气入针出"为补法,并指出当与"摇大其道"和"闭塞其门"的出针方法（开阖补泻）相配合。

元明以降,历代医家在《黄帝内经素问》呼吸补泻的基础上又有所发展。对呼吸调息方法的应用,高武《针灸聚英》主张患者自然呼吸;杜思敬《济生拔萃》却主张"使然呼吸",由医师嘱患者呼吸,甚至以口吸鼻呼为泻、鼻吸口呼为补,来分别补泻;李梴《医学入门》则认为自然呼吸当随机应用。各家也有所不同。

（二）方法

1.呼吸调息法

可分为鼻呼吸法和口鼻呼吸法两种。前者宜采取深呼吸（腹式呼吸）,后者可采取胸式呼吸。

（1）鼻呼吸法:用吸必先呼,用呼必先吸。吸气时,先用鼻呼气,待呼气尽,放松腹肌,鼻深深吸气,利用腹肌舒张的力量将空气吸入,吸至腹部膨隆有充实感。呼气时,先用鼻吸气,待吸气毕,收缩腹肌,利用腹肌收缩力量将空气从鼻部缓缓呼出,呼至腹部凹陷。

(2)口鼻呼吸法:口吸鼻呼为泻,呼气要短而快,吸气要长而慢,吸气时3次用口吸入,呼气时要1次用鼻呼出,即一呼三吸。鼻吸口呼为补,吸气要短而快,呼气要长而慢,吸气时要1次用鼻吸入,呼气时要3次用口呼出(吹出),即一吸三呼。

2.呼吸进针出针法

一般可令患者行鼻呼吸或口鼻呼吸,即所谓"使然呼吸"。

(1)补法:呼气时进针,得气后行针、留针,在吸气时徐徐出针。是为"气出针入""气入针出",适用于虚证。

(2)泻法:吸气时进针,得气后行针、留针,待针感消失后,呼气时迅速出针。是为"针与气俱入""针与气俱出",适用于实证。

3.呼吸捻转补泻法

一般在行针过程中应用,多以自然呼吸为主,即"等候患者之呼吸而用针",在其呼气或吸气时随机施以捻转补泻手法。

(1)补法:进针入穴内,未得气时可候患者呼气时小幅度捻针(不分左右)催其针感。得气后,候其呼气时捻针左转(拇指向前用力),吸气时持针不动。行针或留针毕,待其吸气时出针。

(2)泻法:进针入穴内,未得气时可候患者吸气时小幅度捻针(不分左右)催其针感。得气后,候其吸气时捻针右转(拇指向后用力),呼气时持针不动。行针或留针毕,待患者呼气时出针。

4.呼吸徐疾补泻法

一般采用口鼻呼吸,并令患者呼气或吸气("使然呼吸")。

(1)补法:乘患者呼气三口时,即将针进至穴位浅层,令患者继续鼻吸口呼、一吸三呼,乘三呼时捻针左转,并用力将针下捺(紧按),吸气时将针放松、轻轻退转,以便继续行针;又乘呼气三口时,将针下插至穴位中层,依上法施术,呼则左转针、下按针,吸则将针放松;再乘呼气三口时,将针下插至穴位深层,仍依上法施术。反复施术,待针下有热感后,乘患者吸气时,一次将针迅速退出,并疾按针孔。此乃"三进一退"的徐疾补法与"三呼一吸"的呼吸法结合,适用于虚寒证。

(2)泻法:乘患者吸气三口时,即将针进至穴位深层,仍令其鼻呼口吸、一呼三吸,乘三吸时捻针右转,并用力将针上提(紧提),呼气时将针放松,并轻轻使针退转,以便继续行针;又乘呼气三口时将针上提至穴位中层,依上法施术,吸则转针、上提,呼则将针放松;再乘吸气三口时将针上提至穴位浅层,依上法施术。反复施行,待针下有凉感后,乘呼气时缓慢退出,不闭针孔。此为"三退一进"的徐疾泻法与"三吸一呼"的呼吸法结合,适用于实热证。

(三)临床应用

1.功用

呼吸配合各种补泻手法,能调和阴阳、升清降浊,促使营卫气血运行畅通。杨继洲《针灸大成·经络迎随设为问答》云:"诸阳浅在经络,诸阴深在脏腑,补泻皆取呼吸,出内其针。"这说明经络脏腑病症均可用呼吸补泻法。

2.主治

在临床上,本法尤宜于气分病,如气机失司、升降失调所致的呃逆、胸脘痞闷、腹胀、腹痛、二便失调等。此外,对局部软组织扭挫伤,仅有胀痛、麻木而压痛点不显著者,亦可应用。如应用一般补泻手法效果不显著者,也可用呼吸配合,常有意想不到的效果。

3.临床作用

(1)行气:在针刺操作过程中,配合缓慢而深沉的腹式呼吸,可促使刺激感应的传导。按泉石心《金针赋》的方法,病痛在所取腧穴的上方,要在患者吸气时提针,以使针感向上传导;若病痛在所取腧穴的下方,则在患者呼气时插针,以使针感向下传导。

(2)减轻针刺疼痛:在进针与出针时,配合适当的呼吸,可减轻针刺疼痛。进针时,可嘱患者深吸气一口;出针时,也可随患者吸气将针捻动,缓缓出针,如此便可减轻病痛。如杨继洲《针灸大成》所云"凡针痛者……不可起针,令患者吸气一口,随吸将针捻活,伸起一豆即不痛",也是这种办法。

(3)补虚泻实:呼吸补泻法一般不单用,在临床上经常配合提插、捻转、徐疾等补泻手法应用。特别在行烧山火与透天凉手法时,配合呼吸补泻,可以提高热感或凉感的出现率。对一些慢性病施行徐疾补泻或提插补泻,一般效果较微而短暂时,若用呼吸补泻配合则可提高疗效。

(四)注意事项

(1)因呼吸补泻需医患配合,所以必须先做必要说明,使患者有较平稳的呼吸,或经过训练后的节律呼吸。

(2)医者自始至终应手不离针,全神贯注,手、眼、心合一。

(3)在进行上述呼吸徐疾补泻法时,医者尤其应通过适当的臂力、掌力、指力来加强针刺感应,以提高疗效。

(4)应在空气清新、环境宁静的诊室里施行本法。

(5)如手法不熟者,可在腹部取穴时应用本法,视腹部的膨隆(吸气)和凹陷(呼气)随机施以补泻。

五、开阖补泻法

(一)概述

开阖补泻即在出针时按闭针孔或摇大针孔,以分别补虚或泻实的手法。在临床上,常与徐疾补泻同用。本法出自《黄帝内经》各篇,后世基本无疑义。实际上,开阖无须单列一法。

(二)方法

1.开阖补法

缓慢出针,疾按针孔,按揉片刻,闭塞其门,正气无以耗散,是为补。

2.开阖泻法

迅速出针,出针时摇动之,不按针孔,摇大其道,外门不闭,邪气得以外泄,是为泻。

(三)临床应用

主要用于出针时的补泻,一般不单独应用,常与其他手法特别是徐疾补泻同用。

(四)注意事项

开阖补泻中的补法,实际上即是杨继洲"下手八法"中的"扪"法,要求右手出针、左手按穴,配合得当。泻法摇大针孔时,又相当于杨继洲"十二字手法"中的"针摇",要求以手捻针,如扶人头摇之状。

第十三节　大补大泻和平补平泻

大补大泻和平补平泻是指补泻手法与刺激量的关系而言的,实际上是"刺有大小"的内容。一般而言,大补大泻以强刺激为主,平补平泻以弱刺激(或中等度刺激)为主,均以针刺补法或泻法来操作,但其目的却有所区别。而朱琏《新针灸学》认为,针刺手法基本上只有强刺激和弱刺激两种。强刺激可使神经由高度兴奋转为抑制,故又称抑制法;弱刺激能使神经适当兴奋,故又称兴奋法。

一、大补大泻

(一)概述

大补大泻始见于明代杨继洲《针灸大成》卷四"经络迎随设为问答",是属"刺有大小"的内容。即手法较重、针感较强的补法或泻法,可分别用于阳盛阴衰或阴盛阳衰的病症,以使"经气内外相通,上下相接,盛气乃衰"。目前大多主张用复式补泻手法分层操作来进行大补或大泻,亦可用接气通经或抽添法以取补泻之效。明代李梴《医学入门·杂病穴法》列有汗、吐、下三法,分别使用捻转或提插补泻手法,施于合谷、内关、三阴交等穴,以取得强烈感应,实际上也应属于大补大泻范畴。

(二)方法

1.大补法

用烧山火法,以提插补法与徐疾补法为主,在天、人、地三部各行提插补法(重插轻提)九阳数(9次、27次、49次、81次),三进一退,务求针下热感。

2.大泻法

用透天凉法,以提插泻法与徐疾泻法为主,在地、人、天三部各行提插泻法(重提轻插)六阴数(6次、18次、36次、64次),三退一进,务求针下凉感。

3.汗法

取合谷穴,直刺进针1寸许,得气后用搓法。搓针时以示指末节横纹至指梢为则,拇指、示指捏住针柄,拇指从示指横纹向上搓,进至指梢,是为1次,然后让针自然退转。一般可搓数十次,甚而九九之数(81次),以取汗出热退之效。也可行针刺补法(如烧山火),得汗方止。

4.吐法

取内关穴,直刺进针1寸许,得气后先用提插补法6次、提插泻法3次,然后行子午捣臼法3次,使患者有恶心作呕感,再推战针体,并嘱其呼气几次,即可呕吐。

5.下法

取三阴交穴,针刺5分许,行捻转补泻手法,男子向左捻转,女子向右捻转,捻转手法可以六阴数计(36次、64次),然后口鼻闭气,将气吞鼓腹中,如此便有便意。同时可配合支沟透间使,行针刺泻法,则效果更好。

以上汗、吐、下三法如合理应用,可取发汗、催吐、泻下的强烈效应,故属大补大泻范畴。

6.接气通经法和抽添法

在针刺得气后,根据病症虚实情况,采用汪机《针灸问对》所载的抽添法和接气通经法,有补虚泻实和促使针感上下传导的作用。一般不分层操作,以呼吸、提插、进退(出内)结合,取得强烈针感,亦应属于杨继洲所谓的"大补大泻"范畴。

(三)临床应用

烧山火法与透天凉法临床主要用于大虚或大实的病症,而又能耐受强烈针感者,以调和阴阳。接气通经法和抽添法则用于经气痹阻的病症,如中风偏瘫等。汗法有解表发汗、祛风散寒的作用,可用于风寒表证,如恶寒发热、身痛、头痛、无汗而脉浮紧,除针刺合谷穴之外,还可配风池、大椎等穴。吐法有催吐作用,可用于宿食、痰涎阻滞于上,症见脘痞胀满、闷乱懊恼、上冲欲呕等。下法有攻下通里、泻热导滞的作用,可用于肠胃积热,便秘、腹痛而拒按者。

(四)注意事项

(1)大补大泻一般适用于四肢肘膝关节以下,以针感明显、疗效显著而肌肉丰厚处为主。

(2)针感强度以患者能忍受为限。

(3)年老体弱、孕妇、产后、大出血及久病者忌用汗、吐、下三法,大吐、大泻后的患者忌用汗法。

(4)用汗法后,如汗不止,可针阴市、补合谷。用吐法后,如吐不止,可调匀呼吸,或补足三里,吐止则徐徐出针,急扪针孔。用下法后,如泻不止,可补合谷行九阳数。

(5)大补大泻与汗、吐、下三法必须在辨证正确时应用。

二、平补平泻

(一)概述

平补平泻始见于明代陈会《神应经》,原指针刺先泻后补的方法。杨继洲《针灸大成》认为,不论补法还是泻法,都可用"刺有大小"不同的量来进行区分,亦即大补大泻和平补平泻有别。他所说的平补平泻,实际是小补小泻,或以轻、中度的刺激量来进行补法和泻法,适用于"阴阳不平"者,以取"内外之气调"的效果为度。现代临床应用的平补平泻,是一种不分补泻、以得气为主的手法。

(二)方法

根据杨继洲《针灸大成》所述,平补平泻是以提插手法为基础进行补泻的,"阳下之曰补,阴上之曰泻"即是其证。

1.平补法

针刺入穴得气后,在穴位中层(人部)行小幅度的提插补法,紧按慢提、重插轻提,以局部或邻近处有舒适针感为度,患者感到平和轻松,症状得以缓解。

2.平泻法

针刺入穴得气后,在穴位中层行小幅度的提插泻法,紧提慢按、重提轻插,以局部或邻近有舒适针感为度,患者感到平和轻松,症状得以缓解。

对虚实兼有者,可根据具体情况,用上述手法结合,先补后泻或先泻后补,务使阴平阳秘,得以协调。

(三)临床应用

本法可用于虚证或实证病情较轻时,对年老体弱、小儿、孕妇、产后等不耐强烈针感(或大补大泻手法)者较为适合。对虚实兼有的久病患者,如病情稳定、无显著发作症状而又对针刺敏感者,也可应用。

(四)注意事项

(1)本法提插幅度宜小,其频率大小可视针感强弱而定,一般以局部有舒适柔和的酸胀感为度。

(2)一般在穴位中层(人部)施术。

三、营卫补泻

(一)概述

营卫补泻是根据营气与卫气运行分布不同的特点,取卫分(浅层)以补,取营分(深层)以泻,分别针刺补泻的方法。

营气和卫气均为脾胃水谷之气所化生,"其清者为营,浊者为卫,营在脉中,卫在脉外"(《灵枢经·营卫生会》)。营气是运行于脉中的精气,运行于脉内属阴,有化生血液、营养周身的功用;卫气是运行于脉外的浊气,运行于脉外属阳,有温煦脏腑、充养肌肤、司腠理开阖的功用。营气与卫气各司其职,相互为用,周流全身,又复交会而阴阳相贯,如环无端。在运行分布上,营气与卫气各有特点。《灵枢经·卫气》云:"其浮气之不循经者,为卫气;其精气之行于经者,为营气。"这说明营气布于经脉深部,卫气布于经脉浅部,是其不同处。

《难经》发挥《灵枢经》诸篇经义,以"刺荣无伤卫,刺卫无伤荣"为题,引入营卫补泻的概念。在《难经·七十一难》中,说明营卫阴阳深浅不同,具体操作方法当有区别;在《难经·七十六难》中,又以"当补之时从卫取气,当泻之时从荣置气"为法则,从而产生了两种不同的操作。元代滑伯仁《难经本义》、明代李梴《医学入门》基本从《难经》原义出发,加以诠解发挥。日本滕万卿《难经古义》认为,《难经·七十六难》与《难经·七十难》"春夏必致一阴,秋冬必致一阳"之义相通,亦即营卫补泻的针刺深浅原则,当与四时阴阳升降变化联系起来理解。

也有人将营卫深浅候气与开阖补泻结合起来进行操作的,如郑魁山《针灸集锦》。李鼎《针灸学释难》认为"当补之时从卫取气,当泻之时从营置气",在于针刺补法以按为主,即紧按慢提,针刺泻法以提为主,即紧提慢按。此与《难经·七十难》所说的"初内针,浅而浮之至心肺之部,得气推内之,阳也"和"初下针,沉之至肝肾之部,得气引持之,阴也"是一个意思。并指出,《难经·七十六难》所述,是后来提插补泻的依据。

(二)方法

1.营卫深浅针刺法

这是根据《难经·七十一难》进行操作的方法。针刺属于阳气的卫分(浅层)时,要沿皮横刺,不可深刺、直刺,即"刺卫无伤荣"。针刺属于阴气的营分(深层)时,要先以左手按压穴位,使浅层的卫气散开后,方可直刺进针,直达深层,即"刺荣无伤卫"。

2.营卫提插补泻法

这是根据《难经·七十六难》深浅取气,并结合提插补泻进行操作的方法。补法,轻缓而刺,下针至穴位浅层(卫分),得气后反复行下插动作,或紧按慢提,徐推其气以入内。泻法,重急而刺,下针至穴位深层(营分),得气后反复行上提动作,或紧提慢按,引持其气以出外。

3.营卫开阖补泻法

补法,先从穴位浅层(卫分)候气,如气不至即行催气手法,气至后缓慢出针,急按针孔。泻法,先从穴位深层(营分)候气,如气不至即行催气手法,气至后重急出针,不按孔穴,或点刺放血。实际上,这是根据营卫深浅分布不同特点取气,并结合开阖补泻,分别补泻的方法。

(三)临床应用

目前,营卫补泻常与提插、徐疾、开阖等单式补泻结合应用,以调和营卫为目的,进行深浅不同的针刺操作。

根据杨继洲《针灸大成》所述,营卫补泻在临床上可结合各种辅助手法而施行。刺阳部(卫气),浅卧下针,辅以循摄之法,令经脉肌肤舒缓,或辅以弹穴法,令气血充盈而后下针。刺阴部(营分),必先用爪切重按的辅助手法,令阳气(卫气)散,再重急下针,直刺达穴位深层。

此外,营卫补泻可作为候气法的一种。阳病、卫分证,可在穴位浅层候气;阴病、营分证,可在穴位深层候气。刺阳经穴位,可在穴位浅层候气后,再由浅入深;刺阴经穴位,可在穴位深层候气后,再由深出浅。在历代针灸文献中,还有以男女性别区分针刺深浅的方法。如男子用浅提法候气于卫分(外),女子用深插法候气于营分(内),以待气至。用这种方法后,如仍久而不得气,则说明营卫之气衰竭,病情危重。可资参考。

再者,有人将此沿用于皮肤针法。皮肤针叩刺,轻叩不出血为"刺卫",属于补法;重叩出血为"刺营",属于泻法。

(四)注意事项

(1)营卫补泻以针刺深浅为则,但其具体尺寸应以穴位解剖位置为依据,在许可的限度内决定。如合谷穴可直刺 1.5 寸,浅层卫分 0.5 寸,深层营分则为 1.5 寸。其余类推。

(2)营卫补泻以得气为要领,不论补法还是泻法,首先取气(得气),然后再行其他手法。如在规定的深浅度,久不得气,当用催气法。如气仍不至,应调节针尖方向或深浅度,不宜拘泥。

第四章 灸 法

第一节 灸法临床基础

一、灸法材料和分类

灸法古称灸焫。《说文解字》云："灸，灼也，从火音久，灸乃治病之法，以艾燃火，按而灼也。"可见，灸法是用艾绒或药物为主要灸材，点燃后放置于腧穴或病变部位，进行烧灼和熏熨，借其温热刺激及药物作用，温通气血、扶正祛邪，以防治疾病的一种外治方法。

灸法可分为艾灸法和非艾灸法两大类。艾灸法以艾绒为灸材，是灸法的主要内容，可分为艾炷灸、艾条灸等。非艾灸法可用除艾叶以外的药物或其他方法进行施灸，有灯火灸、药线灸、药笔灸等。

（一）艾叶与艾绒

艾为自然生长于山野之中的菊科多年生灌木状草本植物，我国各地均有生长，但古时以蕲州产者为佳，故特称"蕲艾"。艾在春天抽茎生长，茎直立，高60～120 cm，具有白色细软毛，上部有分枝。茎中部的叶呈卵状三角形或椭圆形，有柄，羽状分裂，裂片椭圆形至椭圆状披针形，边缘具有不规则的锯齿，表面深绿色，有腺点和极细的白色软毛，背面布有灰白色绒毛，7～10月开花，瘦果呈椭圆形，艾叶有芳香型气味，在农历的4～5月，当叶盛而花未开时采收。采时将艾叶摘下，晒干或阴干后备用。

1.艾叶化学成分

艾叶中纤维质较多，水分较少，还有许多可燃的有机物，是理想的灸疗原料。其化学成分见表4-1。

表 4-1　艾叶的化学成分

成分	％
无氮素有机物	66.85
含氮素有机物	11.31
水分	8.98
溶醚成分	4.42
离子成分（包括钾、钠、钙、镁、铝）	8.44

2.艾叶的性能

艾叶气味芳香，味辛、微苦，性温热，具纯阳之性。艾叶经加工制成细软的艾绒，便于搓捏成大小不同的艾炷，易于燃烧；艾火燃烧时热力温和，能窜透皮肤，直达体表深部；艾产地广泛，易于采集，价格低廉。故从古至今，灸不离宗，艾是最常用的施灸材料。

3.艾绒的制备

每年农历的 4～5 月,采集肥厚新鲜的艾叶,放置日光下曝晒干燥,然后投于石臼中,用木杵捣碎,筛去杂梗,再晒、再捣、再筛,如此反复多次,即成为淡黄色、洁净、细软的艾绒。

艾绒按加工(捣筛)程度不同,有粗、细之分。粗绒多用做艾条或间接灸,细(精)绒则常用做直接灸。艾绒的质量以无杂质、柔软易团聚、干燥者为优,以含杂质、生硬不易团聚、湿润者为劣。后者燃烧时易爆裂,散落火花而灼伤皮肤,故不宜采用。新制艾绒内含挥发油较多,灸时火力过强,有失温和之性,常致患者不能耐受,故临证以陈久的艾绒为佳品。

4.艾绒的贮藏

艾绒其性吸水,易于受潮,平时应放在密闭的干燥容器内,置于阴凉干燥处保存;并于每年天气晴朗时重复曝晒几次,以防潮湿、霉烂或虫蛀,否则会影响燃烧与效用。

（二）艾绒制品

1.艾炷

以艾绒施灸时,所燃烧的圆锥体艾绒团称为艾炷,常用于艾炷灸。每燃尽1个艾炷,为1壮。

(1)艾炷规格:小炷重 0.5 g,相当于中炷的一半,常置于穴位或病变部烧灼,常做直接灸用。中炷重1 g,炷高 1 cm,炷底直径约 1 cm,可燃烧 3～5 分钟,常做间接灸用。大炷重 2 g,相当于中炷的 1 倍,常做间接灸用。艾炷无论大小,直径与高度大致相等。

(2)艾炷制作方法:有手工制作与艾炷器制作两种方法。①手工制作法:小炷可先将艾绒搓成大小适合的艾团,夹在左手拇、示二指指腹之间,示指要在上,拇指要在下,再用右手拇、示二指将艾团向内向左挤压,即可将圆形艾团压缩成上尖下平的三棱形艾炷,随做随用,至为简便。中炷、大炷则须将艾绒置于平板上,用拇、示、中三指边捏边旋转,将艾绒捏成上尖下平的圆锥体(图 4-1)。要求搓捏紧实,能放置平稳,燃烧时火力由弱到强,患者易于耐受,且耐燃而不易爆。艾炷大小可随治疗需要而定。②艾炷器制作法:艾炷器中铸有锥形空洞,洞下留一小孔,将艾绒放入艾炷器空洞中,另用金属制成下端适于压入洞孔的圆棒,直插孔内紧压成圆锥体,倒出即成艾炷。用艾炷器制作的艾炷,艾绒紧密,大小一致,更便于应用。

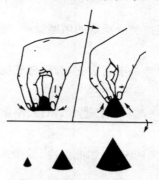

图 4-1　艾炷手工制作法

2.艾条

艾条又名艾卷,系用艾绒卷成的圆柱形长条。一般长 20 cm、直径 1.5 cm,常用于悬起灸、实按灸等。根据内含药物之有无,可分为纯艾条和药艾条两种。

(1)纯艾条:取制好的陈久艾绒 24 g,平铺在长 26 cm、宽 20 cm、质地柔软疏松而又坚韧的桑皮纸上,将其卷成直径约 1.5 cm 的圆柱形艾条,松紧适中,用胶水或糨糊封口。

(2)药艾条:有以下 3 种。①常用药艾条:取肉桂、干姜、木香、独活、细辛、白芷、雄黄、苍术、没药、乳香、川椒各等分,研成细末。将药末混入艾绒中,每支艾条加药末 6 g。制法同纯艾条。②雷火神针:沉香、木香、乳香、茵陈、羌活、干姜、穿山甲各 15 g,研为细末,过筛后,加入麝香少许和匀。以桑皮纸 1 张约 30 cm×30 cm 摊平,取艾绒 40 g 均匀铺于纸上,然后将药末 10 g 匀掺于艾绒中。再搓捻卷紧成爆竹状,外糊上桑皮纸 1 层,两头留空纸 3 cm,捻紧即成。阴干备用,勿令泄气。③太乙神针(韩贻丰《太乙神针心法》方):硫黄 6 g,麝香、乳香、没药、松香、桂枝、杜仲、枳壳、皂角、细辛、川芎、独活、穿山甲、雄黄、白芷、全蝎各 3 g,均研成细末,和匀。以桑皮纸 1 张约 30 cm×30 cm 大小,摊平。先取艾绒 24 g,均匀铺于纸上;再取药末 6 g,均匀掺入艾绒中;然后卷紧如爆竹状,外用鸡蛋清涂抹;再糊上桑皮纸 1 张,两头留空纸 3 cm 左右,捻紧即成。阴干待用。

二、灸法作用和适用范围

根据艾灸法的作用特点,其适用范围以寒证、虚证、阴证为主,对慢性病及阳气虚寒者尤宜。

(一)艾灸法的作用特点

(1)艾灸法的作用主要是温热透达腧穴深部,以及艾叶芳香温通药性的综合效应。

(2)艾灸法的应用以经脉陷下、阴阳皆虚、络脉坚紧者为宜,如《黄帝内经灵枢·经脉》:"陷下则灸之。"

(3)艾灸法可治针刺或中药疗效不显者,亦即"针所不为,灸之所宜""凡病药之不及,针所不到,必须灸之"。在临床上,可以单用灸法,亦可先灸后针,先针后灸,针灸并用等。

(4)艾灸法主要用于寒证。《黄帝内经素问·异法方宜论》:"藏寒生满病,其治宜灸焫。"即是其例。

(二)适用范围

1.温经通络

温经通络适用于寒凝血滞、经络痹阻所致的风寒湿痹、痛经、经闭、寒疝、腹痛等。

2.祛风解表、温中散寒

祛风解表、温中散寒适用于风寒外袭之表证,脾胃寒盛的呕吐、胃痛、腹泻。

3.温肾健脾

温肾健脾适用于脾肾阳虚之久泄、久痢、遗尿、阳痿、早泄。

4.回阳固脱

回阳固脱适用于阳气虚脱之大汗淋漓、四肢厥冷、脉微欲绝。

5.益气升阳

益气升阳适用于气虚下陷之内脏下垂、阴挺、脱肛、崩漏日久不愈等。

6.消瘀散结、拔毒泄热

消瘀散结、拔毒泄热适用于疮疡、痈疽初起,疖肿未化脓者;瘰疬及疮疡溃后久不愈合者。

7.防病保健

灸法用于防病保健有着悠久的历史。孙思邈《备急千金要方·针灸上》云:"凡入吴蜀地宦游,体上常须三两处灸之,勿令疮暂瘥,则瘴疠、温疟、毒气不能着人。"

三、灸法禁忌病症

(一)临时情况的禁忌

基本和毫针刺法禁忌一致,在过劳、过饥、过饱、醉酒、大渴、惊恐、大怒等情况下,不可施灸。

(二)病症禁忌

外感或阴虚内热证,咳血、中风闭证等,凡脉象数疾者禁灸。高热、抽搐或极度衰竭、形瘦骨弱者,亦不宜灸治。

四、灸法禁忌部位

古之禁灸穴,主要是指直接灸、化脓灸,与其说是禁灸穴,不如说是禁忌部位更合适。

(1)颜面部穴不宜着肤灸。

(2)腋窝、睾丸、乳头、会阴部均不可灸。

(3)心脏虚里处、重要脏器和大血管附近,动脉应手处,尽量不用艾炷直接灸,更不宜用瘢痕灸,可选用其他灸法或针刺等方法治疗。

(4)皮薄肌少、筋肉积聚部位,以及关节活动处不能行瘢痕灸等。

五、艾灸意外

艾灸可引起晕灸、变态反应、感染、中毒等不良反应。除皮肤感染外,均在此介绍。

(一)晕灸

晕灸和晕针一样,都是短暂性血管抑制性晕厥。其临床表现、发生原因、防治措施均与晕针相类似。大多发生在艾炷灸过程中,也有在灸后发生的,则称为延迟晕灸。

1.临床表现

(1)先兆期:头晕不适,眼花耳鸣,心悸胸闷,上腹不适,面色苍白,出冷汗,呵欠连连。有的无先兆表现。

(2)发作期:轻者头晕胸闷,恶心欲呕,肢体无力发凉,摇晃不稳,可伴瞬间意识丧失;重者意识丧失,昏仆不醒,唇甲青紫,冷汗淋漓,面色灰白,两眼上翻,二便失禁,也可有四肢抽搐。

(3)缓解期:及时处理恢复后,自觉疲乏无力,面色苍白,嗜睡,汗出,或仅轻度不适。

2.处理方法

(1)轻度:停止施灸,将患者扶至通风处,抬高两腿,头部放低,静卧片刻,给服温开水或热茶。

(2)重度:停止施灸后平卧,在百会穴行艾条雀啄灸,针刺水沟、涌泉,也可配合人工呼吸或注射强心剂。

3.预防措施

(1)心理预防:对猜疑、恐惧、情绪过度变化的患者,要做好心理安慰、语言诱导等工作。对性格内向、精神压抑者,可做松弛训练。对性格外向、急躁好动者,可用各种有效方法转移其注意力。

（2）生理预防：饥饿者灸前适量进食，过劳者要令其休息，恢复体力后再行施灸。对易晕灸者，要尽量采用侧卧位，简化灸穴，减少灸量。施灸结束后，稍事休息后再离开诊室，以免发生延迟晕灸。

（二）变态反应

1.临床表现

以过敏性皮疹为多见，表现为局限性红色小疹，或全身性风团样丘疹，周身发热，瘙痒难忍。甚而可有胸闷，呼吸困难，面色苍白，大汗淋漓，脉细微。多在艾灸后一至数小时发生，可反复出现。

2.处理方法

皮疹可在停用艾灸后数天内，自行消退。发生变态反应，可用抗组胺药、维生素 C 等，多饮水。如发热、奇痒烦躁等，可用皮质激素。当面色苍白、大汗淋漓、脉细微时，必要时可肌内注射肾上腺素或肾上腺皮质激素。

3.预防措施

对艾灸过敏者忌用之，对穴位注射过敏者则慎用之。在施灸过程中如见变态反应先兆，则立即停用艾灸。

（三）药物中毒

因药艾条中含有雄黄，点燃后可产生含砷的气体，经呼吸道吸入而引起砷中毒。

1.临床表现

可出现流泪、咽痒、呛咳等，随之发生流涎、头晕、头痛、乏力、心悸、胸闷、气急等，甚而可出现恶心、腹痛、吐泻、冷汗淋漓等。

2.处理方法

轻者用绿豆汤（200 g 煮成 500 mL）送服小檗碱片（每天 6 片，分 3 次服），重者应送医院抢救。

3.预防措施

要限制药艾条用量，每次不超过半支，对孕妇、过敏者禁用之。

第二节　灸法操作原则

一、选择方法

根据患者、病症、病种的不同，可选用不同的灸治方法。

（一）因人而宜

老人、小儿尽量少用或不用直接艾炷灸。糖尿病患者尽量不用着肤灸，以免皮肤感染伤口不易愈合。面部宜用艾条悬起灸或艾炷间接灸。

（二）因病而宜

化脓灸防治慢性支气管炎和哮喘有效。灯火灸或火柴灸，可治流行性腮腺炎、扁桃体炎，而铺灸则适用于类风湿关节炎等。慢性病多用温和灸、回旋灸和温针灸等，而急性病则多用着肤灸、雀啄灸等。

隔物灸和敷灸中所用的药物,皆按药物的性味、功能、主治等,予以选用,如甘遂灸多用于逐水泻水,而附子饼灸则多用于补虚助阳。疮疡、痈疽、顽癣、蛇丹常用局部灸治。

(三)因时而宜

艾灸常宜于午时阳气极盛之时,季节以春秋两季更佳。当然又需根据具体情况而定,或冬病夏治,或夏病冬治等。

(四)因法而宜

各种不同的灸法,有其不同的作用,可因法而选其适宜病症。如化脓灸引邪外出、开辟门户,灯火灸疏风解表、化痰定惊,温针灸温通经脉、活血化瘀,艾条温和灸则可行气活血。

二、掌握灸量

灸量是灸疗时刺激时间和刺激强度的乘积,取决于施灸的方式、灸炷的大小、壮数的多少,施灸时或施灸后刺激效应的持续时间等。掌握最佳灸量,可提高疗效,防止不良反应。

(一)灸量取用的原则

灸量指灸法达到的温热程度,不同的灸量可产生不同的治疗效果。下列两方面的因素与灸量密切相关。

1.艾炷、壮数

灸量一般以艾炷的大小和壮数的多少计算,炷小、火势小、壮数少则量小,炷大、火势大、壮数多则量大。艾条灸、温灸器灸以时间计算,太乙针、雷火针是以熨灸的次数计算。

2.疗程

灸量还与疗程相关。疗程长、灸量大,用于慢性病;疗程短、灸量小,多用于急性病。掌握灸量应根据患者的体质、年龄、施灸部位、病情等因素来综合考虑。

(二)灵活掌握灸量的方法

根据施灸部位、体质和年龄等,灵活掌握灸量,是临床治疗必须遵守的原则。现以艾炷灸为例加以说明。

1.施灸方法

艾炷直接灸时,可用小炷、中炷;间接灸则用中炷、大炷。

2.体质和年龄

青壮年、男性,初病、体实者,宜大炷、多壮;妇女、儿童、老人、久病、体虚者,宜小炷、少壮。

3.施灸部位

头面、胸背,艾炷不宜大而多;腰背腹部、肌肉丰厚处,可用大炷、多壮;四肢末端,皮肉浅薄而多筋骨处,宜少灸。

4.病情

风寒湿痹,上实下虚者,欲温通经络,祛散外邪,或引导气血下行时,不过7壮,小、中炷即可,否则易使热邪内郁而产生不良后果。沉寒痼冷、元气将脱者,需扶助阳气、温寒解凝,非大炷多壮不能奏效。

5.天地自然环境

冬日灸量可大,夏日灸量宜小。北方寒冷,灸量可大;南方温暖,灸量宜小。

6.施灸次数

将规定的艾炷壮数,一次灸完的称顿灸,分次灸完的称报灸。对体质差或头面四肢部,可用报灸,分若干次灸完,以控制灸量、完成疗程,避免产生不良反应。

三、合理补泻

(一)根据辨证,选用不同的灸治部位

可起到补虚泻实、调和气血的目的。如涌泉穴用艾条雀啄灸或蒜泥敷灸,治疗鼻衄、咯血等,能起到清热泻火的作用。用百会穴雀啄灸或蓖麻子捣泥敷灸,治疗脱肛、遗尿,则起到补气升阳的作用。此外,《理瀹骈文》根据三焦辨证提出上焦病多用取嚏法(如皂角末涂鼻治感冒);中焦病多用填脐法(如填脐敷治腹痛);下焦病多用坐药、蒸洗法等,也可归属于灸法辨证施治的范畴。

(二)隔物灸与敷灸的补泻

要根据隔物灸和贴敷时所用的药物,按其性味、功能、主治等,予以选用。如选用偏重于泻的药物进行隔物灸或贴敷,就能起到泻的作用,如甘遂贴敷多用于逐水泻水,豉饼隔物灸则多用于散泄毒邪。选用偏重于补的药物进行隔物灸或贴敷,就能起到补的作用,如附子饼隔物灸多用于补虚助阳,蓖麻仁贴敷百会穴治疗胃下垂、子宫脱垂、脱肛等,能起到补气固脱的作用。

(三)艾卷灸的抑制和兴奋作用

抑制法为强刺激,用艾卷温和灸或回旋灸,每穴每次 10 分钟以上,特殊需要时可灸几十分钟;主要作用是镇静、缓解、制止,促进正常的抑制作用。兴奋法为弱刺激,主要用雀啄灸,每穴每次半分钟到 2 分钟,30～50 下,或用温和灸、回旋灸,时间 3～5 分钟;主要作用是促进生理功能,解除过度抑制,引起正常兴奋作用。

第三节　艾炷着肤灸

艾炷着肤灸是将艾炷直接放置施灸部位皮肤上烧灼的方法,故又称直接灸。根据灸后有无烧伤化脓,又可分为化脓灸和非化脓灸。骑竹马灸、横三间寸灸等都是灸背部穴的特殊艾炷着肤灸。背部灸穴有特定测量法,在历史文献中殊多记述,值得研究。

一、瘢痕灸

瘢痕灸又称化脓灸,是用黄豆大或枣核大艾炷直接放置腧穴进行施灸,局部组织经烧伤后产生无菌性化脓现象(灸疮)的灸法。这种烧伤化脓现象,古称灸疮。因灸疮愈合之后,多有瘢痕形成,故又称瘢痕灸。王执中《针灸资生经》:"凡着艾得灸疮,所患即瘥,若不发,其病不愈。"可见本法必须达到化脓方有效果,灸疮的发与不发是取效的关键。

(一)方法

1.体位选择

可采取卧位或坐位,应以体位自然,肌肉放松,施灸部位明显暴露,艾炷放置平稳,燃烧时火力集中,热力易于深透肌肉为准。亦需便于医师正确取穴,方便操作,患者能坚持施灸治疗全过程。体位放妥后,再在施灸部位上正确点穴,点穴可用圆棒蘸甲紫溶液或墨笔做标记。

2.施灸顺序

一般宜先灸上部,后灸下部;先灸背部,后灸腹部;先灸头部,后灸四肢;先灸阳经,后灸阴经。先阳后阴,取其从阳引阴而无亢盛之弊;先上后下,则循序渐进、次序不乱;先少后多,使艾火由弱而强,便于患者接受。

如需艾炷灸多壮者,必须由少逐次渐多,或分次灸之,即所谓报灸。需大炷者,可先用小艾炷灸起,每壮递增之,或用小炷多壮法代替。

但在特殊情况下,也可酌情灵活运用,不可拘泥。如气虚下陷之脱肛,可先灸长强以收肛,后灸百会以举陷等,如此才能提高临床疗效。

3.艾炷制备安放

艾炷按要求做好,除单纯采用细艾绒之外,也可加些芳香性药末,如丁香、肉桂等分研末(丁桂散),利于热力渗透。先在穴位上涂些凡士林,以增加黏附作用,使艾炷不易滚落。放好后,用线香点燃艾炷。

4.间断法和连续法

当艾炷燃尽熄灭后,除去灰烬,再重新换另一个艾炷点燃,称为间断法,不易出现灸感循经传导。不待艾炷燃尽,当其将灭未灭之际,即在余烬上再加新艾炷,不使火力中断,每可出现感传,则称为连续法。

5.灸穴疼痛灼热

当艾炷燃烧过半时,灸穴疼痛灼热,患者往往不能忍受。此时,医师可用手拍打穴处周围,或在其附近抓挠,或拍打身体其他部位,以分散其注意力,从而减轻疼痛。一般只有在第1壮时最痛,以后各壮就可忍受。

6.艾炷灸补泻

以徐疾和开阖分别补泻。

(1)补法:艾炷点燃置穴,不吹其火,待其徐徐燃尽自灭,火力缓慢温和,是为徐火、弱火。灸治的时间较长,壮数可多。灸毕一炷,用手指按一会儿施灸穴位,是闭其穴,以使真气聚而不散。

(2)泻法:艾炷置穴点燃,用口吹旺其火,促其快燃,火力较猛,快燃快灭,是为疾火、强火。当患者觉局部灼痛时,即迅速更换艾炷再灸。灸治时间较短,壮数较少,灸毕不按其穴,是开其穴,以起到祛散邪气的作用。

7.敷贴淡膏药

灸毕,可在灸穴上敷贴淡膏药,每天换贴1次。或揩尽灰烬,用干敷料覆盖,不用任何药物。

8.灸疮

待5～7天后,灸穴处逐渐出现无菌性化脓现象,有少量分泌物,可隔1～2天更换干敷料或贴新的淡膏药。疮面宜用盐水棉球揩净,避免污染,防止并发其他炎症。正常的无菌性化脓,脓色较淡,多为白色。若感染细菌而化脓,则脓色黄绿。经30～40天,灸疮结痂脱落,局部可留有瘢痕。

如灸疮干燥,无分泌物渗出,古人称为"灸疮不发",往往不易收效。可多吃一些营养丰富的食物,或服补气养血药物,以促使灸疮的正常透发,提高疗效。也有在原处再加添艾炷数壮施灸,以促使灸疮发作。

对瘢痕进行观察,常可判定临床疗效。如瘢痕灰白,平坦柔软,说明已达到治疗要求。如瘢痕紫黯,起坚硬疙瘩,病根未除,须在原处继续艾灸。

(二)临床应用

适用于全身各系统顽固病症而又适宜灸法者,如头风、中风、癫痫、哮喘、瘰疬、肺结核、慢性肠胃病、骨髓炎、关节病等。

(三)注意事项

(1)医师应严肃认真,专心致志,精心操作。施灸前应对患者说明施灸要求,消除恐惧心理。若需瘢痕灸,必须先征得患者同意。应处理好灸疮,防止感染。

(2)根据患者的体质和病症施灸,取穴要准,灸穴勿过多,热力应充足,火力宜均匀,切勿乱灸暴灸。

(3)灸治中,出现晕灸者罕见。若一旦发生晕灸,则应按晕针处理方法而行急救。

(4)施灸过程中,应防止艾火烧伤衣物、被褥等。施灸完毕,必须将艾炷熄灭,以防止发生火灾。对于昏迷、反应迟钝或局部感觉消失的患者,应注意勿灸过量,避免烧烫伤。

(5)灸法尤忌大怒、大劳、大饥、大倦、受热、冒寒。灸后不可马上饮茶,恐解火气。忌生冷瓜果。

二、麦粒灸

非化脓灸法主要是麦粒灸,即用麦粒大或黄豆大的小艾炷直接在腧穴施灸,灸后不引起化脓的方法。因其艾炷小,刺激强,时间短,收效快,仅有轻微灼伤或发疱,不留瘢痕,故目前在临床应用较多。更宜用于小儿病及头面穴。因须在艾炷烧近皮肤时用压灭方法中断灸火,故又称为压灸。

(一)方法

1.点燃

为防止艾炷滚落,可在灸穴抹涂一些凡士林,使之黏附,然后将麦粒大的艾炷放置灸穴上;用线香或火柴点燃,任其自燃,或微微吹气助燃。

2.移去或压灭

至艾炷烧近皮肤,患者有温热或轻微灼痛感时,即用镊子将未燃尽的艾炷移去或压灭,再施第2壮。也可待其燃烧将尽,有清脆之爆炸声,将艾炷余烬清除,再施第2壮的。

3.灸穴疼痛

若需减轻灸穴疼痛,可在该穴周围轻轻拍打,以减轻痛感。若灸处皮肤呈黄褐色,可涂一点冰片油以防止起疱。

4.壮数

根据情况一般可用3~7壮。若第2次再在原处应用,每多疼痛,效果亦大减,故需略行更换位置,但不要超出太远。

5.程度

本法灼痛时间短,约20秒,一般以不烫伤皮肤或起疱为准。即使起疱,亦可在2~3天内结痂脱落,不遗瘢痕。

(二)临床应用

适用于气血虚弱、小儿发育不良及虚寒轻证等。对各种痛证与急性炎症,效果也很明显,每可立即生效。

(三)注意事项

(1)操作要熟练,避免烧伤。

(2)灸后如起小疱,宜涂甲紫溶液,令其自行吸收。

(3)如灸百会,灸前先剪去穴区头发(如中指甲大)一块,灸后半月不洗头。

(4)若是小儿,要家长抱扶,配合治疗,以免意外。

第四节 艾炷隔物灸

艾炷隔物灸又称间接灸、间隔灸,是在艾炷与皮肤之间衬垫某些药物而施灸的一种方法。艾炷隔物灸具有艾灸与药物的双重作用,火力温和,患者易于接受。

一、隔姜灸

隔姜灸是在艾炷和皮肤间隔生姜片进行灸治的方法。早见于朱端章《卫生家宝方·痈疽发背方》,而后清代吴尚先的《理瀹骈文》等也有记载。本法有温中散寒、和胃止呕等治疗作用。

(一)方法

将新鲜老姜,沿生姜纤维切成厚 $0.2\sim0.5$ cm 的姜片(大小据穴区部位所在和所选艾炷大小决定),中间用针扎小孔数个。置施灸穴位上,用大艾炷或中艾炷点燃,放在姜片中心施灸。若患者有灼痛感时,可将姜片提起,使之离开皮肤片刻,旋即放下,再行灸治,反复进行。以局部皮肤潮红湿润为度。一般每次施灸 $5\sim10$ 壮。

(二)临床应用

温中散寒,和胃止呕,祛寒解表。适用于感冒、咳喘、呕吐、胃痛、腹痛、腹泻、遗精、阳痿、不孕、痛经、面瘫、风寒湿痹等。

(三)注意事项

(1)用新鲜老姜,现切现用为好,不用干姜和嫩姜。

(2)姜片厚薄根据灸治部位和病症而定。面部等敏感处要厚些,急性病、痛证要薄些。

(3)如不慎起水疱时,须防止感染。

二、隔蒜灸

隔蒜灸又称蒜钱灸,是在艾炷和皮肤间隔蒜片进行灸治的方法。早见于葛洪《肘后备急方》,古人主要用于痈疽,现代还用于肺结核和疣等。除此之外,还有用蒜泥、药粉和艾绒铺在背部的长蛇灸。

(一)方法

1.隔蒜片灸

将独头大蒜横切成厚约 0.3 cm 的薄片,用针扎孔数个,放在患处或施灸穴位上,用大、中艾炷点燃放在蒜片中心施灸,每施灸 4～5 壮,须更换新蒜片,继续灸治。

2.隔蒜泥灸

将大蒜捣成蒜泥状,制成厚约 0.3 cm 的圆饼,置患处或施灸穴位,再上置艾炷,点燃施灸。此两种隔蒜灸法,每穴每次宜灸足 7 壮,以灸处泛红为度。

(二)临床应用

消肿拔毒,散结止痛。用于治疗痈、疽、疮、疖、瘰疬、肺结核、腹中积块及蛇蝎毒虫所伤等病症。

(三)注意事项

(1)用新鲜大蒜,现切现用为好。

(2)蒜片厚薄根据灸治部位和病症而定。面部等敏感处要厚些,急性病、痛证要薄些。

(3)如不慎起水疱时,须防止感染。

三、隔盐灸

隔盐灸是用盐做隔物进行艾灸的方法。早见于《肘后备急方》,用治小便不通、霍乱、蛇咬伤等。而后有用治阴证伤寒的。隔盐灸一般只能用于脐中,也就是神阙穴。近今有用竹圈隔盐灸的报道,可用于四肢躯干,从而扩大了它的主治范围。

(一)方法

1.隔盐灸

将纯干燥的食盐纳入脐中,填平脐孔,上置大艾炷施灸。如脐部凹陷不明显,可预先在脐周围一湿面圈,再填入食盐。如患者稍有灼痛,即应更换艾炷。也有于盐上放置姜片施灸,待患者有灼痛时,将姜片提起,保留余热至燃完一炷。一般可灸 3～7 壮。急性病可多灸,不限制壮数。

2.竹圈隔盐灸

空心竹圈若干个,内径 3～5 cm 不等,高 1 cm,再用两层纱布包裹其底部,纱布边缘用橡皮筋系紧在竹圈的外围。竹圈内均匀铺上食盐,以能遮盖纱布为限,然后在竹圈内再装满艾绒,中央隆起,不能太松。点燃艾绒,使其慢慢燃烧至底部盐层响起噼啪声,1 圈可灸 20～30 分钟。

(二)临床应用

回阳、救逆、固脱,适用于急性腹痛、吐泻、痢疾、脱证、癃闭等。

(三)注意事项

(1)要求患者保持原有体位,呼吸匀称。

(2)如有脐部灼伤,要涂以甲紫溶液,并用消毒纱布覆盖固定,以免感染。

(3)竹圈隔盐灸时,如患者疼痛难忍,可将竹圈稍离穴位。

四、隔附子灸

隔附子灸首见于唐代《备急千金要方》《外台秘要》,用治痈疽、风聋等。后世有用于外科疮久成瘘者。隔物分为附子片和附子饼两种,有温经散寒、温肾壮阳作用。

(一)方法

1.附子片灸

将附子用水浸透后,切成 0.3～0.5 cm 的薄片,用针扎数孔,放施灸部位施灸(同隔姜灸法)。

2.附子饼灸

取生附子切细研末,用黄酒调和做饼,大小适度,厚 0.4 cm,中间用针扎孔,置穴位上,再以大艾炷点燃施灸,附子饼干焦后再换新饼,直灸至肌肤内温热、局部肌肤红晕为度。日灸1次。

(二)临床应用

附子性味辛温大热,有温肾壮阳的作用,与艾灸并用,适用于各种阳虚证,如阳痿、早泄、遗精、疮疡久溃不敛、痛经等。

(三)注意事项

(1)注意室内通风。

(2)选择平坦不易滑落处灸治。

(3)阴虚火旺及过敏体质者不宜。

五、隔药饼灸

隔药饼灸又称药饼灸,可分为两类。一类为单味中药或加1～2味辅助中药研末制作而成的隔药饼灸,如上述的隔附子饼灸等;另一类系指将复方中药煎汁或研末后加入少量赋形剂制成小饼状,并隔此药饼用艾炷灸或艾条灸的一种间接灸法。

(一)方法

1.药饼的分类

大致可分为两类:一为针对某些病症的,如骨质增生药饼、溃疡性结肠炎药饼、足跟痛药饼、硬皮病药饼等;一类为根据中医治则制作的药饼,如活血化瘀药饼、健脾益气药饼、补肾药饼等。

2.药饼制作法

(1)药汁浓缩法:按配方称取各味中药,加水适量煎2次,去渣,再以文火浓缩至一定量,加入赋形剂;亦可根据要求,部分药物煎汁浓缩,部分药物研末成粉,二者混合调匀后加入赋形剂。用特制的模子压成薄饼。

(2)研末调和法:可配方称取药物,研极细末,一般要求过 200 目筛,装瓶密封备用。用时据临床需要临时用调和剂调和,再用特制的模子压成药饼。目前,常用的调和剂有醋、黄酒、乙醇、姜汁、蜂蜜等。

也可先按上法研成极细末备用,临用时据证情可分别选用大蒜、嫩姜、葱白等其中之一,与药粉各取适量,一齐捣烂,用模子压成药饼。

3.药饼灸法

根据病症选用药饼。隔药饼灸,多取经穴,亦可用阿是穴;可只取单穴,亦可多穴同用。应用时,将药饼置于穴位上,将中或大壮艾炷隔饼施灸,患者觉烫时可略做移动,壮数多少据症情而定。灸疗过程中,如药饼烧焦,应易饼再灸。一般于灸毕移去药饼,亦可根据病症特点和药饼的性质,灸毕仍留置药饼于穴区,固定数小时后去掉。灸治的间隔时间与疗程,可视病症而定。

(二)临床应用

近年来隔药饼灸在临床上应用颇广,且多用于难治性病症,如骨质增生及脊髓空洞症、冠心病、慢性非特异性溃疡性结肠炎、小儿硬皮病、胃下垂、软组织损伤、足跟痛、过敏性鼻炎等。另外,还可用于保健与延缓衰老等。

(三)注意事项

(1)药饼的配方及制作,应根据病症具体情况决定。

(2)药饼要求新鲜配制,现制现用,每只药饼只能使用1次。

(3)灸后如出现水疱、灼伤等情况,可按前述的方法来处理。

第五节 艾条悬起灸

艾条悬起灸是将艾条和穴区保持一定距离进行灸治的方法,主要有温和灸、回旋灸、雀啄灸3种。

一、温和灸

温和灸是将艾条和穴区保持一定距离,局部皮肤温热而无灼痛的艾条灸法。

(一)方法

将艾卷的一端点燃,对准应灸的腧穴部位或患处,距离皮肤2~3 cm,进行熏烤(图4-2),使患者局部有温热感而无灼痛为宜,一般每穴灸20~30分钟,至皮肤红晕潮湿为度。

若遇到昏厥或局部知觉减退的患者及小儿时,医师可将一手示、中两指置于施灸部位两侧,这样可以通过医师的手指来测知患者局部受热程度,以便随时调节施灸距离,掌握施灸时间,防止烫伤。

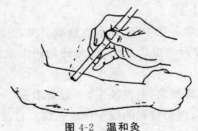

图4-2 温和灸

(二)临床应用

临床应用广泛,适用于一切灸法主治病症。用温和灸,艾条距皮肤1~1.5 cm。

(三)注意事项

(1)灸治时艾条要和皮肤保持一段距离,其热力要注意因人、因病而宜。

(2)本法力缓,不宜于急重病症。

二、回旋灸

回旋灸是用艾条在穴位上往返回旋施灸的方法。

(一)方法

点燃艾条,悬于施灸部位上方约3 cm高处。艾条在施灸部位上左右往返移动,或反复旋转进行灸治(图4-3)。使皮肤有温热感而不致灼痛,以局部深色红晕为宜。一般每穴灸20~

30 分钟,移动范围在3 cm左右。

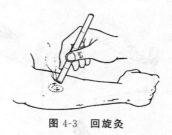

图 4-3 回旋灸

(二)临床应用

热力强,适用于急性病症,病灶较小的痛点。尤其是病损表浅而面积大者,如神经性皮炎、牛皮癣、股外侧皮神经炎、皮肤浅表溃疡、带状疱疹等,对风寒湿痹及面瘫也有效。

(三)注意事项

同温和灸。

三、雀啄灸

艾条灸的一种,用艾条在穴位处上下移动,因其如鸟雀啄食样,故名。

(一)方法

置点燃的艾条于穴位上约 3 cm 高处,艾条一起一落,忽近忽远上下移动,如鸟雀啄食样(图 4-4)。一般每穴灸 5 分钟。此法热感较强,注意防止烧伤皮肤。

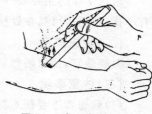

图 4-4 雀啄灸

(二)临床应用

温经通络。多用于昏厥急救、小儿疾病、胎位不正、无乳等。

(三)注意事项

(1)不可太靠近皮肤,尤其是小儿和皮肤知觉迟钝者。

(2)可配合三棱针、皮肤针放血,但要注意局部消毒。

第六节 温针灸和温灸器灸

一、温针灸

温针灸是针刺与艾灸结合应用的一种方法,适用于既需要留针而又适宜用艾灸的病症。本法兴于明代,高武《针灸聚英》、杨继洲《针灸大成》均有记载。现代临床应用广泛,简便易行,针灸并用,值得推广。

(一)方法

将针刺入腧穴得气后并给予适当补泻手法,留针时将纯净细软的艾绒捏在针尾上,或用艾条一段(长 1～2 cm),插在针柄上,均应距皮肤 2～3 cm,再从下端点燃施灸(图 4-5)。待艾绒或艾条烧完后除去灰烬,将针取出。

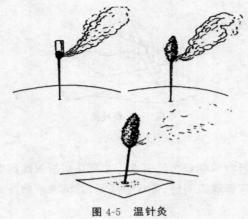

图 4-5　温针灸

帽状艾炷的主要成分是艾叶炭,类似无烟艾条,长度为 2～3 cm,直径为0.5～1 cm,一端有小孔,点燃后可插在针柄上,无烟,可燃烧 30 分钟,形如帽状,故名之。

(二)临床应用

温经散寒,活血通脉。用于风湿痹证和各种疼痛等。

(三)注意事项

(1)嘱患者不要任意移动肢体,以防灼伤。

(2)严防艾火脱落,可预先用硬纸剪成圆形纸片,并剪一至中心的小缺口,置于针下穴区上。

二、温灸器灸

温灸器的式样很多,大多底部均有数十个小孔,内有小筒一个,可以装置艾绒和药末后点燃,然后在灸穴或相应部位上来回熏熨,其实是熨法的一种。以下介绍一种温灸筒,可以固定在腧穴上持续灸疗,以治疗疾病。

(一)方法

1.温灸筒结构

灸筒由内筒、外筒两个相套而成,均用2～5 mm 厚度的铁片或铜片制成。内筒和外筒的底、壁均有孔,外筒上用一活动顶盖扣住,无走烟孔,施灸时可使热力下返,作用加强。内筒安置一定位架,使内筒与外筒间距固定。外筒上安置一手柄以便夹持或取下。亦可在外筒上安置两个小铁丝钩,其尾端可系松紧带以固定灸筒于腧穴上。(图 4-6)

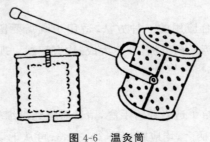

图 4-6　温灸筒

2.操作方法

(1)装艾:取出灸筒的内筒,装入艾绒至大半筒,然后用手指轻按表面艾绒,但不要按实。

(2)点火预燃:将内筒装入外筒,用火点燃中央部的艾绒(不能见火苗),放置室外,灸筒底面触之烫手而艾烟较少时,可盖上顶盖,取回施用。但必须注意,预燃不足则施灸时艾火易灭,过度则使用时艾火不易持久。

(3)施灸:将灸筒(底面向下)隔几层布放置于腧穴上即可,以患者感到舒适、热力足够而不烫伤皮肤为佳。

(4)固定:在灸筒上预置小铁丝钩,其尾端可系以一绳(或松紧带)之两端,如灸四肢偏外侧的穴位(如足三里),将两个铁丝钩分别钩住绳的两端,如此灸筒即可固定在穴位上。

(5)灸后处置:一般在下次灸时再将筒内艾灰倒出为妥。

(二)临床应用

1.主治

凡适用于艾灸的病症,可用本法施灸。尤其适用于慢性病,但贵在持之以恒。

2.灸量

久病羸弱,进食少而喜凉恶热者,可用小火灸治。前15天的灸量,腹部穴每次灸20分钟,背部、四肢穴每穴每次灸15分钟。待进食增多、体力增长后再用一般的灸量,头部灸10分钟,背部、四肢灸20分钟,腹部灸30分钟。

(三)注意事项

(1)极少数患者灸后可见头晕、口干、鼻衄、纳呆、乏力,应该减少灸量。

(2)各种慢性病,可用中脘、足三里等通理腑气。

(3)温灸时如觉过热,可增加隔布层数。若仍觉过热,可用布块罩在灸筒上,如此进入空气减少,温度即可下降。不热时则减少隔布,或将顶盖敞开片刻,但不可将筒倾倒。

第五章　神经科病症的针灸治疗

第一节　头　痛

一、概述

头痛是指由于外感与内伤,致使脉络绌急或失养,清窍不利所引起的以患者自觉头部疼痛为特征的一种常见病症。

头痛一证,有外感内伤之分。外感头痛多为新患,其病程较短,兼有表证,痛势较剧而无休止,可有风寒、风热、风湿之别。内伤头痛多为久痛,不兼表证,其病程较长,痛势较缓而时作时止,当辨虚实,因证而治。

头痛在古代医书中,有"真头痛""脑痛"之称,另有"首风""脑风""头风"等名称,如《灵枢·厥病》曰:"真头痛,头痛甚,脑尽痛,手足寒至节,死不治。"《中藏经》云:"病脑痛,其脉缓而大者,死。"可见此所谓之"真头痛""脑痛",是指头痛之重危症。

二、诊察

(一)一般诊察

中医诊查四诊合参,通过问诊了解患者头痛部位及诱发原因,患者多见头痛不舒,眉头紧锁,甚或目不能睁,部分患者头痛绵绵,神疲乏力,倦怠懒言,可根据头痛的剧烈程度、持续时间及部位,结合舌脉进一步诊查。

西医学诊查,通常询问患者一般情况,既往史,疼痛部位、时间、发生速度、伴随症状等。相关检查包括体温、血压、神经系统检查、头颅 CT、MRI、脑血流图等。应注意颈椎病对头痛的诱发。

(二)经穴诊察

部分头痛患者可在头部局部疼痛、足厥阴肝经下肢循行路线上的行间、太冲等部位触及压痛敏感或条索状阳性反应物,部分患者可在肝俞、肾俞等部位出现敏感点。

有些患者在耳穴反射区神门、皮质下、胃、肝、胆、额、颞、枕等穴区出现压痛敏感、皮肤皱褶、发红或脱屑等阳性反应。

三、辨证

头为诸阳之会,六腑之阳气,五脏之精血皆会于此,故能够引起头痛的原因很多,当各种因素导致清阳不升,或邪气循经上逆,则引发头痛。本证以脏腑辨证为主,由于部位的不同,经络辨证同样重要,在脏腑主要与肝、脾、肾相关,在经络主要与太阳、阳明、少阳、厥阴相关,寒、热、痰、郁为主要致病因素。

基本病机为清窍不利,主要病机为外感或内伤引起的邪犯清窍或清阳不升。实证主要包括外感风寒、外感风热、外感风湿、肝阳上亢等,虚证主要包括中气虚弱、血虚阴亏等,本虚标实主要包括瘀血阻络、痰浊上蒙等。

（一）常用辨证

1.外感风寒头痛

为风寒之邪所致,故于吹风受寒之后发病。太阳主表,其经脉上循巅顶,下行项背;风寒外袭,循经脉上犯,阻遏清阳之气而作头痛,且痛连项背;寒主收引,故痛有紧束之感,"因寒痛者,绌急而恶寒战栗"(《证治汇补·头痛》)。寒为阴邪,得暖则缓,故喜戴帽裹头避风寒以保暖。风寒在表,尚未化热则不渴。脉浮为在表,脉紧为有寒邪,舌苔薄白亦属风寒在表之象。其辨证要点为:形寒身冷,头部紧束作痛,得暖则缓,遇风寒加重。可取手少阳三焦、足少阳胆、阳维、阳跷之交会穴风池,祛风散寒止痛。

2.风热头痛

可由风寒不解郁而化热,或由风夹热邪中于阳络。热为阳邪,喜升喜散,故令头痛发胀,遇热加重甚则胀痛如裂;热炽于上则面目赤红;风热犯卫,则发热恶风;脉浮数,舌尖红,苔薄黄皆属风热之象。以头胀痛,遇热加重,痛甚如裂为特点。可取手阳明大肠经之合穴以疏风清热止痛。

3.风湿头痛

风湿头痛为风夹湿邪上犯,清窍为湿邪所蒙,故头重如裹,昏沉作痛,"因湿痛者,头重而天阴转甚"(《证治汇补·头痛》)。阴雨湿重,故头痛加剧。湿性黏腻,阻于胸中则气滞而胸闷,扰于中焦则脘满而纳呆。脾主四肢,湿困脾阳则肢体沉重。湿蕴于内,分泌清浊之功失调,则尿少便溏,舌苔白腻,脉濡滑皆湿盛之象。其特点为:头重如裹,昏沉疼痛,阴雨痛增。可取风池与手太阴肺经络穴以祛风湿止痛。

4.外感头痛

迁延时日,经久不愈,或素有痰热,又当风乘凉,古人认为外邪自风府入于脑,可成为"头风痛"。其痛时作时止,一触即发,常于将风之前一天发病,及风至其痛反缓。恼怒烦劳亦可引发头痛。发病时头痛激烈,连及眉梢,目不能开,头不能抬,头皮麻木。

5.肝阳上亢头痛

属于内伤头痛。由于情志不舒,怒气伤肝,肝火上扰;或肝阴不足,肝阳上亢,清窍被扰而作眩晕头痛,并且怒则加重。肝为足厥阴经,其脉循胁而上达巅顶,足厥阴与足少阳胆经相表里,胆经经脉循头身两侧,故肝阳头痛连及巅顶或偏两侧,或有耳鸣胁痛。肝之阳亢火旺,耗伤阴液则口干面赤,热扰心神则烦躁易怒难寐,舌红少苔,脉细数为阳亢阴伤之象。其特点为头痛眩晕,怒则发病或加重,常兼耳鸣胁痛。若头痛目赤,口干口苦,尿赤便秘,苔黄,脉弦数,属肝旺火盛。肝阳头痛,经久不愈,其痛虽不甚剧,但绵绵不已,且现腰膝酸痛,盗汗失眠,舌红脉细,为肝病及肾,水亏火旺。可取手厥阴肝经之腧穴、手少阴肾经之腧穴滋阴、平肝潜阳以止痛。

6.中气虚弱头痛与血虚阴亏头痛

两证均属虚证。一为久病或过劳伤气,令中气不足。气虚则清阳不升,浊阴不降,因而清窍不利,绵绵作痛,身倦无力,气短懒言,劳则加重;中气虚不能充于上则头脑空痛;中气不足,运化无力则食欲不振而便溏。一为失血过多或产后失调,以致阴血不足。血虚不能上荣则头痛隐隐而作痛,面色苍白;血不养心则心悸失寐;血虚则目涩而昏花。可取胃经募穴与合穴,补中益气以止痛;取血会与肝、脾、肾三经交会穴,补血虚以止痛。

7.瘀血阻络头痛与痰浊上蒙头痛

两者皆属实证,瘀血头痛多因久痛入络,血滞不行;或有外伤,如《灵枢·厥病》所说:"头痛不可取于输者,有所击堕,恶血在于内。"败血瘀结于脉络,不通则痛。临床特点是:头痛如针刺,痛处固定,舌有瘀点等。痰浊头痛多因平素饮食不节,脾胃运化失调,痰浊内生,痰浊为阴邪,上蒙清窍则昏沉作痛,阻于胸脘则满闷吐涎。如《证治汇补·头痛》所说:"因痰痛者,昏重而眩晕欲吐。"可取足太阴脾经之血海与手厥阴心包经之络穴,活血化瘀以止痛;取足阳明胃经之络穴、脾经之腧穴化痰开窍以止痛。

(二)经络辨证

根据疼痛部位与经络循行的相应关系,偏头痛为少阳头痛;前额痛为阳明头痛。《兰室秘藏·头痛门》:"阳明头痛,自汗发热,恶寒,脉浮缓长实";《冷庐医话·头痛》:"头痛属太阳者,自脑后上至巅顶,其痛连项",故后头痛为太阳头痛;巅顶痛为厥阴头痛。《兰室秘藏·头痛门》:"厥阴头项痛,或吐痰沫,厥冷,其脉浮缓。"可在以上辨证的基础上,根据部位加以局部取穴,可达到良好的治疗效果。

四、治疗

(一)刺法灸法

1.主穴

神庭、太阳、印堂、头维。

2.配穴

外感风寒者加风池、风府;外感风热者加曲池、大椎;外感风湿者加风池、列缺;肝阳上亢者加太冲、太溪;中气虚弱者加中脘、足三里;血虚阴亏者加膈俞、三阴交;瘀血阻络者加血海、内关;痰浊上蒙者加丰隆、脾俞。

3.方义

神庭为督脉,足太阳、足阳明之会,刺之可镇静安神、清头散风;印堂、太阳为局部取穴,具有疏通经络、活血止痛的作用;刺头维可祛风明目、清热泻火。配风池、风府疏风散寒,通络止痛;曲池、大椎疏散风热,通络止痛;风池、列缺祛风化湿,通络止痛;太冲、太溪滋阴潜阳,平肝止痛;中脘、足三里补中益气,通络止痛;膈俞、三阴交滋阴养血,活血通络;血海、内关活血化瘀,通络散结;丰隆、脾俞健脾化痰,开窍止痛。

4.操作

穴位常规消毒,神庭平刺0.5~0.8寸,行提插捻转平补平泻法;印堂提捏局部皮肤,平刺0.3~0.5寸,行提插捻转泻法;太阳直刺0.3~0.5寸,行提插捻转平补平泻法;头维平刺0.5~1寸,行提插捻转平补平泻法。配穴根据虚补实泻的原则,采用提插捻转补泻的方法。针刺得气后,留针30分钟。

本证外感风寒者以及虚证,可针灸并用,每次灸30分钟。

(二)针方精选

1.现代针方

(1)处方1。分为外感风寒头痛、外感风热头痛、外感风湿头痛、肝阳上亢头痛、痰浊上蒙头痛、瘀血阻络头痛、阴血亏虚头痛、中气虚弱头痛等 8 型。外感风寒头痛治以疏风散寒解表，取肺俞、天柱、通谷、前谷。外感风热头痛治以祛风清热解表，取风门、风池、液门、曲池、大椎、风府。外感风湿头痛治以祛风胜湿，取风池、阴陵泉、合谷、足三里、悬厘。肝阳上亢头痛治以清泄肝胆，取太冲、阳辅、风池、丝竹空或透率谷、内关、百会。痰浊上蒙头痛治以化痰降逆，取列缺、丰隆、公孙、印堂或神庭。瘀血阻络头痛治以祛瘀通络，取膈俞、血海、太阳、外关、丰隆。阴血亏虚头痛治以补气升血，取三阴交、膈俞、胃俞、血海、大椎、气海。中气虚弱头痛治以补益中气，取足三里、三阴交、气海、中脘。

(2)处方 2。头痛头昏：百会、印堂、头维、太阳、风池、合谷、行间。

2.经典针方

(1)《针灸大成》："头风顶痛：百会、后顶、合谷。头顶痛，乃阴阳不分，风邪串入脑户，刺故不效也。先取其痰，次取其风，自然有效。中脘、三里、风池、合谷。疟疾头痛目眩，吐痰不已，合谷、中脘、列缺。囟会后一寸半，骨间陷中……主头风目眩，面赤肿，水肿……头面门：脑风而痛，少海。"

(2)《针灸玉龙经·玉龙歌》："头风偏正最难医，丝竹金针亦可施。更要沿皮透率谷，一针两穴世间稀。偏正头风有两般，风池穴内泻因痰。若还此病非痰饮，合谷之中仔细看。头风呕吐眼昏花，穴在神庭刺不差。"

(3)《针灸聚英》卷二·杂病："头痛有风，风热，痰湿，寒，真头痛。手足青至节，死不治。灸，疏散寒。针，脉浮，刺腕骨、京骨。脉长合骨、冲阳。脉弦阳池、风府、风池。"

(4)《儒门事亲卷一·目疾头风出血最急》说八："神庭、上星、囟会、前顶、百会。其前五穴，非徒治目疾，至于头痛腰脊强，外肾囊燥痒，出血皆愈。凡针此，勿深，深则伤骨。"

第二节 面 痛

面痛是指以眼、面颊部抽掣疼痛为主要症状的一种疾病。多由于风邪侵袭，阳明火盛、肝阳亢逆、气血运行失畅所致。

西医学的三叉神经痛属于本病范畴。

一、辨证

本病以眼、面颊阵发性抽掣疼痛为主要症状，根据病因不同分为风寒、风热、瘀血面痛。

(一)风寒外袭

疼痛为阵发性抽掣样痛，痛势剧烈，面色苍白，遇冷加重，得热则舒，多有面部受寒因素，舌淡苔白，脉浮紧。

(二)风热浸淫

疼痛阵作，为烧灼性或刀割性剧痛，痛时颜面红赤，汗出，目赤，口渴，遇热更剧，得寒较舒，发热或着急时发作或加重，舌质红，舌苔黄，脉数。

(三)瘀血阻络

面痛反复发作，多年不愈，发作时疼痛如锥刺难忍，面色晦滞，少气懒言，语声低微，舌质紫黯,苔薄,脉细涩。

二、治疗

(一)针灸治疗

治则:疏通经脉,活血止痛。以手、足阳明经穴位为主。

主穴:百会、阳白、攒竹、四白、迎香、下关、颊车、合谷。

配穴:风寒外袭加风门、风池、外关;风热浸淫加大椎、关冲、曲池;瘀血阻络加太冲、血海。

操作:毫针刺,用泻法。

方义:本方以近部取穴为主,远部取穴为辅,旨在疏通面部筋脉气血,散寒清热,活血通络止痛。

(二)其他治疗

1.耳针

选面颊、上颌、下颌、额、神门等穴,每次取 2~3 穴,毫针刺,强刺激,留针 20~30 分钟,约隔5 分钟行针 1 次;或用埋针法。

2.水针

用维生素 B_{12} 或 B_1 注射液,或用 2％利多卡因注射液,注射压痛点,每次取 1~2 点,每点注入0.5 mL,隔 2~3 天注射 1 次。

第三节 面 瘫

面瘫是以口眼㖞斜为主要症状的一种疾病。多由络脉空虚,感受风邪,使面部经筋失养,肌肉纵缓不收所致。西医学的周围性面神经炎属于本病范畴。

一、辨证

本病以口眼㖞斜为主要症状。起病突然,多在睡眠醒后,发现一侧面部麻木、松弛、示齿时口角歪向健侧,患侧露睛流泪、额纹消失、鼻唇沟变浅。部分患者伴有耳后、耳下乳突部位疼痛,少数患者可出现患侧耳道疱疹、舌前 2/3 味觉减退或消失及听觉过敏等症。病程日久,可因患侧肌肉挛缩,口角歪向病侧,出现"倒错"现象。根据发病原因不同可分为风寒证和风热证。

(一)风寒证

多有面部受凉因素,如迎风睡眠,电风扇对着一侧面部吹风过久等。

(二)风热证

多继发于感冒发热之后,常伴有外耳道疱疹、口渴、舌苔黄、脉数等症。

二、治疗

(一)针灸治疗

治则:疏风通络、濡养经脉,取手足少阳、阳明经穴位。

主穴:风池、翳风、地仓、颊车、阳白、合谷。

配穴:风寒加风门、外关;风热加尺泽、曲池。

操作:急性期用平补平泻法,恢复期用补法,面部穴可用透刺法,如地仓透颊车,阳白透鱼腰等。

方义:本病为风邪侵袭面部阳明、少阳脉络,故取风池、翳风以疏风散邪;地仓、颊车、阳白等穴以疏通阳明、少阳经气,调和气血;"面口合谷收",合谷善治头面诸疾。

(二)其他治疗

1.水针

选翳风、牵正等穴,用维生素 B_1 或 B_{12} 注射液,每穴注入 0.5~1 mL,每天或隔天 1 次。

2.皮肤针

用皮肤针叩刺阳白、太阳、四白、牵正等穴,使轻微出血,用小罐吸拔 5~10 分钟,隔天 1 次。本法适用于发病初期,或面部有板滞感觉等面瘫后遗症。

3.电针

选地仓、颊车、阳白、合谷等穴。接通电针仪治疗 5~10 分钟,刺激强度以患者感到舒适、面部肌肉微见跳动为宜。本法适用于病程较长者。

第四节 神 乱

一、概述

神乱即精神错乱或神志异常,其临床表现为焦虑恐惧、狂躁不安、神情淡漠或痴呆以及猝然昏倒等症,常见于癫病、狂病、痫病、脏躁等患者。《寿世保元》:"癫者,喜笑不常,癫倒错乱之谓也。"俗称"文痴"。《素问·长刺节论》:"病在诸阳脉,且寒且热,诸分且寒且热,名曰狂。刺之虚脉,视分尽热,病已止"。《素问·奇病论》中的"癫疾"、唐代《备急千金要方》中的"五癫",皆指痫而言。后世多把癫狂相提并论。

本症相当于西医学中的单纯型精神分裂症、妄想型精神分裂症、神经官能症、更年期神经病、狂躁症、癫痫等病症。

二、诊察

(一)一般诊察

中医诊查本症从癫、狂、痫 3 方面进行诊查分析,癫病患者多表情淡漠,神志痴呆,喃喃自语,哭笑无常;狂病患者多狂躁妄动,胡言乱语,打人骂詈,不避亲疏;痫病多见突然昏倒,口吐涎沫,两目上视,四肢抽搐,醒后如常的症状。

西医学本症的诊查,根据实际情况分别从抑郁症、躁狂症或精神分裂症青春型、癫痫切入。抑郁症患者在排除神经系统病变的基础上,尿液、脑脊液 5-羟色胺含量具有一定诊断意义;躁狂症可与抑郁交替发生,表现为情绪高涨、妄想、言语夸张等,精神分裂青春型到后期多表现为喜怒无常,行为多具有冲动性等特点;癫痫通过贝美格诱发试验、脑电图具有诊断意义,头颅 CT、MRI 对脑部病变具有鉴别意义。

(二)经穴诊察

一部分患者可在神门、通里、阴郄、合谷、太冲、足三里等穴出现压痛或条索、结节状病理产物。部分患者可在心俞、肝俞、脾俞、巨阙、中脘等俞募穴出现敏感点。

有些患者在耳穴反射区心、肝、肾、脑、神门、皮质下、枕、耳颞神经点出现压痛敏感点或皮肤皱褶、隆起、颜色改变等阳性反应。

三、辨证

正常人体阴阳平衡,脏腑调和,经络通畅,气血充足,心神安宁。当人体阴阳失于平衡,心神受扰,则发神乱症。本证以脏腑辨证与经络辨证并重,在脏腑主要与心、肝、胆、脾、肾相关,在经络主要与心、肝、胆、脾、胃、心包经有关,火、痰、郁、瘀为主要致病因素。

基本病机为心神不宁,阴阳不和。病因较多,具体表现也有差别,但主要病机为心肝胆脾肾的阴阳失调。虚证主要包括心脾两虚、血虚发痫、肾虚发痫;实证包括痰气郁结、痰火上扰、阳明热盛、肝胆郁火、瘀血内阻、痰火发痫、痰瘀发痫。

(一)常用辨证

1.痰气郁结

肝气被郁,伤及脾脏,脾气不升,气郁痰结,蒙蔽神明,故表现为表情淡漠,神志痴呆等精神异常的证候。痰浊中阻,故不思饮食,舌苔腻,脉弦滑。治当化痰解郁,可取肝经之原穴与胃经之丰隆。

2.心脾两虚

多由患病日久,心血内亏,心神失养,故见心悸易惊,神思恍惚,善悲欲哭等症。血少气衰,脾气健运,故饮食量少,肢体乏力,舌色淡,脉细无力,均为心脾两亏,气血俱衰之征。治当取三阴交、足三里以健脾养心。

3.痰火上扰

是因心胃火盛,灼津为痰,痰火搏结,上蒙心窍所致。症见起病急骤,性情急躁,两目怒视,叫骂不休,毁物殴人,头痛失眠,面红目赤,大便秘结,舌质红,苔黄腻,脉弦滑数。治疗时可取神门、中脘,以化痰宁心为法。或因惊恐气乱,或脾失运化,痰热内生。若偶遇恼怒,痰随火升,上扰清窍,蒙蔽心神,症见突然昏倒,四肢抽搐,口吐黏沫,气粗息高,直视,或口作五畜声,胸膈阻塞,情志抑郁,心烦失眠,头痛目赤。发无定时,醒后疲乏,一如常人。舌质红、苔黄腻,脉弦滑数有力。治宜清热化痰,开窍醒神,可取太冲、中脘、神门。

4.阳明热盛

邪热内传阳明,热结阳明所致。症见面红耳赤,弃衣而走,登高而歌,逾垣上屋,或数天不食。腹满不得卧,便秘,尿黄,苔黄,脉沉数有力。治当清泻阳明,可取曲池、天枢。

5.肝胆郁火

因七情内伤,肝胆气滞,气郁化火,上扰神明所致。心神受扰,则心神烦乱,神不内守则言语失常,或咏或歌,或言或笑,心神不安,则或惊或悸,肝胆气滞则胸胁胀痛。症见狂躁易怒,心神烦乱,言语无伦,惊悸不安,神不守舍,或咏或歌,或言或笑,胸胁胀痛,口苦发干,舌红苔黄,脉弦数。治当泻火解郁,可取肝经之原穴。

6.瘀血内阻

邪热入里,血热互结,上扰神明所致。症见胸中憋闷,精神不宁,狂扰不安,言语不休,或沉默寡言,甚则终日骂詈,少腹胀满,疼痛拒按,舌质红紫或见瘀斑,脉沉实有力。治当取合谷、太冲、血海、膈俞以清热活血。

7.风痰上蒙

多因脾虚痰盛,积聚则气逆不顺,升降失调,清阳不升,浊阴不降,痰蒙清窍所致,故发作前有短时头晕,发作时口吐白沫或清涎是风痰的特点。症见发作前每有短时头晕,胸闷、泛恶,随即猝然仆倒,不知人事,手足搐搦强直,两目上视,口噤,口眼牵引,喉中发出五畜之声,将醒之时,口吐白沫或流清涎,醒后唯觉疲惫不堪,有时醒后又发,时发时止,或数天数月再发,疲劳时发作更频,每于感寒则易诱发,体壮者脉多滑大,舌苔白厚腻。治宜取丰隆、行间以化痰息风。

8.痰瘀阻络

瘀血夹痰,上扰神明。多有颅脑外伤,或小儿娩产时产伤,或母孕时跌伤,或情志不畅,气滞血瘀等,皆可致瘀血内生,若瘀阻于上,脑络闭阻,虚风随生,则发作前多有头痛;若瘀血夹痰上冲于头,则神志被蒙,遂发痫证,症见发时头晕头痛,旋即尖叫一声,瘛疭抽搐,口吐涎沫,脸面口唇青紫,口干但欲漱水不欲咽。多有颅脑外伤病史,每遇阴雨天易发,舌质紫有瘀血点,脉弦或弦涩。当取百会、膈俞以化瘀开窍。

9.血虚生风

多因血虚风动而发作,症见痫厥屡发,发前头晕心悸,手足搐动,发时突然昏倒不省人事,口噤目闭,吐白沫,抽搐时间长短不定,醒后如常人,伴见心悸怔忡,双目干涩等症状,或于月经期前后发作频繁,唇甲淡白,脉细滑,舌质色淡或舌尖红,苔薄白少。治疗时可取脾俞、膈俞、足三里、血海,养血息风。

10.肾气亏虚

多由病症已久,肾气亏虚,精血不足,症见反复发作数年不愈,突然昏倒,神志昏聩,面色苍白,四肢抽搐,或头与眼转向一侧,口吐白沫,二便自遗,出冷汗,继则发出鼾声而昏睡,移时渐渐苏醒,平素或腰膝酸软,足跟痛,或遗精阳痿早泄,或白带多,甚或智力渐退,脉沉细滑,舌质淡,苔薄少。治宜滋补肝肾,益精养血,可取肝俞、肾俞、太溪、照海。

(二)经络辨证

从经络的角度讲,本证与心、肝、胆、脾、胃、心包经皆有联系。《素问·阴阳脉解》说:"四肢者,诸阳之本也,阳盛则四肢实,实则能登高而歌也""热盛于身,故弃衣欲走也""阳盛则使人妄言骂詈不避亲疏,而不欲食,故狂走也"。《景岳全书·癫狂痴呆》说:"凡狂病多因于火,此或以谋为失志,或以思虑郁结,屈无所伸,怒无所泄,以致肝胆气逆,木火合邪,是诚东方实也,此其邪乘于心,则为神魂不守,邪乘于胃,则为暴横刚强。"上述所云胃、肝、胆三经实火上扰心神皆可发为狂病。

值得注意的是,虽然癫、狂、痫皆是神乱的表现,但其病因病机有一定差别,经络辨证上也应注意,如《素问·大奇论》曰:"心脉满大,痫瘛筋挛。肝脉小急,痫瘛筋挛。二阴急为痫厥",清代叶天士的《临证指南医案》龚商年按总结道:"狂由大惊大恐,病在肝胆胃经,三阳并而上升,故火炽则痰涌,心窍为之闭塞。癫由积忧积郁,病在心脾包络,三阴蔽而不宣,故郁则痰迷,神志为之混淆。"狂者多为阳经所病,癫、痫者多发于阴经。

四、治疗

(一)刺法灸法

1.主穴

百会、水沟;癫者取肝俞、脾俞;狂者取大陵;痫者取身柱、鸠尾、阳陵泉、本神、十宣。

2.配穴

癫者,痰气郁结者加太冲、丰隆,心脾两虚加三阴交、足三里。狂者,痰火扰心加神门、中脘,阳明热盛加曲池、天枢,火盛伤阴加神门、三阴交;气血瘀滞加合谷、太冲、血海、膈俞。痫者,痰火扰神者加丰隆、行间;风痰闭窍者加丰隆、风池;瘀血阻络者加膈俞;血虚风动者加脾俞、膈俞、足三里、血海;肾虚精亏加肝俞、肾俞、太溪、照海。

3.方义

本症多因肝气郁滞,脾气不升,气滞痰结,神明逆乱,故取肝俞以疏肝解郁,配脾俞以益气健脾祛痰;脑为元神之府,督脉入脑,取督脉之百会穴、水沟穴,可醒脑开窍,安神定志。大陵为心包经原穴,可加强醒神开窍的作用。鸠尾为治疗痫证的效穴。水沟、十宣可以开窍醒神。太冲可疏肝行气,丰隆以化痰浊;癫证日久可出现心脾亏损,取三阴交、足三里以补益心脾。加神门、中脘清心豁痰;曲池为手阳明合穴,天枢为手阳明之募穴,两穴相配可泄热通便,清泻阳明实热;神门、三阴交以滋阴降火,安神定志;合谷、太冲合为四关穴,行气化瘀,醒脑开窍;血海、膈俞活血化瘀。四穴相配共奏活血化瘀、醒脑开窍之功。

4.操作

诸穴均按常规消毒后,背部不宜深刺,以免伤及体内重要脏器;百会针向脑后方向,沿皮平刺0.3~0.5寸;水沟用1寸毫针,针尖向上斜刺0.5~0.8寸,行捻转泻法,以患者能忍受疼痛为度;余穴根据辨证施以适当补泻手法。每天或隔天1次。

本证中属虚证者可以加用灸法,每次30分钟,每天或隔天1次。

(二)针方精选

1.现代针方

(1)处方1。处方:肝俞、脾俞、丰隆、神门、心俞。本病由于肝气郁滞,脾气不升,凝聚津液,化为痰浊,神明蒙蔽。故取肝俞、脾俞、丰隆,以疏肝郁,运脾气,化痰浊以治本,取神门、心俞,开窍以苏神明。

(2)处方2。治法:理气豁痰,醒神开窍。以手足厥阴经、督脉为主。主穴:内关、水沟、太冲、丰隆、后溪。配穴:肝郁气滞者,加行间、膻中;痰气郁结者,加中脘、阴陵泉;心脾两虚者,加心俞、脾俞;哭笑无常者,加间使、百会;纳呆者,加足三里、三阴交。

(3)处方3。治法:涤痰开窍、养心安神。心脾两虚者针灸并用,补法;痰气郁结、气虚痰凝、阴虚火旺者以针刺为主,泻法或平补平泻。处方:脾俞、丰隆、心俞、神门。痰气郁结加中脘、太冲;气虚痰凝加足三里、中脘;心脾两虚加足三里、三阴交;阴虚火旺加肾俞、太溪、大陵、三阴交。

2.经典针方

(1)《素问·通评虚实论》:"刺痫惊脉五,针手太阴各五,刺经太阳五,刺手少阴经络傍者一,足阳明一,上踝五寸刺三针。"

(2)《肘后备急方》卷三·治卒发癫狂病方第十七:"斗门方,治癫痫,用艾于阴囊下谷道正门当中间,随年数灸之。"

(3)《针灸大全》卷四·窦文真公八法流注:"五痫等证口中吐白沫。内关……后溪二穴、神门二穴、心俞二穴、鬼眼四穴。"

（4）《针灸大成》卷九·医案："患痫症二十余载……病入经络，故手足牵引，眼目黑瞀，入心则搐叫，须依理取穴，方保得痊……取鸠尾，中脘，快其脾胃，取肩髃、曲池等穴，理其经络，疏其痰气，使气血流通，而痫自定矣。"

（三）其他疗法

1.头针

取额中线、顶中线、顶旁1线、顶上正中线。强刺激，不留针。每天1次。大发作取胸腔区（双）、舞蹈震颤控制区（双），小发作取运动区、制癫区，精神运动发作取晕听区。

2.腧穴埋线

取头针的胸腔区、运动区、神门、足三里、三阴交。羊肠线埋线，可嘱患者自行按摩。每周1次。

第五节　神　昏

一、概述

神昏以不省人事，神志昏乱，呼之不应，触之不觉，不易迅速苏醒为特点，多为危急重症。神昏的深度常与疾病的严重程度有关。

《素问·至真要大论》："暴喑，心痛，郁冒不知人，乃洒淅恶寒，振栗谵妄。"《伤寒论》："伤寒若吐若下后不解，不大便五六日，上至十余日，日晡所发潮热，不恶寒，独语如见鬼状。如剧者，发则不识人，循衣摸床，惕而不安，微喘直视，脉弦者生，涩者死。微者，但发热谵语者……"

本病相当于古代的"暴不知人""不知与人言""尸厥""大厥""不识人""昏聩""昏不知人""昏迷"等。多见于西医学的肝衰竭、酒精中毒、中毒性痢疾等疾病。

二、诊察

（一）一般诊察

中医诊查，患者多见不省人事，神志昏乱，呼之不应，触之不觉，不易迅速苏醒等表现，根据病因不同可有不同兼症，当根据四诊进一步诊查，具体见常用辨证部分。

现代诊查除脉搏、血压、体温、呼吸等生命体征之外，还应检查反射情况如吞咽、咳嗽、角膜、瞳孔反射等，判断神昏的程度，检查患者是否存在外伤、出血等因素，同时进行神经系统检查，确定能否引出阳性病理体征。结合发病患者相关病史进行进一步诊查。

（二）经穴诊察

一部分神昏患者可在手厥阴经原穴、督脉上出现压痛敏感点或条索状、结节状阳性反应物，部分患者在肝经原穴可有明显压痛，同时可在三阴交、极泉等穴出现敏感点。

有些患者在耳穴反射区心、肝、枕、肾上腺、神门、皮质下等穴区可出现压痛敏感，或片状、条索状隆起，局部红晕脱屑等阳性反应。

三、辨证

心藏神，主神明，神志活动为心所司，脑为元神之府，是清窍之所在，脏腑清阳之气均会于此而出于五官，或外邪内攻，或内伤实邪导致气血逆乱，抑或久病者真气耗竭，最终导致清窍闭塞,神明失守而发神昏。本节所论神昏为广义神志模糊,故将谵语、郑声、晕厥一并列入讨论。本证以脏腑辨证为主,经络辨证为辅,主要与心、脾、肝密切相关,热、毒、暑、痰、内风为主要致病因素,同时与心经、心包经、大肠经、肝经有一定联系。

基本病机为心神失守,神志不清。病因较多,且多错杂为病,但主要病机为心、脾、肝的阴阳失调,气血失和。实证主要包括热炽阳明、热陷心包、热盛动风、风痰内闭、暑邪上冒、热毒熏蒸、气血上逆等;虚证主要包括亡阴、亡阳、气虚、血虚等。

(一)常用辨证

1.热炽阳明

太阳之邪不解,邪入阳明,化热化燥,充斥阳明,弥漫全身,症见神志不清,谵言妄语,高热面赤,口渴汗出,气粗如喘,小便短赤,舌红苔黄燥,脉洪大,治宜取手阳明之原穴,足阳明之经穴,泻热醒神。

2.热陷心包

温热之邪侵犯人体,内传心包,燔灼营血,症见高热烦躁,神昏谵语,目赤唇焦,舌謇,发疹发斑,四肢厥冷,小便黄,大便干结,舌质红绛,脉洪而数。治宜取中冲、大椎,清心开窍,泻热醒神。

3.热盛动风

邪热亢盛,燔灼肝经,引动内风,扰及神明,症见高热肢厥,神志昏迷,全身抽搐,角弓反张,颈项强直,两目上翻,面红目赤,小便短赤,大便秘结,舌质红,脉弦数。可取大肠经原穴与肝经荥穴,以清热泻火,平肝息风。

4.风痰内闭

素体痰盛,又感风邪,或肝阳偏亢而生内风,风阳夹痰,内扰心窍,症见突然昏仆,不省人事,震颤抽搐,口角流涎,喉中痰鸣,面色晦黯,胸闷呕恶,口眼㖞斜,半身不遂,舌苔白腻,脉弦滑。治宜开窍化痰,疏肝息风,可取丰隆、太冲。

5.暑邪上冒

见于炎热夏天,为暑邪内袭,耗气伤津,气津暴脱,乱其神明所致,症见猝然昏仆,身热肢厥,气粗如喘,面色潮红,或见面垢,冷汗不止,小便短赤,脉虚数而大。治宜取外关、大椎,以清暑祛湿,开窍醒神。

6.热毒熏蒸

多由感受火毒时疫之邪,或火热之邪郁结成毒,热毒内扰所致,症见壮热谵语,烦躁不安,面赤口渴,疔疮痈肿,流注四窜,或下痢脓血,或绞肠痛绝,舌质红绛,苔黄褐干燥,脉滑数。治疗当取大椎、行间,清热解毒,安神开窍。

7.血气上逆

每因恼怒伤肝,气机逆乱,血随气升,并走于上,扰乱神明,症见突然昏倒,不省人事,牙关紧咬,双手握固,呼吸气粗,面赤唇紫,舌红或紫黯,脉沉弦。治疗时宜疏肝降逆,活血开窍,可取肝经原穴与八会穴之血会。

8.亡阴

多因大吐,大泻,汗出过多,产后失血或外伤出血,或热邪久羁,以致阴精耗竭,心神散乱,症见重语喃喃,神志不清,眼眶深陷,皮肤干瘪,面色潮红,呼吸气促,渴喜冷饮,四肢温暖,舌质红,干燥少苔甚或无苔,脉细数无力,或虚数大。治疗可取配肾经原穴、经穴,以滋补阴精。

9.亡阳

多由亡阴发展而来,或由久病不愈,元气衰微,或寒气大泄,元阳暴脱,或心气耗散,真阳欲绝所致,症见喃喃自语,言语重复,断断续续,精神萎靡,呼之不应,面色苍白,四肢厥逆,气短息微;汗出黏冷,口不渴,喜热饮,舌淡白而润,甚则青紫,脉微欲绝或浮数而空。治当取命门、肾俞,回阳救逆。

10.气虚神昏

每因元气亏耗,致使阳气消乏,宗气下陷,脾气不升,则突然昏仆,症见突然昏晕,面色㿠白,气息微弱,汗出肢冷,舌质淡,脉沉弱。治当健脾益气,取足三里、膏肓。

11.血虚神昏

由大崩大吐,或产后、外伤失血过多,以致气随血脱,神机不运,症见突然晕厥,面色苍白,口唇无华,呼吸缓慢,目陷无光,舌淡,脉细数,无力。治疗可取脾俞、血海,以健脾养血,活血开窍。

(二)经络辨证

经络辨证上,由于本证主要为神明失守,而神志昏蒙。心主神明,心经通过目系与脑相连,故首先从心经、心包经论治,开窍醒神;热炽阳明而致神昏谵语者,当泻阳明经火热;每因肝阳上亢或情志恼怒引动内风者,乃火热夹风夹痰,循肝经上扰,当从肝经论治。

四、治疗

(一)刺法灸法

1.主穴

水沟、涌泉、劳宫。

2.配穴

谵语者加期门、神门、四神聪;郑声者加四神聪、神门、三阴交;昏厥者加百会、内关、三阴交;热炽阳明者加解溪、合谷;热陷心包者加中冲、大椎;热盛动风者加合谷、行间;风痰内闭者加丰隆、太冲;暑邪上冒者加外关、大椎;热毒熏蒸者加大椎、行间;血气上逆者加太冲、膈俞;亡阴者加太溪、复溜;亡阳者加命门、肾俞;气虚者加足三里、膏肓;血虚者加脾俞、血海。

3.方义

水沟为急救常用穴,为醒神开窍之要穴;涌泉为肾经井穴,具有醒脑开窍,泻热通络的作用;劳宫为心经荥穴,能清泻心火,开窍安神。期门为肝之募穴,又是足太阴、阴维之会,刺之可疏肝气、健脾气、调气活血;神门为心经原穴,具有泻心火,宁心安神的作用;四神聪为经外奇穴,具有镇静安神的作用;百会为督脉腧穴,醒神开窍,通络安神;内关属心包络穴,又为八脉交会穴之一,通于阴维,维络诸阴;三阴交为足三阴经之交会穴,具有滋阴养血安神的作用;内关与三阴交合用具有较强的活血化瘀作用,能改善心脑循环。诸穴合用,祛邪补虚,调和气血,开闭醒神。配合谷、解溪泻热醒神;中冲、大椎清心开窍;合谷、行间清热泻火,平肝息风;丰隆、太冲开窍化痰,疏肝息风;外关、大椎以清暑祛湿;大椎、行间清热解毒,安神开窍;太冲、膈俞疏肝降逆,活血开窍;太溪、复溜滋补阴精;命门、肾俞回阳救逆;脾俞、血海健脾养血,活血开窍。

4.操作

腧穴常规消毒,水沟直刺 0.3～0.5 寸,涌泉直刺 0.5～1 寸,劳宫直刺 0.3～0.5 寸,百会、四神聪向后平刺 0.6～0.8 寸,以上诸穴,实证神昏用提插捻转泻法,虚证用平补平泻法。中冲、大椎、膈俞采用点刺放血法,以泻实热。配穴根据虚补实泻的原则,采用提插捻转补泻的方法。针刺得气后,留针 30 分钟。

本症治疗过程中,可在肾俞、命门用灸法,每次施灸 30 分钟。

(二)针方精选

1.现代针方

(1)处方 1:热陷心包神昏治以清营泄热,醒神开窍,取中冲、内关、行间、水沟、膻中;腑热熏蒸神昏治以泻热攻下,醒神开窍,取胃俞、大肠俞、陷谷、合谷、天枢;热毒攻心神昏治以清热解毒,醒神开窍,取足三里、神门、十宣、百会、印堂;湿热蒙蔽神昏治以清热利湿,豁痰开窍,取外关、阴陵泉、丰隆、公孙;暑热上冒神昏治以泄热开窍,取二间、内庭、大椎、百会、水沟;热盛动风神昏治以清热息风,醒神开窍,取十宣、风池、劳宫、行间、大椎;阴虚动风神昏治以补阴潜阳,平肝息风,取太溪、三阴交、太冲、风池;风痰内闭神昏治以平肝息风,涤痰开窍,取行间、风池、丰隆、水沟、内关;瘀血阻心神昏治以祛痰开窍,取膈俞、脾俞、内关、血海;阴竭阳脱神昏治以回阳固脱,益气敛阴,取足三里、气海、复溜;内闭外脱神昏治以豁痰开窍,回阳固脱,取丰隆、列缺、复溜、中脘、百会、气海或关元。

(2)处方 2:神昏指神志昏迷,意识不清,往往由邪热内陷心包或湿热、痰浊蒙闭清窍所引起。治宜息风开窍,清心豁痰。取穴:水沟、十二井、太冲、丰隆、劳宫。

(3)处方 3:热邪毒闭型用毫针刺法,取人中、十宣、百会、涌泉、大椎、内关。人中用雀啄刺法,十宣用点刺放血,余穴常规刺法,用强刺激,留针 30～60 分钟,每天 1～2 次。正衰虚脱型用灸法,取关元、神阙、气海、中脘,均艾炷隔姜重灸,每天 1～2 次。

(4)处方 4:选取巨阙、中脘、内关、肺俞。

2.经典针方

(1)《素问·缪刺论》:"邪客于手足少阴太阴足阳明之络,此五络,皆会于耳中,上络左角,五络俱竭,令人身脉皆动,而形无知也,其状若尸,或曰尸厥,刺其足大指内侧爪甲上,去端如韭叶(隐白),后刺足心(涌泉),后刺足中指爪甲上各一痏(厉兑),后刺手大指内侧,去端如韭叶(少商),后刺手心主(中冲),少阴锐骨之端(神门)各一痏立已。不已,以竹管吹其两耳,剃其左角之发方一寸,燔治,饮以美酒一杯,不能饮者灌之,立已。"

(2)《针灸大成》:"不识人,水沟、临泣、合谷;中暑不省人事,人中、太冲、合谷。尸厥,列缺、中冲、金门、大都、内庭、厉兑、隐白、大敦。"

(3)《简明医彀·厥证》:"忽然厥冷,神昏妄言者,先掐人中……或针入人中至齿,灸关元百壮,鼻尖有汗,苏为度,妇人灸乳下。"

(4)《针灸逢源》:"中风卒倒不醒:神阙(隔盐、姜或川椒代盐)、丹田、气海皆可灸之。"

(5)《针灸集成》:"尸厥,谓急死也,人中针,合谷、太冲皆灸,下三里、绝骨、神阙百壮。若脉微似绝,灸间使,针复溜,久留神效。"

（三）其他疗法

1.指针

紧急情况下用拇指重力掐按水沟、合谷、内关穴,以患者出现疼痛反应并苏醒为度。

2.刺血

实证昏厥取大椎、百会、太阳、委中、十宣点刺出血。

第六节　痴　呆

一、概述

痴呆是指神情呆滞,智能低下而言,是智能活动发生严重障碍的表现。痴呆一症,虽有数因,但基本上不外虚实两类。属实者,因于气滞、痰湿;属虚者,缘于阴亏、血少、髓虚。本症又称呆痴,常见于西医学的老年痴呆,小儿脑瘫等病。

痴呆一症,古人有"文痴""武痴"之分。痴呆伴有精神抑郁,表情淡漠,坐如木偶,沉默寡言,善悲欲哭者,称为"文痴";痴呆伴有狂乱无知,骂詈呼叫,不避亲疏,弃衣裸体,逾垣上屋者,称为"武痴"。属于狂证,不属本篇讨论范围。

二、诊察

（一）一般诊察

中医诊查可通过望诊及问诊做出初步诊断,患者可见神情淡漠、沉默寡言等表现,小儿痴呆多见五迟五软表现,老年人为渐进性,多由记忆力减退开始。

西医学通过智力量表测试、脑部影像学检查、脑脊液检查、脑电图、神经心理测验都对相关病症具有诊断意义。

（二）经穴诊察

一部分痴呆患者会在心经的神门、肾经的太溪、肝经的太冲等腧穴局部触及压痛,或条索、结节状病理产物,部分患者可在脾俞、肝俞、肾俞等穴出现敏感点。

有些患者可在耳穴反射区心、脾、肾等出现压痛敏感或皮肤皱褶;脑、额、神门、皮质下可见到压痛敏感、皮肤隆起等阳性反应。

三、辨证

脑为元神之府,又为髓海,脑窍清利,脑髓充盛则神机聪明。若先天不足或年迈体虚,精亏髓减,或久病迁延,心脾受损,气虚血少,致髓海亏虚,神志失养,渐成痴呆一症。本证以脏腑辨证为主,与心、肝、脾、肾有密切关系,湿、瘀为主要致病因素。

基本病机为髓海亏虚,神志失养。病因以虚为主,其主要病机为心肝脾肾的阴阳失调。虚证包括髓海不足、肝肾亏虚,因虚致实为湿痰阻窍,虚实夹杂为气郁血虚。

（一）常用辨证

1.湿痰阻窍

多因水湿内蕴,湿聚成痰,上蒙清窍,致使神情呆滞。其临床特点是:痴呆时轻时重,不易完全恢复。且必见湿痰征象,如静而少言,或默默不语,头重如裹,倦怠无力,胸闷呕恶,泛吐痰涩,苔白腻,脉沉滑。治当健脾利湿,开窍化痰,可取丰隆、脾俞。

2.气郁血虚

多因胸怀不畅,肝郁克脾,或由大惊卒恐,气血逆乱,以致心失所养,则精神恍惚,痴呆不语。其临床特点是:痴呆突然发生,多与情志不畅或突受精神刺激有关。一般病情严重,但持续时间较短,经过治疗可以较快恢复。兼见肝气郁结,心脾血虚的征象,如胸胁胀闷,太息,面色苍白,神志恍惚,心神不宁,悲忧欲哭等表现。治疗当疏肝解郁、养血开窍,可取期门、血海。

3.髓海不足

多缘于先天不足,禀赋薄弱,或近亲配偶,或遗传缺陷,致使脑髓发育不良,而成痴呆。其特点是神情呆滞,齿发难长,骨软痿弱,怠惰嗜卧,舌淡脉细。多见于小儿,智能低下开始并不明显,往往随着患儿年龄之增长,智能障碍则逐渐表现出来。可取太溪、肝俞滋补肝肾。

4.肝肾亏虚

多见于大病、久病,因邪气久居,或热毒深入下焦,劫伤肝肾之阴;或年高体衰,肝肾不足,神失所养,则默默寡言,呆钝如痴。其特点为智能低下常进行性加重,初期记忆不佳,反应迟钝,言语颠倒,其后可发展成白痴。兼见有关节屈伸不利,四肢麻木,语言迟钝,面色憔悴,两目无神,形体消瘦,肌肤甲错等表现。若阴虚阳亢,虚阳妄动,风自内生,还可见有舌强语謇、瘈疭等内风之象。治当填精益髓,取太溪、肾俞。

(二)经络辨证

肾主骨生髓,脑为髓海,《灵枢·海论》说:"髓海不足,则脑转耳鸣,胫酸眩冒,目无所见,懈怠安卧。"此处便是对痴呆较早的描述,从虚的病因来看,痴呆与肾关系最密切,所以从经络辨证的角度,本症与肾经有密切关联。而晋代王叔和《脉经》记载狂痴病的脉象云:"两手脉,浮之俱有阳,沉之俱有阴,阴阳实盛者,此为冲督之脉也。冲督用事,则十二经不复朝于寸口,其人皆苦恍惚狂疑。"督脉"起于肾下胞中""挟脊上项,散头上"。可见督脉在肾与脑之间架起了一座"桥梁",肾的精气不足,不能由督脉滋养于脑,或脉络不通,气血不行,也会导致脑髓失养,而发生痴呆一症。所以本症与督脉也有密切联系。

四、治疗

(一)刺法灸法

1.主穴

四神聪、风池、三阴交、内关、悬钟。

2.配穴

湿痰阻窍者加丰隆、脾俞;气郁血虚者加期门、血海;肝肾亏虚者加太溪、肝俞;髓海不足者加太溪、肾俞。

3.方义

三阴交为肝、脾、肾三经交会穴,能通调肝、脾、肾三脏,养血活血,醒神开窍;风池醒脑开窍;四神聪为经外奇穴,化瘀通络,开窍醒神;内关属心包络穴,又为八脉交会穴之一,通于阴维,维络诸阴,具有宁心安神之效;悬钟为八会穴之髓会,可滋阴通脉、益髓壮骨。配丰隆、脾俞健脾利湿,开窍化痰;期门、血海疏肝解郁、养血开窍;太溪、肝俞滋补肝肾,醒神开窍;太溪、肾俞填精益髓。

4.操作

腧穴常规消毒,四神聪向后平刺 0.6～0.8 寸,行提插捻转平补平泻法;风池向鼻尖方向刺 0.5～0.8 寸,行提插捻转泻法;三阴交直刺 0.5～1 寸,行提插捻转补法;内关直刺 0.5～1 寸,行提插捻转平补平泻法;悬钟直刺 0.5～0.8 寸,行提插捻转补法。配穴根据虚补实泻的原则,采用提插捻转补泻的方法。针刺得气后,留针 30 分钟。

本症属气血虚弱者,可使用灸法,尤宜在背部俞穴施灸,施灸时应有人看护,或用悬起灸法,每次 30 分钟。

(二)针方精选

1.现代针方

(1)处方 1:分为禀赋不足、肝肾亏虚、脾虚痰阻、瘀血阻络 4 型。禀赋不足痴呆治以补肾填精,取太溪、肾俞、百会、四神聪、关元;肝肾亏损痴呆治以补益肝肾,填髓健脑,取肝俞、肾俞、百会、四神聪、悬钟;脾虚痰阻痴呆治以健脾益气,化痰通窍,取足三里、阴陵泉、丰隆、中脘、百会、四神聪;瘀血阻络痴呆治以化瘀通络,健脑益肾,取血海、膈俞、内关、百会、四神聪。

(2)处方 2:毫针法取四神聪、颞三针、人中、内关、三阴交、丰隆。颞三针为颞部耳尖直入发际 2 寸处为第 1 针;以此为中点,同一水平向前、后各 1 寸处,分别为第 2 针、第 3 针;针尖向下沿皮慢慢捻入,深 1 寸。四神聪平刺 1 寸。以上均行快速捻转,频率 200 次/分钟左右,连续 2 分钟。每 10 分钟再次行针,重复 3 次后出针。内关穴直刺 0.5～1 寸,行泻法 1 分钟。人中穴向鼻中隔方向斜刺 0.3～0.5 寸,雀啄术至眼球湿润或流泪为度。三阴交,至胫骨内缘向上斜刺进针 1.5 寸,提插补法。丰隆穴,直刺 1 寸,平补平泻。以上 4 穴留针 30 分钟,其间行针 1～2 次。

电针法取四神聪、风池、内关。髓海不足配大椎,脾肾两虚加足三里、太溪,痰浊蒙蔽加丰隆、中脘,气滞血瘀加合谷、太冲。主穴进针得气后,G6805 电针仪通脉冲电流,用连续波,频率 60～100 次/分钟,通电 30 分钟。配穴用提插捻转补泻或平补平泻,留针 30 分钟,每 10 分钟行针 1 次。

每周 5 次,休息 2 天,2 个月 1 个疗程。

(3)处方 3:采用针刺后溪、神门(双侧交替),针刺得气后留针 30 分钟,每隔 5 分钟施行平补平泻手法 1 次。每天 1 次,20 次为 1 个疗程。

(4)处方 4:通过辨证将痴呆分为热浊阻窍型(实)、阴精亏损型(虚)。热浊阻窍型治以清心开窍、降浊通腑。取郄门、通里、水沟、丰隆、行间、内庭。其中郄门、通里、丰隆施提插泻法,使针感向远端放射 1～2 次,余穴施雀啄泻 1～2 秒。阴精亏损型治以滋阴益肾,健脑调神。取上星、印堂、内关、神门、廉泉、复溜、足三里。其中上星、印堂、神门施捻转补法 1～2 秒。内关、足三里施提插补法,令针感向远端放射 1 次。廉泉提插雀啄补法 1～2 秒。

(5)处方 5:以百会或四神聪、肾俞为主穴、太冲、关元、三阴交及足三里为配穴,进针得气后行捻转补法,主穴接 G6805 电针治疗仪,施以连续波,频率 2～4 次/秒,强度以腧穴局部肌肉可见抽动或患者耐受为度,留针 30 分钟,每天 1 次,针 6 天停 1 天;对照组口服尼莫地平,每次 20～40 mg,每天 3 次。两组均连续治疗 8 周。

2.经典针方

(1)《医学纲目》:"呆滞,刺神门一穴,沿皮向前三分,先补后泻。失志,呆凝,取神门、中冲、鬼眼、鸠尾、百会。"

(2)《扁鹊神应针灸玉龙经》玉龙歌:"痴呆一症少精神,不识尊卑最苦人,神门独治痴呆病,转手骨开得穴真。"

(3)《针灸大成》:"失志痴呆:神门、鬼眼、百会、鸠尾。"

(4)《医学入门》:"神门专治心痴呆,人中间使祛颠妖。"

(5)《针经指南·标幽赋》:"用大钟治心内之呆痴。"

(6)《针经指南·流注通玄指要赋》:"神门去心性之呆痴。"

(三)其他疗法

1.头针

取顶中线、额中线、颞前线、颞后线。每次选2～3穴,毫针强刺激,还可以配合使用电针,疏密波中强度刺激。

2.耳针

取心、肝、肾、枕、脑点、神门、肾上腺。每次选3～5穴,毫针浅刺、轻刺,留针30分钟;也可以用王不留行籽贴压。

第七节　不　　寐

不寐又称"失眠""不得卧"等,是以经常不能获得正常睡眠,或入睡困难,或睡眠时间不足,或睡眠不深,严重者彻夜不眠为特征的病症。本证多因思虑劳倦,内伤心脾,生血之源不足,心神失养所致;或因惊恐、房劳伤肾,以致心火独盛,心肾不交,神志不宁;或因体质素弱,心胆虚怯,情志抑郁,肝阳扰动以及饮食不节,脾胃不和所致。

西医学的神经官能症、围绝经期综合征、慢性消化不良、贫血、动脉粥样硬化症等以不寐为主要临床表现时属于本病范畴。

一、辨证

本病以经常不易入睡,或寐而易醒,甚则彻夜不眠为主要症状。根据病因的不同分为心脾两虚、心胆气虚、心肾不交、肝阳上扰和脾胃不和型。

(一)心脾两虚

多梦易醒,心悸健忘,头晕目眩,面色无华,食欲不振倦怠,易汗出,舌淡苔白,脉细弱。

(二)心胆气虚

心悸胆怯,多梦易醒,善惊多恐,多疑善虑,舌淡,脉弦细。

(三)心肾不交

心烦不寐,或时寐时醒,头晕耳鸣,心悸健忘,遗精盗汗,口干舌红,脉细数。

(四)肝阳上扰

心烦,不能入寐,急躁易怒,头晕头痛,胸胁胀满,面红口苦,舌红苔黄,脉弦数。

（五）脾胃不和

睡眠不安，脘闷噫气，嗳腐吞酸，心烦，口苦痰多，舌红苔厚腻，脉滑数。

二、治疗

（一）针灸治疗

治则：宁心安神，清热除烦。以八脉交会穴、手少阴经穴为主。

主穴：照海、申脉、神门、安眠、四神聪。

配穴：心脾两虚者，加心俞、脾俞、三阴交；心胆气虚者，加丘墟、心俞、胆俞；心肾不交者，加太溪、涌泉、心俞；肝阳上扰者，加行间、侠溪；脾胃不和者，加太白、公孙、足三里。

操作：毫针刺，照海用补法，申脉用泻法。神门、安眠、四神聪，用平补平泻法；对于较重的不寐患者，四神聪可留针1～2小时；配穴按虚补实泻法操作。

方义：照海、申脉为八脉交会穴，分别与阴跷脉、阳跷脉相通，可以调理阴阳，改善睡眠，若阳跷脉功能亢盛则失眠，故补阴泻阳使阴、阳跷脉功能协调，不眠自愈。心藏神，心经原穴神门，心包经络穴内关可以宁心安神；安眠、四神聪穴可以健脑益髓、镇静安神。

（二）其他治疗

1.耳针

选皮质下、心、肾、肝、神门。毫针刺，或揿针埋藏，或王不留行籽贴压。

2.皮肤针

自项至腰部督脉和足太阳经背部第1侧线，用梅花针自上而下叩刺，叩至皮肤潮红为度，每天1次。

3.拔罐

自项至腰部足太阳经背部侧线，用火罐自上而下行走罐，以背部潮红为度。

4.电针

选四神聪、太阳，接通电针仪，用较低频率，每次刺激30分钟。

第八节　癫　狂

癫狂是以精神错乱、言行失常为主要症状的一种疾病。癫证以沉默痴呆、语无伦次、忧郁苦闷、静而多喜为特征；狂证以喧扰不宁、躁妄打骂、哭笑无常、动而多怒为特征。癫属阴、狂属阳，两者病情可相互转化，故统称癫狂。癫狂主要是由于七情内伤、痰气上扰、气血凝滞，使机体阴阳平衡失调，不能互相维系，以致阴盛于下，阳亢于上，心神被扰，神明逆乱所致。

西医学的精神分裂症、狂躁性精神病、抑郁性精神病、反应性精神病、围绝经期精神病等均属本病范畴。

一、辨证

本病以精神错乱、言行失常为主要症状。根据表现症状不同分为癫证和狂证。癫证属阴多呆静，狂证属阳多躁动。

(一)癫证

沉默痴呆,精神抑郁,表情淡漠,或喃喃自语,语无伦次,或时悲时喜,哭笑无常,不知秽洁,不知饮食,舌苔薄腻,脉弦细或弦滑。

(二)狂证

始则性情急躁,头痛失眠,面红目赤,两目怒视等症;继则妄言责骂,不分亲疏,或毁物伤人,力过寻常,虽数天不食,仍精神不倦,舌质红绛,苔黄腻,脉弦滑。

二、治疗

(一)针灸治疗

1.癫证

治则:涤痰开窍,宁心安神。取背俞穴为主,佐以手少阴、足阳明经穴位。

主穴:肝俞、脾俞、心俞、神门、丰隆。

配穴:痰气郁结加膻中、太冲;心脾两虚加三阴交、大陵;不思饮食加足三里、中脘;心悸易惊加内关。

操作:毫针刺,痰气郁结可用泻法,心脾两虚用补法。

方义:病因痰气郁结、蒙蔽心窍所致,故取肝俞以疏肝解郁,脾俞以健脾化痰,心俞以宁心开窍,神门以醒神宁心,丰隆以涤痰化浊,痰气消散,癫证自愈。

2.狂证

治则:清心豁痰。以任脉、督脉、手厥阴和足少阴经穴位为主。

主穴:大椎、风府、内关、丰隆、印堂、水沟。

配穴:痰火上扰加劳宫;火盛伤阴加大钟。

操作:毫针刺,用泻法。

方义:本病由痰火扰心所致,取大椎、水沟能清热醒神,风府、印堂醒脑宁神,内关、丰隆祛痰开窍、宁心安神。

(二)其他治疗

1.水针

选心俞、巨阙、间使、足三里、三阴交穴,每次选用1~2穴,用25~50 mg氯丙嗪注射液,每天注射1次,各穴交替使用。本法适用于狂证。热重加大椎、百会,狂怒加太冲、支沟。

2.耳针

选心、皮质下、肾、枕、额、神门。毫针刺,每次选用3~4穴,留针30分钟。癫证用轻刺激,狂证用强刺激。

3.头针

选运动区、感觉区、足运感区。用1.5寸毫针沿皮刺入,左右捻转1分钟,留针20~30分钟。

4.电针

水沟、百会、大椎、风府透哑门。每次选用一组穴,针后接通电针仪治疗15~20分钟。

第九节 郁 证

郁证是以心情抑郁、情绪不宁、胸部满闷、胁肋胀满,或易怒易哭,或咽中如有异物哽塞等为主要临床表现的一类病症。本病主要是因情志内伤,肝失疏泄,脾失健运,心神失养,脏腑阴阳气血失调所致。

西医学的神经官能症、癔症、焦虑症及围绝经期综合征等均属于本病范畴。

一、辨证

本病以精神抑郁善忧,情绪不宁或易怒易哭为主要症状。根据病因可分为肝气郁结、气郁化火、痰气郁结、心神惑乱、心脾两虚和肝肾亏虚型。

(一)肝气郁结

胸胁胀满,脘闷暖气,不思饮食,大便不调,脉弦。

(二)气郁化火

性情急躁易怒,口苦而干,或头痛、目赤、耳鸣,或嘈杂吐酸,大便秘结,舌红,苔黄,脉弦数。

(三)痰气郁结

咽中如有物哽塞,吞之不下,咯之不出,苔白腻,脉弦滑。

(四)心神惑乱

精神恍惚,心神不宁,多疑易惊,悲忧善哭,喜怒无常,或手舞足蹈等,舌淡,脉弦。

(五)心脾两虚

多思善疑,头晕神疲,心悸胆怯,失眠健忘,食欲不振,面色不华,舌淡,脉细。

(六)肝肾亏虚

眩晕耳鸣,目干畏光,心悸不安,五心烦热,盗汗,口咽干燥,舌干少津,脉细数。

二、治疗

(一)针灸治疗

治则:调神理气,疏肝解郁。以督脉及手足厥阴、手少阴经穴位为主。

主穴:水沟、内关、神门、太冲。

配穴:肝气郁结者,加曲泉、膻中、期门;气郁化火者,加行间、侠溪、外关;痰气郁结者,加丰隆、阴陵泉、天突、廉泉;心神惑乱者,加通里、心俞、三阴交、太溪;心脾两虚者,加心俞、脾俞、足三里、三阴交;肝肾亏虚者,加太溪、三阴交、肝俞、肾俞。

操作:水沟、太冲用泻法,内关、神门用平补平泻法。配穴按虚补实泻法操作。

方义:脑为元神之府,督脉入络脑,水沟可醒脑调神;心藏神,神门为心经原穴,内关为心包经络穴,二穴可调理心神而安神定志;内关又可宽胸理气,太冲可疏肝解郁。

(二)其他治疗

1.耳针

选神门、心、交感、肝、脾。毫针刺,留针 15 分钟,或揿针埋藏,或王不留行籽贴压。

2.穴位注射

选心俞、膻中。用丹参注射液,每穴每次 0.3～0.5 mL,每天 1 次。

第六章 呼吸科病症的针灸治疗

第一节 咳 嗽

咳嗽是肺系疾病的主要症状之一。"咳"指有声无痰,"嗽"指有痰无声。临床一般声、痰并见,故统称咳嗽。根据病因可分为外感咳嗽和内伤咳嗽两大类。外感咳嗽是外感风寒、风热之邪,使肺失宣降,肺气上逆而致。内伤咳嗽多为脏腑功能失调所致,如肺阴亏损,失于清润;或脾虚失运,聚湿生痰,上渍于肺,肺气不宣;或肝气郁结,气郁化火,火盛灼肺,阻碍清肃;或肾失摄纳,肺气上逆,均可导致咳嗽。

西医学的上呼吸道感染、急慢性支气管炎、支气管扩张、肺炎、肺结核等的咳嗽症状属于本病范畴。

一、辨证

本病以咳嗽为主要症状,临床根据病因的不同分为外感咳嗽和内伤咳嗽。

(一)外感咳嗽

咳嗽病程较短,起病急骤,多兼有表证。

1.外感风寒

咳嗽声重,咽喉作痒,咯痰色白、稀薄,头痛发热,鼻塞流涕,形寒无汗,肢体酸楚,苔薄白,脉浮紧。

2.外感风热

咳嗽气粗,咯痰黏稠、色黄,咽痛,或声音嘶哑,身热头痛,汗出恶风,舌尖红,苔薄黄,脉浮数。

(二)内伤咳嗽

咳嗽起病缓慢,病程较长,可兼脏腑功能失调症状。

1.痰湿侵肺

咳嗽痰多色白,呈泡沫状,易于咯出,脘腹胀闷,神疲食欲不振,舌淡苔白腻,脉濡滑。

2.肝火灼肺

气逆咳嗽,阵阵而作,面赤咽干,目赤口苦,痰少而黏,不易咯吐,引胁作痛,舌边尖红,苔薄黄少津,脉弦数。

3.肺阴亏损

干咳,咳声短促,以午后黄昏为剧,少痰,或痰中带血,潮热盗汗,形体消瘦,两颧红赤,神疲乏力,舌红少苔,脉细数。

二、治疗

（一）针灸治疗

1.外感咳嗽

治则：疏风解表，宣肺止咳。以手太阴经穴为主。

主穴：肺俞、中府、列缺。

配穴：外感风寒者，加风门、合谷；外感风热者，加大椎。

操作：毫针泻法，风热可疾刺，风寒留针或针灸并用，或针后在背部腧穴拔罐。中府、风门、肺俞等背部穴不可深刺，以免伤及内脏。

方义：咳嗽病变在肺，按俞募配穴法取肺俞、中府以理肺止咳、宣肺化痰；列缺为肺之络穴，可散风祛邪，宣肺解表。

2.内伤咳嗽

治则：肃肺理气，止咳化痰。以手、足太阴经穴为主。

主穴：肺俞、太渊、三阴交、天突。

配穴：痰湿侵肺者，加丰隆、阴陵泉；肝火灼肺者，加行间；肺阴亏虚者，加膏肓。

操作：主穴用平补平泻法，可配用灸法。

方义：内伤咳嗽易耗伤气阴，使肺失清肃，故取肺俞调理肺气；太渊为肺经原穴，可肃肺、理气、化痰；三阴交可疏肝健脾，化痰止咳；天突为局部选穴，可疏导咽部经气，降气止咳。四穴合用，共奏肃肺理气、止咳化痰之功。

（二）其他治疗

1.穴位注射

选定喘、大杼、风门、肺俞，用维生素 B_1 注射液或胎盘注射液，每次取 $1\sim2$ 穴，每穴注入药液 0.5 mL，选穴由上而下依次轮换，隔天 1 次。本法用于慢性咳嗽。

2.穴位贴敷

选肺俞、定喘、风门、膻中、丰隆，用白附子（16％）、洋金花（48％）、川椒（33％）、樟脑（3％）制成粉末。将药粉少许置穴位上，用胶布贴敷，每 $3\sim4$ 小时更换 1 次，最好在三伏天应用。亦可用白芥子、甘遂、细辛、丁香、苍术、川芎等量研成细粉，加入基质，调成糊状，制成直径 1 cm 圆饼，贴在穴位上，用胶布固定，每$3\sim4$ 小时更换 1 次，5 次为 1 个疗程。

第二节　感　冒

感冒是由于感受触冒风邪，邪犯肺卫而出现的以鼻塞、流涕、喷嚏、咳嗽、头痛、恶寒、发热、全身不适、脉浮为主要临床表现的疾病。全年均可发病，尤以冬春季多见。主要由于正气不足，机体卫外功能低下，风寒、风热、暑湿等外邪乘虚由皮毛、口鼻而入，引起营卫失调、肺气失宣所致。西医学的上呼吸道感染属于本病的范畴。

一、辨证

本病以恶寒发热、鼻塞、流涕、头痛、咳嗽、脉浮为主要症状，临床根据感受外邪的性质不同分为风寒感冒、风热感冒和暑湿感冒。

(一)风寒感冒

恶寒重,发热轻,或不发热,无汗,鼻塞,流清涕,咳嗽,咯痰液清稀,肢体酸楚,苔薄白,脉浮紧。

(二)风热感冒

微恶风寒,发热重,有汗,鼻塞,流浊涕,咯痰稠或黄,咽喉肿痛,口渴,苔薄黄,脉浮数。

(三)暑湿感冒

身热不扬,汗出不畅,肢体酸重,头痛如裹,胸闷纳呆,口渴不欲饮,苔白腻,脉濡。

二、治疗

(一)针灸治疗

治则:祛风解表。以手太阴、手阳明经及督脉穴位为主。

主穴:列缺、合谷、大椎、太阳、风池。

配穴:风寒感冒者,加风门、肺俞;风热感冒者,加曲池、尺泽、鱼际;暑湿感冒者,加阴陵泉。体虚者,加足三里;鼻塞流清涕者,加迎香;咽喉疼痛者,加少商;全身酸楚者,加身柱;高热惊厥者,三棱针点刺水沟、十宣。

操作:主穴用毫针泻法。风寒感冒,大椎行灸法;风热感冒,大椎行刺络拔罐。配穴中足三里用补法或平补平泻法,少商、委中用点刺出血法,余穴用泻法。

方义:感冒为外邪侵犯肺卫所致,太阴、阳明互为表里,故取手太阴、手阳明经穴列缺、合谷以祛邪解表。督脉主一身之阳气,温灸大椎可通阳散寒,刺络出血可清泻热邪。风池为足少阳经与阳维脉的交会穴,"阳维为病苦寒热",故风池既可疏散风邪,又可与太阳穴相配而清利头目。

(二)其他治疗

1.拔罐

选大椎、身柱、大杼、肺俞,拔罐后留罐15分钟起罐,或用闪罐法。本法适用于风寒感冒。风热感冒者可用刺络拔罐法。

2.耳针

选肺、内鼻、屏尖、额,用中、强刺激。咽痛加咽喉、扁桃体,毫针刺。

第三节 哮 喘

哮喘是一种常见的反复发作性疾病。哮与喘均有呼吸急促的表现,但症状略有不同,哮以呼吸急促,喉间有哮鸣音为特征;喘以呼吸困难,甚则张口抬肩为特征。临床上二者常同时并见,其病因病机亦大致相同,故合并叙述。本病一年四季均可发病,尤以寒冷季节和气候急剧变化时发病较多。偏嗜咸味、肥腻或进食虾蟹鱼腥,脾失健运,聚湿生痰,痰饮阻塞气道,而发为痰鸣哮喘。其基本病因为痰饮内伏。

西医学的支气管哮喘、慢性喘息性支气管炎、肺炎、肺气肿、心源性哮喘等属于本病的范畴。

一、辨证

本病以突然起病、呼吸急促、喉间哮鸣,甚则张口抬肩、不能平卧为主要症状,根据临床表现的性质不同分为实证和虚证两大类。

(一)实证

病程短,或当哮喘发作期,哮喘声高气粗,呼吸深长,呼出为快,体质较强,脉象有力。

1.风寒外袭

咳嗽喘息,遇寒触发,咯痰稀薄,形寒无汗,头痛,口不渴,苔薄白,脉浮紧。

2.痰热阻肺

咳喘,痰黏,咯痰不爽,胸中烦闷,胸胁作痛,或见身热口渴,纳呆,便秘,苔黄腻,脉滑数。

(二)虚证

病程长,反复发作或当哮喘间歇期,哮喘声低气怯,气息短促,体质虚弱,脉象无力。

1.肺气不足

喘促气短,动则加剧,喉中痰鸣,神疲,语言无力,痰液稀薄,动则汗出,舌质淡苔薄白,脉细数。

2.肺肾气虚

久病气息短促,呼多吸少,不得接续,动则喘甚,汗出肢冷,畏寒,舌淡苔薄白,脉沉细。

二、针灸治疗

(一)实证

治则:祛邪肃肺,化痰平喘。以手太阴经穴及相应背俞穴为主。

主穴:列缺、膻中、尺泽、肺俞、定喘。

配穴:风寒者,加风门;痰热阻肺者,加丰隆;喘甚者,加天突。

操作:毫针泻法。风寒者可合用灸法,定喘穴刺络拔罐。

方义:列缺为肺经络穴,可宣肺散邪;膻中为气会穴,可宽胸理气,调畅气机;尺泽为肺经合穴,可肃肺化痰,降逆平喘;肺俞为肺之背俞穴,可宣肺祛痰;定喘为平喘之效穴。

(二)虚证

治则:补益肺肾,止哮平喘。以相应背俞穴及手太阴、足少阴经穴为主。

主穴:肺俞、膏肓、肾俞、定喘、太渊、太溪、足三里。

配穴:肺气虚者,加气海;肺肾气虚者,加阴谷、关元、命门。喘甚者,加天突。

操作:定喘用刺络拔罐法,余穴用毫针补法。可酌用灸法或拔火罐法。

方义:肺俞、膏肓针灸并用,可补益肺气;补肾俞以补肾纳气;肺经原穴太渊配肾经原穴太溪,可充肺肾真原之气;足三里可调和胃气,以资生化之源,使水谷精微上归于肺,肺气充则自能卫外;定喘为平喘之经验效穴,取"急则治其标"之意。

第七章 消化科病症的针灸治疗

第一节 呃 逆

一、概述

呃逆,是指胃气上逆,喉间呃呃频频作响之症。本症系由胃气上逆而成,多由寒气蕴蓄、燥热内盛、气血亏虚而致脾胃虚弱,胃气上逆动膈。

呃逆在《内经》《伤寒论》《金匮要略》《诸病源候论》《千金翼方》等书中均称为"哕"。至金元时期,《兰室秘藏》将"呕吐哕"混称。《丹溪心法》:"凡有声有物,谓之呕吐;有声无物,谓之哕",则哕即干呕,乃呕吐之类。故在金元之前的医籍中,呃逆与哕同义,金元之后哕即干呕,《类经》"古之所谓哕者,则呃逆无疑"。所以呃逆、哕(干呕)、呕吐3种症状,虽均是胃气上逆的症状,但其表现各不相同。

本症常见于西医学的胃肠神经官能症、胃炎、胃扩张、肝硬化晚期、脑血管疾病,及其他胃、肠、腹膜、食管等疾病。

二、诊察

(一)一般诊察

首先要判别是生理性还是器质性疾病引起,如疑有器质性疾病则按以下顺序检查。临床表现。全身及神经系表现:注意生命体征、局部体征和脑膜刺激征的有无。局部表现:头颈部、胸部、腹部体征,各部位炎症和肿瘤的有无。辅助检查:发作中胸部透视可判断膈肌痉挛为一侧性或两侧性,必要时做胸部CT,排除膈神经受刺激的疾病,做心电图判断有无心包炎和心肌梗死。疑中枢神经病变时可做头部CT、MRI、脑电图等。疑有消化系统病变时,进行腹部X线透视、B超、胃肠造影,必要时做腹部CT和肝胰功能检查,为排除中毒与代谢性疾病可做临床生化检查。

(二)经穴诊察

耳穴诊断,膈、胃、神门、交感、皮质下、肝呈点或片状红润、有光泽。膈压痛,膈电测呈现阳性反应。

三、辨证

《伤寒论》第381条:"伤寒,哕而腹满,视其前后,知何部不利,利之即愈。"《伤寒论》中涉及呃逆者共9条原文,其中231、381条为实证哕逆;98、209、226、384条皆为虚寒哕逆;111、232条则属胃气败绝之哕逆危证。本症系由胃气上逆而成,多由寒气蕴蓄、燥热内盛、气血亏虚而致脾胃虚弱,胃气上逆动膈。呃逆一证,有虚实寒热之异,实者多气痰火郁所致,虚证有脾肾阳虚与胃阴亏虚之别。

（一）常用辨证

1. 胃中寒冷

呃声缓而有力，胃脘不适，得热则减，得寒则甚，苔白润，脉迟缓。

2. 胃火上逆

呃声洪亮，冲逆而出，烦渴口臭，小便短赤，大便秘结，舌苔黄，脉滑数。

3. 脾肾阳虚

呃声频作，气不接续，面色苍白，手足不温，食少疲倦，腰膝无力，小便清长，大便溏薄，舌质淡，苔白润，脉沉弱。

4. 胃阴亏虚

呃声急促，气不连续，口舌干燥，烦渴不安，舌质红绛，脉细数。

（二）经络辨证

从经络辨证的角度看，呃逆与脾、胃、肝等经脉有一定的联系。

胃中寒冷呃逆与胃火上逆呃逆：两者均属实证。前者由于过食生冷，或外感寒邪停滞于胃，胃阳被遏，纳降失常，发生胃中寒冷呃逆，属寒实证。后者由于嗜食辛辣，胃腑积热，或外感热邪结于胃腑，或情志不畅，气郁化火，肝火犯胃，以致胃火上冲而为呃逆，属实热证。前者呃声缓而有力，后者呃声洪亮有力。前者因胃阳被遏，阳气受阻，故兼见胃脘痞满，得热则减，得寒则加重，口淡腻等胃寒兼证。后者胃火上冲，故呃声洪亮，冲逆而出。同时兼见，口臭心烦，小便短赤，大便难，舌苔黄，脉滑数。治疗多取小肠募穴温阳散寒，或取胃经荥穴、大肠经原穴清热泻火。

脾肾阳虚呃逆与胃阴亏虚呃逆：两者均属虚证。前者属阳虚证，后者属阴虚证。脾肾阳虚，呃逆频作，声低不断，气不接续；胃阴亏虚，呃声急促而不连续。脾肾阳虚呃逆，兼见畏寒肢冷，手足不温，小便清长等。胃阴亏虚呃逆，兼见口舌干燥、烦渴不安，舌红绛等。治疗多取脾经、肾经之背俞穴温阳，取肾经之原穴滋阴。

四、治疗

（一）刺法灸法

1. 主穴

中脘、内关、足三里。

2. 配穴

胃中寒冷加关元；胃火上逆加合谷、内庭；脾肾阳虚加脾俞、肾俞；胃阴亏虚加太溪。

3. 操作

中脘直刺 1～1.5 寸，内关直刺 0.3～0.5 寸；足三里直刺 1～1.5 寸，均采用泻法，强刺激；关元及背俞穴宜灸，其他配穴均采用虚补实泻的方法针刺，留针30分钟。

4. 方义

中脘为胃之募穴，可疏通胃之气机；内关宽胸利膈；足三里为胃之下合穴，能和胃降逆；胃中寒冷加关元，以助温中散寒之力；胃火上逆加合谷、内庭可清泻阳明胃火；脾肾阳虚加脾俞、肾俞补益脾肾，温阳止呃；胃阴亏虚加太溪滋阴生津。

(二)针方精选

1.现代针方

(1)处方1。呃逆:天突、膻中、巨阙、内关、足三里。因寒的宜灸。因热的宜针。备用穴:上脘、气海、关元、间使、脾俞、胃俞。

(2)处方2。胃中寒冷:天突、膈俞、内关、足三里、中脘、关元、胃俞、章门、脾俞。胃火上逆:天突、膈俞、内关、足三里、天枢、合谷、内庭、公孙。气滞痰阻:天突、膈俞、内关、足三里、侠溪、期门、太冲。脾胃阳虚:天突、膈俞、内关、足三里、中脘、脾俞、胃俞、气海。胃阴不足:天突、膈俞、内关、足三里、胃俞、中脘、太溪。

2.经典针方

(1)《卫生宝鉴》卷十二:"治一切呃逆不止,男左女右,乳下黑尽处一韭叶许,灸三壮,病甚者灸二七壮。"

(2)《医学正传》:"祖传经验灸咳逆法,乳根二穴,直乳下一寸六分,妇人在乳房下起肉处陷中,灸七壮即止,其效如神。又气海一穴,直脐下一寸半,灸三七壮立止。"

(3)《证治准绳》:"治呃逆,于脐下关元灸七壮,立愈,累验。又方,男左女右,乳下黑尽处一韭叶许,灸三壮,甚者二七壮。产后呃逆,此恶候也,急灸期门三壮,神效。屈乳头向下尽处是穴,乳小者,乳下一指为率,男左女方,与乳正直下一指陷中动脉处是穴,炷如小豆大,穴真病立止。"

(4)《类经图翼》卷十一:"诸咳喘呕哕气逆,哕逆。乳根三壮,火到肌即定。其不定者,不可救也。承浆、中府、风门、肩井、膻中、中脘、期门、气海、足三里、三阴交。"

(5)《景岳全书》卷上:"灸法,两乳穴,治呕逆立止。取穴法,妇人以乳头垂下到处是穴,男子不可垂者,以乳头一指为率,与乳头相直骨间陷中是穴。男左女右灸一处,艾炷如小麦大,着火即止,灸三壮不止者不可治,膻中、中脘、气海、足三里。"

(三)其他疗法

1.耳穴

主穴:膈、胃、神门、交感、皮质下、肝。配穴:耳迷根。可采取毫针法或电针法、压丸法。急性期,每天1次;缓解期,可隔天或每周1次。10次为1个疗程。

2.穴位注射

分两组取穴,一组中脘、梁门(右),二组脾俞(单)、胃俞(单)。用维生素B_1 100 mg/2 mL,加0.25%普鲁卡因溶液18 mL;每穴10 mL,每天1次,两组交替注射,10次为1个疗程。

3.梅花针

取胸椎5~12两侧、颌下部、胸锁乳突肌、上腹部、剑突下、中脘、内关、足三里、阳性物区。采用中度或重度刺激法,肋弓缘叩刺2~3行,每天或隔天1次,7次为1个疗程,以后隔天1次,15次为一大疗程,间隔半月左右再继续治疗。如急性发作,可日治2~3次,不计疗程,至病情好转后再按上述疗程治疗。

4.穴位埋线

胃俞透脾俞、中脘透上脘、足三里透上巨虚,每次选用1~2对透穴,以0~1号肠线埋入,20~30天埋线1次,3~4次为1个疗程。

第二节　嗳气吞酸

一、概述

嗳气，又称"噫"或"噫气"。是胃病中常见的症状。本症多由饮食不节，或忧思郁怒，或脾胃亏虚而致胃失和降，胃气上逆。吞酸，俗称"反酸"，是指酸水由胃中上泛，以致咽嗌之间，不及吐出而咽下。本症多由情志不遂，肝火犯胃，或过食辛辣，胃火素盛，或脾胃虚弱等因素引起胃气不和所致。

《景岳全书·杂证谟》谓："噫者，饱食之息，即嗳气也"。嗳气，气味酸腐而臭者，叫嗳腐。嗳气与呃逆不同，嗳气声音沉长，是气从胃中上逆，逆声音急而短促，发自喉间。

《脉经》称"吞酸"，《诸病源候论》称"噫酸"，《三因极一病症方论》又称"咽酸"。吞酸之状也与吐酸症状相似。其病因、病机、治疗方法均不相同。"吞酸者"（《医林绳墨》），其"病在上脘最高之处"，若"非如吞酸之近，不在上脘而在中焦胃脘之间，时多呕恶，所吐皆酸，即名吐酸而渥渥不行者是也"（《景岳全书》）。

本症常见于西医学的胃食管反流病、反流性食管炎、慢性消化不良、溃疡病和慢性胃炎等患者，是临床上很常见的病症。

二、诊察

（一）一般诊察

热证者可见吞酸时作，嗳腐气秽，胃脘闷胀，两胁胀满，心烦易怒，口干口苦，咽干口渴，舌红苔黄，脉弦数。寒证者可见吐酸时作，嗳气酸腐，胸脘胀闷，喜唾涎沫，饮食喜热，四肢不温，大便溏泻，舌淡苔白，脉沉迟。辅助胃镜检查可帮助诊断治疗。

（二）经穴诊察

耳穴诊断，浅表性胃炎视诊：胃区呈现片状白色隆起，边缘不清。触诊可见胃区片状隆起触之较硬，可触及条索。电测时，可见胃区呈现阳性反应。肥厚性胃炎视诊可见胃区呈大片面积隆起，边缘清楚。触诊可见胃区隆起，质较硬。电测时，可见胃区呈阳性反应。萎缩性胃炎视诊时，可见胃区呈平坦微凹似皱褶瘢痕样改变，颜色呈红、白相间。触诊时胃区压痛（Ⅰ°）。电测时胃区阳性反应（＋）。

三、辨证

本症多由情志不遂，肝火犯胃，或过食辛辣，胃火素盛，或脾胃虚弱等因素，胃失和降，胃气上逆。

（一）常用辨证

1.食滞胃肠

嗳气有酸腐臭味，嗳声闷浊，嗳气不连续发作，胸脘痞闷，或恶心，不思饮食，大便有酸腐臭味或秘结，舌苔厚腻，脉象滑实。

2.肝气犯胃

嗳气频繁，嗳声响亮，纳呆胸闷不舒，胁肋隐痛，胃脘胀痛，舌苔薄白，脉弦。

3.寒湿内停

吞酸,脘痞胸闷,不欲饮食,舌苔白滑,脉象弦滑。

4.脾气虚弱

嗳气断续,嗳声低弱,神疲乏力,呕泛清水,不思饮食,便溏,面色惨白或萎黄,舌质淡,苔薄白,脉象虚弱。

(二)经络辨证

从经络辨证的角度看,嗳气吞酸与脾、胃、肝等经脉有一定的联系。

肝气犯胃吞酸与饮食积滞吞酸:两者均有烧灼感。前者因情志所伤,后者因饮食所伤。肝气犯胃吞酸,由于郁怒伤肝,肝郁气滞,横逆犯胃,故吞酸,并胃内有烧灼感,同时兼见胸胁不舒,心烦易怒,口苦咽干等肝气郁结的表现。饮食积滞吞酸,由于饮食不节,损伤脾胃,中焦气机受阻,胃失和降,故吞酸,胃内有烧灼感,同时兼见嗳腐食臭,胃脘痞闷,厌食,苔厚腻等伤食证的表现。治疗多取肝经之原穴、募穴或胃经之荥穴。

寒湿内停吞酸:病因为过食生冷,或外受湿邪,湿阻中焦,脾胃纳运失常,故见脘痞胸闷,不欲饮食。与前两症易于鉴别。本症治疗多取大肠经之腧穴、脾经之合穴。

脾气虚弱嗳气:脾气虚弱嗳气多由于素体虚弱或久病不愈,脾气虚弱,纳运失常,胃气不和,故嗳气断续,声音低微。食滞停胃之嗳气有酸腐味;肝气犯胃之嗳气,其特点是剧烈而不畅,其声高亢;本症则嗳气低弱。此外,食滞者有伤食史,肝气者有情志抑郁史,本证有久病体虚史。食滞者舌苔厚腻而脉滑,肝气与脾胃虚弱者,虽皆可见舌苔白薄,但兼证与脉象不同。治疗多取脾、胃之背俞穴。

四、治疗

(一)刺法灸法

1.主穴

中脘、内关、公孙、足三里。

2.配穴

肝气犯胃加太冲、期门;饮食积滞加天枢、下脘;寒湿内阻加合谷、阴陵泉。

3.操作

中脘直刺1~1.5寸,内关直刺0.3~0.5寸,足三里直刺1~1.5,均采用提插捻转泻法;其他配穴均采用泻法,留针30分钟。

4.方义

中脘为胃之募穴,可降气和胃;内关可健脾和中,降逆止呕;足三里健脾和胃,通经活络;食滞胃肠加内庭消食导滞,理气和中;肝气犯胃加太冲、期门疏肝理气,降逆和胃;寒湿内阻加合谷、阴陵泉祛散风寒,健脾除湿;脾气虚弱加脾俞、胃俞补益脾胃。

(二)针方精选

1.现代针方

(1)处方1:中气下陷取中脘、足三里(双)、提胃(脐上1寸,旁开3~4寸)或胃上(脐上2寸,旁开4寸)(双)。反酸加梁丘(双);腹胀加气海;嗳气加内关(双)。从提胃或胃上穴进针,向中脘透刺,慢慢行捻转补法,足三里针刺补法,余穴行提插捻转平补平泻之法,留针15~20

分钟。每天或隔天 1 次,15 次为 1 个疗程。间隔 3～5 天,继续第 2 个疗程,可隔天 1 次。

(2)处方 2:中气下陷取百会、气海、足三里、提胃、右幽门透左肓俞、中脘。诸穴均用补法。并可加用灸法。脾胃虚弱取百会、脾俞、胃俞、足三里、下脘、天枢、右幽门透左肓俞。诸穴均用补法,加灸。右幽门透左肓俞刺法:用 8 寸毫针,以上腹右侧幽门穴刺入皮下,用小幅度捻转方法沿皮下透过腹中线止于左侧肓俞穴,然后缓慢提针,如此做 2～3 次。

(3)处方 3。嗳气嘈杂:针中脘、下脘、天枢、胃俞、神门、足三里。

2.经典针方

(1)《针灸甲乙经》卷十一:"凡好太息,不嗜食,多寒热,汗出,病至则善呕,呕已乃衰,即取公孙及井俞,实则肠中切痛,厥,头面肿起,烦心,狂,多饮,虚则鼓胀,腹中气大满,热痛不嗜食;霍乱,公孙主之。"

(2)《脉经》:"胆病者善太息,口苦,呕宿汁,心澹澹恐,如人将捕之,嗌中介介然数唾,候在足少阳之本末,亦视其脉之陷下者灸之。其寒热,刺阳陵泉。"

(3)《脉经》:"右手关上阳绝者,无胃脉也,若吞酸头痛,胃中有冷,刺足太阴经,治阴,在足大指本节后一寸,即公孙穴也。关脉沉,心下有冷气,苦满吞酸……针胃管补之。"

(三)其他疗法

1.电针

取中脘、提胃、胃上、气海为主穴,足三里、内关为配穴。一般仅取主穴。中脘接负极,余穴接正极,用疏密波,每次通电 20～30 分钟。每天 1 次,连针 6 天,休息 1 天,再做 6 天,12 次为 1 个疗程。电流强度可从弱到强,以患者能耐受为度。

2.穴位注射

取中脘、足三里、下脘,每次选用 2 穴(足三里只取单侧,左右轮换),以加兰他敏 0.5 mg,或 ATP 溶液 0.8 mL 分别注入,前者每天 1 次,后者每周 2 次。20 次为 1 个疗程。

3.耳针

主穴:胃、脾、皮质下、神门。配穴;浅表性胃炎取交感;萎缩性胃炎取胰胆、内分泌;肝胃不和型取肝、艇中、三焦。

第三节　恶心呕吐

一、概述

恶心,是指欲吐不吐,欲罢又不止的一种症状,是脾胃病症的常见症状之一。其病因多为饮食不节,七情失和,六淫所伤,脾胃亏虚等所致的脾胃失和,胃气上逆。干呕,是指恶心欲吐,有声无物而呕,或仅呕出少量涎沫的症状。本症多由外邪侵袭,化热入里,客于阳明,与谷气相搏,逆而上冲所致;或饮食不节,脾胃受损,胃失和降,胃气上逆所致;或肝火犯胃,内热伤阴等所致的胃失和降,气逆上冲。

《内经》中没有"恶心"这一病名,称其为"噫";《诸病源候论·恶心》谓:"心里淡淡然欲吐,名为恶心"。《景岳全书·杂证谟》云:"虽曰恶心,而实胃口之病,非心病也。"《金匮要略》始有

"干呕"之名。《医学入门》："秽即干呕,声更重且长耳"。《医学举要》曰："干呕者,其声轻小而短;哕者,其声重大而长",指出两者症状相似,仅轻重程度不同。《金匮要略》中所谓哕症,为后世之呃逆。本症与呃逆、恶心、呕吐应予区分。呃逆者,呃呃连声,其声短促;恶心者,欲吐不吐,泛泛然,无物无声;呕吐者,有声有物;其与干呕之欲吐而呕,有声无物均不相同。

本症常见于西医学的慢性咽炎,急、慢性胃炎,消化道溃疡,幽门梗阻,胃轻瘫等消化系统疾病。

二、诊察

(一)一般诊察

初起呕吐量多,吐出物多有酸腐气味,久病呕吐,时作时止,吐出物不多,酸臭气味不甚。新病邪实,呕吐频频,常伴有恶寒、发热、脉实有力。久病正虚,呕吐无力,常伴精神萎靡,倦怠,面色萎黄,脉弱无力等症。本病常有饮食不节,过食生冷,恼怒气郁,或久病不愈等病史。呕吐与反胃,同属胃部的病变,其病机都是胃失和降,气逆于上,并且都有呕吐的临床表现。但反胃系脾胃虚寒,胃中无火,难以腐熟食入之谷物,以朝食暮吐,暮食朝吐,终至完谷尽吐出而始感舒畅。呕吐是以有声有物为特征,因胃气上逆所致,有感受外邪、饮食不节、情志失调和胃虚失和的不同,临诊之时,予以对症治疗。必要时可辅助胃镜、胃肠彩超等实验室检查以辅助诊断。

(二)经穴诊察

耳穴诊断,胃、十二指肠疾病活动期视诊胃、十二指肠穴可见似高粱米粒大小凹陷,色红,边缘整齐,红润可侵及耳轮脚上缘,耳轮脚上缘外 1/3 处缺损,可见血管充盈并向胰胆区走行。触诊该穴痛甚或呼痛难忍,疼痛评级Ⅱ～Ⅲ度。电测胃、十二指肠穴呈阳性反应。

三、辨证

本症多由外邪侵袭,化热入里,客于阳明,与谷气相搏,逆而上冲所致;或饮食不节,脾胃受损,胃失和降,胃气上逆所致;或肝火犯胃;六淫所伤;脾胃亏虚;内热伤阴等所致的胃失和降,气逆上冲。

(一)常用辨证

1.胃中寒冷

恶心,胃痛,或不时泛恶清水、涎沫,得暖则舒,遇寒则诸症加重,食少,便溏,少气,困倦,舌淡,脉弱。

2.胃热炽盛

恶心,嘈杂,吞酸,口臭,溲赤,便秘,舌苔黄,脉弦或滑。

3.胃阴亏虚

恶心,或剧烈呕吐,口渴欲饮,或饮水即吐,不能食,短气,困倦,舌红少苔,脉细数。

4.肝胃不和

恶心,或呕吐,胸闷,胁痛,口苦,咽干,不欲饮食,或月经不调,舌苔薄黄,脉弦细。

5.食滞胃肠

恶心欲吐,嗳腐吞酸,恶闻食臭,胃脘胀满,食欲不振,舌苔脉象正常。

(二)经络辨证

从经络辨证的角度看,恶心呕吐与脾、胃、肝等经脉有一定的联系。

1.胃中寒冷

胃寒者，或由素体脾胃阳虚，或因过食生冷，伐伤胃气。故恶心而常兼胃痛，胃阳不足，寒湿不化，则时泛清水涎沫，遇寒加重，得暖则缓解。中阳不足者，则有食少、便溏、少气、困倦、舌淡、脉弱等中焦阳虚不足之症状。治疗多取小肠募穴以温阳。

2.胃热炽盛

胃热者，或由素嗜膏粱厚味，里热内盛，或感冒暑热，外邪入里，以致胃热气逆恶心，故有口臭、吞酸、溲赤、便秘、苔黄、脉数等热证表现。治疗多取胃经荥穴。

3.胃阴亏虚

恶心常伴剧烈呕吐，或出现于剧烈呕吐之后，多由于热病后期，或术后，胃阴亏虚，致剧烈恶心呕吐，不能饮食，甚至水入即吐，口渴、舌红、脉细数。治疗多取脾经络穴、八脉交会穴照海滋阴。

4.肝胃不和

肝胃不和者，乃肝气郁滞，横逆犯胃所致，故必兼有胸闷、胁痛、口苦、咽干、脉弦等肝气郁滞症状。治疗多取肝经募穴和原穴。

5.食滞胃脘

多因饮食不节，过食醇酒厚味，食滞胃脘，胃气不得和降，气逆上冲，遂致干呕。有明显的伤食病因，表现为干呕，嗳腐吞酸，欲吐不能，脘腹胀满，大便秽臭，常呕出食物为快。治疗多取任脉和胃经腧穴。

四、治疗

（一）刺法灸法

1.主穴

中脘、内关、足三里。

2.配穴

胃中寒冷加关元；胃热炽盛加内庭；胃阴亏虚加三阴交、照海；肝胃不和加太冲、期门；食滞胃肠加下脘、里内庭。

3.操作

中脘直刺1～1.5寸，内关直刺0.3～0.5寸，足三里直刺1～1.5，均采用平补平泻法；其他配穴均采用虚补实泻的方法针刺，留针30分钟。

4.方义

中脘通调脾胃气机；内关理气和胃，降逆除恶；足三里健脾和胃，通腑降逆；胃中寒冷加关元温中散寒；胃热炽盛加内庭清泻胃热；胃阴亏虚加三阴交、照海滋阴生津；肝胃不和加太冲、期门平抑肝气，降逆和胃；食滞胃肠加下脘、里内庭消食导滞。

（二）针方精选

1.现代针方

（1）处方1：肝胃气滞取期门、内关、足三里、膻中、中脘、公孙、肝俞、胃俞、膈俞，针用泻法；肝胃郁热取足三里、内庭、行间、中脘、肝俞、胃俞、厉兑、血海、膈俞，针用泻法；胃阴不足取三阴交、太溪、足三里、幽门、中脘、胃俞、肾俞针法补泻兼施；脾胃虚寒取脾俞、胃俞、中脘、章门、足三里、公孙、内关,针用补法,可加灸;瘀血阻络取足三里、内关、脾俞、肝俞、膈俞、血海、内关,针用泻法。消化性溃疡患者合并上消化道出血,出现失血性休克时,可取人中、百会、气海、关元,针灸并用。合并幽门梗阻者,可取中脘、梁门、章门、上巨虚、丰隆,针用泻法。

(2)处方2:肝气犯胃取中脘、足三里、内关、公孙、太冲、期门,随症加减,胸胁胀满痛甚者加支沟、阳陵泉,刺灸方法:足三里、中脘、内关、公孙用平补平泻法,余穴用泻法;湿热积滞取中脘、足三里、丰隆、三阴交、内庭、内关、阴陵泉,刺灸方法:毫针刺用泻法或平补平泻法;瘀血阻络取中脘、膈俞、三阴交、血海、足三里,随症加减,溃疡急性穿孔者加梁丘、梁门、内关,刺灸方法:诸穴均用平补平泻法;胃阴不足取幽门、三阴交、章门、足三里、脾俞、胃俞、中脘、太溪,刺灸方法:毫针刺,用平补平泻法;脾胃虚寒取脾俞、胃俞、章门、中脘、足三里、三阴交、$T_9 \sim L_1$夹脊穴,随症加减。胃阴不足者加照海,胃中灼热加内庭,脾胃阳虚者加气海,刺灸方法:内庭用平补平泻法,其他诸穴均有补法。夹脊穴用梅花针叩刺,至皮肤微红为度。阳虚者脾俞、胃俞、足三里、中脘、气海可加艾灸或温针灸。

2.经典针方

(1)《素问·宣明五气》:"五气所病,心为噫。"

(2)《灵枢·脉解》:"太阴所谓上走心为噫者,阴盛而上走阳明,阳明络属心,故曰上走心为噫也。"

(3)《灵枢·经脉》:"足太阴病,则舌本强,食则呕,胃脘痛,腹胀善噫,得后与气,则快然如衰。"

(4)《神应经》:"干呕……通谷、隐白。"

(5)《针灸聚英》卷二:"恶心,因痰、热、虚。灸胃俞、幽门、商丘、中府、石门、膈俞、阳关。"

(6)《针灸逢源》卷五:"恶心,胃口有邪,见饮食便生畏,恶心下欲吐不吐,若寒气恶心者呕清水,痰火呕酸水,烦渴,胃俞、幽门、中脘、商丘。"

(三)其他疗法

1.穴位注射

分两组取穴,一组中脘、梁门(右),二组脾俞(单)、胃俞(单)。用维生素 B_1 100 mg/2 mL,加 0.25%普鲁卡因溶液 18 mL;每穴 10 mL,每天 1 次,两组交替注射,10 次为 1 个疗程。

2.耳针

以胃或十二指肠、交感、皮质下、口为主穴,三焦、神门、腹、肝、脾、膈为配穴,每次酌选 3~5 穴,可采取毫针法或电针法、压丸法。急性期,每天 1 次;缓解期,可隔天或每周 1 次。10 次为 1 个疗程。

3.梅花针

取胸椎 5~12 两侧、颌下部、胸锁乳突肌、上腹部、剑突下、中脘、内关、足三里、阳性物区。采用中度或重度刺激法,肋弓缘叩刺 2~3 行,每天或隔天 1 次,7 次为 1 个疗程,以后隔天 1次,15 次为一大疗程,间隔半月左右再继续治疗。如急性发作,可日治 2~3 次,不计疗程,至病情好转后再按上述疗程治疗。

4.穴位埋线

胃俞透脾俞、中脘透上脘、梁门透对侧梁门、足三里透上巨虚,每次选用 1~2 对透穴,以 0~1 号肠线埋入,20~30 天埋线 1 次,3~4 次为 1 个疗程。

第四节 食 欲 不 振

一、概述

食欲不振，又称"不欲食"或"不欲饮食"。临床表现为食欲差、不知饥饿、纳滞、纳呆、食欲不振、不思食、不能食等。甚者恶闻食臭，见食则呕，乃至呕恶欲吐，则称恶食、厌食。本症多由脾胃功能失调，即脾胃素虚，或喂养不当、饮食不节、伤及脾胃所致。临床分为虚、实两证。偏实证者治以消导为主；偏虚证者治以调补为主。

本症常见于西医学的神经性厌食症、小儿消化不良等疾病。

二、诊察

（一）一般诊察

注意营养情况及精神状态；皮肤有无黄染、脱水、水肿、色素沉着、有无心脏增大、有无肝硬化、脾大、腹水等；腹部有无压痛、反跳痛及肿物等，有无毛发脱落、行动缓慢等；血尿粪常规，血钾、钠、氯、二氧化碳结合力、尿素氮等；肝功能、肾功能检查、血气分析等；胸部 X 线检查、胃肠钡餐检查、腹部 B 超检查、胃肠道内镜检查。

（二）经穴诊察

耳穴诊断，以电测为主。电测时小肠、消化系统皮质下、脾、内分泌均呈阳性反应。

三、辨证

本症多由脾胃功能失调，即脾胃素虚，或喂养不当、饮食不节、伤及脾胃所致。临床分为虚、实两证。

（一）常用辨证

1.脾胃虚寒

食欲不振，进食稍多则脘腹胀闷欲呕，脘腹隐痛，喜暖恶寒，疲倦气短，四肢不温，大便溏薄，舌淡苔白，脉沉迟。

2.脾肾阳虚

食欲不振，气短懒言，疲乏倦怠，畏寒肢冷，腹胀腹痛，腰酸腿软，肢体浮肿，完谷不化，五更泄泻，舌质淡，舌体胖，脉沉细。

3.内伤食滞

食欲不振，嗳腐吞酸，脘腹饱胀，大便臭秽或秘结不通，舌苔厚腻，脉滑。

4.肝气犯胃

食欲不振，不思饮食，呃逆嗳气，精神抑郁，胸胁胀闷或胀痛，脉弦。

5.脾胃湿热

食欲不振，呕恶厌食，脘腹痞闷，疲倦乏力，大便溏，小便黄，舌红，苔黄白而腻，脉濡数或滑。

6.脾胃气虚

食欲不振，不思饮食，食后腹胀，或进食少许即泛泛欲吐，气短懒言，倦怠少力，舌淡苔

147

白,脉缓弱。

7.胃阴不足

食欲不振,饥不欲食,口渴喜饮,大便干结,小便短少,舌质红,苔少,脉细略数。

(二)经络辨证

从经络辨证的角度看,食欲不振与脾、胃、肝等经脉有一定的联系。

四、治疗

(一)刺法灸法

1.主穴

脾俞、胃俞、足三里、四缝。

2.配穴

脾胃虚寒加关元;脾肾阳虚加肾俞、志室;内伤食滞加下脘、璇玑;肝气犯胃加肝俞、期门;脾胃湿热加阴陵泉、三阴交;脾胃气虚加气海;胃阴不足加中脘、三阴交。

3.操作

脾俞、胃俞向脊柱方向斜刺 0.3～0.5 寸;足三里直刺 1～1.5 寸,采用补法;四缝穴采用三棱针点刺,挤出少许黄色黏液。其他配穴均采用虚补实泻的方法针刺,留针 30 分钟。

4.方义

脾俞、胃俞补益脾胃之气,恢复其健运功能;足三里为胃下合穴,扶土以补中气;四缝主治食欲不振,小儿疳积;脾胃虚寒加关元温中祛寒;脾肾阳虚加肾俞、志室益肾壮阳,与主穴相配兼补脾肾;内伤食滞加下脘、璇玑消食化滞;肝气犯胃加肝俞、期门疏肝和胃;脾胃湿热加阴陵泉、三阴交清热化湿;脾胃气虚加气海健脾益气;胃阴不足加中脘、三阴交滋阴养胃。

(二)针方精选

1.现代针方

(1)处方 1:"食欲不振……舌红,苔腻,脉滑数,指纹紫滞。中脘,梁门,天枢,气海,足三里,里内庭;不思饮食……唇舌淡红,苔白腻,脉细而滑,指纹淡滞。下脘、胃俞、脾俞、足三里、四缝、太白。"

(2)处方 2:"脾胃失健,中脘、足三里、脾俞,针用平补平泻法,不留针;胃阴不足取胃俞、足三里、三阴交、太溪,针用补法,不留针;脾胃气虚取关元、足三里、三阴交、脾俞、气海、胃俞,针用补法,不留针,针后艾条温和灸。"

(3)处方 3:"主穴取中脘、建里、梁门、足三里,配穴,脾胃虚弱者脾俞、胃俞,胃阴不足加三阴交、内庭,肝旺脾虚加太冲、太白。"

2.经典针方

(1)《太平圣惠方》:"小儿赢瘦,食饮少,不生肌肤,灸胃俞 1 壮……炷如小麦大。"

(2)《济阴纲目》:"黄芪散治妇人劳热赢瘦,四肢烦疼,心烦口干,不欲饮食。"

(三)其他疗法

1.耳针

脾、胃、胰、胆、交感、神门,每次选 2～3 穴,选用 0.5～1 寸毫针,快速进针,持续捻转 1 分钟左右即可出针,或留针 15～20 分钟,每天 1 次,脾胃气虚者可隔天 1 次,双耳交替进行。或用王不留行籽,每穴按压 1 分钟左右,使耳部发热、发红,并嘱患儿家长每天按压 3~4 次。3~5 天换贴 1 次,5 次为 1 个疗程。

2.灸法

关元、气海、中脘、足三里、脾俞、胃俞,每次选 3~4 穴,以艾条悬灸,每穴可灸 5~10 分钟,关元、气海可灸 30 分钟,以局部皮肤红晕为度,避免灼伤皮肤。

3.穴位敷贴

选神阙穴,方法:黄芪、黄精、砂仁各 10 g,鸡内金、苍术、青黛、二丑、皮硝各 6 g,共研细末,每次取 6 g,乳汁调敷脐部,胶布固定。2 天换药 1 次,每天用热水袋热敷 15~30 分钟。或将药粉加麝香 0.15 g,做成兜肚,盖在脐部,10~15 天换药 1 次。本法适用于脾胃气虚型患儿。

4.皮肤针

选脾俞、胃俞、足三里、中脘,腧穴常规消毒后,用皮肤针叩打上述穴位,轻刺激,以局部皮肤红晕为度,隔天 1 次。

第五节　泄　泻

泄泻亦称“腹泻”,是指排便次数增多,粪便稀薄,或泻出如水样。古人将大便溏薄者称为“泄”,大便如水注者称为“泻”。由于感受外邪、饮食不节、情志所伤及脏腑虚弱等,使脾胃运化功能失调,肠道分清泌浊、传导功能失司所致。可按其发病缓急分为急性泄泻和慢性泄泻两类。

西医学的急慢性肠炎、肠结核、肠道激惹综合征、吸收不良综合征等属于本病的范畴。

一、辨证

(一)急性泄泻

主症:发病势急,病程短,大便次数多,小便减少。

感受寒湿:大便清稀,甚如水样,腹痛肠鸣,脘闷食少,舌淡,苔白腻,脉濡缓。

感受湿热:泄泻腹痛,泻下急迫,或泻而不爽,粪色黄褐,气味臭秽,肛门灼热,烦热口渴,小便短黄,舌红,苔黄腻,脉濡数。

食滞肠胃:腹痛肠鸣,臭腐如败卵,泻后痛减,伴有未消化的食物,嗳腐吞酸,不思饮食,苔垢浊或厚腻,脉滑。

(二)慢性泄泻

主症:起病缓,病程长,泻下势缓,泻出量少,常有反复发作的趋势。

脾胃虚弱:大便时溏时泻,迁延反复,完谷不化,饮食减少,食后脘闷不舒,稍进油腻食物,则大便次数明显增加,面色萎黄,神疲倦怠,舌淡苔白,脉细弱。

肝气乘脾:素有胸胁胀闷,嗳气食少,每因抑郁恼怒或情绪紧张时发生腹痛泄泻,腹中雷鸣,矢气频作,舌淡红,脉弦。

肾阳虚衰:黎明之前脐腹作痛,肠鸣即泻,泻下完谷,泻后则安,形寒肢冷,腰膝酸软,舌淡苔白,脉沉细。

二、治疗

(一)针灸治疗

1.急性泄泻

治则:除湿导滞,通调腑气。以足阳明、足太阴经穴位为主。

主穴:天枢、上巨虚、阴陵泉、水分。

配穴:感受寒湿者加神阙;感受湿热者加内庭;饮食停滞者加中脘。

操作:毫针刺,用泻法。神阙用隔姜灸法。

方义:天枢为大肠募穴,可调理肠胃气机;上巨虚为大肠下合穴,可运化湿滞,取"合治内腑"之意;阴陵泉可健脾化湿;水分可利小便而实大便。

2.慢性泄泻

治则:健脾温肾,固本止泻。以任脉及足阳明、足太阴经穴位为主。

主穴:神阙、天枢、足三里、公孙。

配穴:脾气虚弱者加脾俞、太白;肝气郁结者加太冲;肾阳不足者加肾俞、命门。

操作:神阙用灸法;天枢用平补平泻法;足三里、公孙用补法。配穴按虚补实泻法操作。

方义:灸神阙可温补元阳,固本止泻;天枢为大肠募穴,能调理肠胃气机;足三里、公孙可健脾益胃。

(二)其他治疗

1.耳针

选大肠、小肠、脾、胃、肝、肾、交感,每次取 3～4 穴,毫针刺,中等刺激。亦可埋耳针或用贴压法。

2.穴位注射

选天枢、上巨虚,用小檗碱(黄连素)注射液,或用维生素 B_1 或 B_{12} 注射液,每穴注射 0.5～1 mL,每天或隔天 1 次。

第六节　便　　秘

便秘是指大便秘结不通,粪便干燥艰涩难解,常常数天一行,甚至非用泻药、栓剂或灌肠不能排便的一种病症。多由大肠积热,或气滞,或寒凝,或阴阳气血亏虚,使大肠的传导功能失常,糟粕不行,凝结肠道而致。

西医学的习惯性便秘、全身衰弱致排便动力减弱引起的便秘以及肠神经官能症、肠道炎症恢复期肠蠕动减弱引起的便秘,肛裂、痔疮、直肠炎等肛门直肠疾病引起的便秘以及药物引起的便秘等属于本病的范畴。

一、辨证

大便秘结不通,排便艰涩难解,常常数天一行。根据临床表现不同可分为热秘、气秘、虚秘、寒秘等证型。

(一)热秘

大便干结,腹胀腹痛,面红身热,口干心烦,口臭,喜冷饮,小便短赤,舌红,苔黄或黄燥,脉滑数。

(二)气秘

欲便不得,嗳气频作,腹中胀痛,遇情志不畅则便秘加重,纳食减少,胸胁痞满,口苦,苔薄腻,脉弦。

(三)虚秘

气虚见大便秘结,临厕努挣,挣则汗出气短,便后疲乏,大便并不干硬,神疲气怯,舌淡嫩,苔薄,脉虚细;血虚见面色无华,头晕心悸,唇舌色淡,脉细。

(四)寒秘

大便艰涩,排出困难,小便清长,腹中冷痛,四肢不温,畏寒喜暖,舌淡苔白,脉沉迟。

二、治疗

(一)针灸治疗

治则:调理肠胃,行滞通便。以足阳明、手少阳经穴位为主。

主穴:天枢、支沟、水道、归来、丰隆。

配穴:热秘者加合谷、内庭;气秘者加太冲、中脘;气虚者加脾俞、气海;血虚者加足三里、三阴交;寒秘者加神阙、关元。

操作:主穴用毫针泻法。配穴按虚补实泻法操作;神阙、关元用灸法。

方义:天枢为大肠募穴,可疏通大肠腑气,腑气通则大肠传导功能正常;支沟可宣通三焦气机,三焦之气通畅则腑气通调;水道、归来、丰隆可调理肠胃、行滞通腑。

(二)其他治疗

1.耳针

选大肠、直肠、交感、皮质下,毫针刺,中等强度或弱刺激,或用贴压法。

2.穴位注射

选穴参照针灸治疗主穴,用生理盐水,或维生素 B_1 或 B_{12} 注射液,每穴注射 0.5～1 mL,每天或隔天 1 次。

第七节　黄　疸

黄疸是以目身黄染、小便黄为临床特征的病症,一般分为阳黄和阴黄二大类。阳黄多属外感引起,病程短;阴黄多属内伤,病程长。本证与西医学所述的黄疸症状含义相同,可见于病毒性肝炎、肝硬化、溶血性黄疸、胆石症、胆囊炎等疾病。

一、病因病机

本证多由感受湿热外邪、饮食所伤、脾胃虚寒等所致。

(一)湿热外袭

外感湿热疫毒,内阻中焦,脾失健运,湿热交蒸于肝胆,肝失疏泄,胆汁外溢,浸淫肌肤,下注膀胱,使目身俱黄;若湿热疫毒炽盛,灼伤津液,内入营血,则蒙蔽心包。

(二)饮食所伤

饥饱失常,嗜酒无度,损伤脾胃,湿浊内生,郁而化热,湿热熏蒸肝胆而成。

(三)脾胃虚寒

素体脾胃阳虚,湿浊内生,郁滞中焦,土壅木郁,胆液被阻,泛溢肌肤;如湿从寒化日久,则寒凝血瘀,阻滞胆管。

二、辨证

(一)肝胆湿热

证候:身目俱黄,黄色鲜明,发热口渴,心中懊侬,胸胁胀痛,脘腹胀满,口干而苦,恶心欲吐,小便黄赤,大便秘结或溏泄,苔黄腻,脉弦数。

治法:清热利湿,疏泄肝胆。

(二)湿困脾胃

证候:身目俱黄,黄色晦暗如烟熏,头重身困,胸脘痞满,恶心纳少,腹胀便溏,舌淡,苔腻,脉濡缓或沉迟。

治法:健脾和胃,利湿化浊。

(三)热毒炽盛

证候:发病急骤,黄疸迅速加深,其黄如金,高热烦渴,胁痛腹满,或神昏谵语,或肌肤发斑,衄血便血,或发痉厥,舌红绛,苔黄燥,脉弦数或滑数。

治法:清热解毒,凉血开窍。

(四)寒凝阳衰

证候:身目俱黄病久,黄色晦暗,腹胀脘闷,纳少便溏,神疲畏寒,口淡不渴,舌淡,苔白腻,脉濡缓或沉迟。

治法:温化寒湿,健脾和胃。

三、治疗

(一)针灸治疗

1.肝胆湿热

取穴:胆俞、至阳、太冲、阳陵泉。

随症配穴:恶心欲吐者,加内关。脘闷便溏者,加足三里。发热者,加大椎。便秘者,加天枢。

刺灸方法:针用泻法。

方义:胆俞针之可利胆退黄。至阳为退黄要穴。太冲、阳陵泉疏肝利胆,清泄湿热。

2.湿困脾胃

取穴:脾俞、阴陵泉、三阴交、中脘、胆俞。

随症配穴:大便溏泄者,加关元、足三里。

刺灸方法:针用补泻兼施法,可加灸。

方义:脾俞为脾之背俞穴,与阴陵泉、三阴交相配温运脾胃,利湿化浊。中脘为胃之募穴和腑会,可和胃通腑化浊。胆俞通利胆腑退黄。

3.热毒炽盛

取穴：十二井穴、十宣、大椎、劳宫、涌泉、太冲、至阳。

随症配穴：神昏谵语者,加水沟。皮肤瘀斑者,加膈俞、血海。

刺灸方法：针用泻法。

方义：十二井穴及十宣穴均为急救要穴,点刺出血以清泄血分之热邪,并可开窍醒神。大椎清热。劳宫、涌泉清心开窍。太冲疏泄肝胆,清热利湿。至阳为治黄效穴。

4.寒凝阳衰

取穴：脾俞、章门、足三里、三阴交、关元、胆俞。

随症配穴：神疲畏寒者,加肾俞、命门。胁下癥积者,加痞根。

刺灸方法：针用泻法或平补平泻法,可加灸。

方义：脾俞、章门为俞募配穴,合足三里可温中健脾,散寒化湿。三阴交可化湿通络。关元可助阳以温寒。胆俞利胆退黄。

(二)其他治疗

1.耳针

取肝、胆、脾、胃、神门、皮质下,每次选用2～4穴,毫针刺激,留针30分钟,每天或隔天1次。

2.穴位注射

取肝俞、脾俞、期门、阳陵泉,每次选用2～4穴,以板蓝根、丹参等注射液每穴注射0.5～1 mL,每天1次,10次为1个疗程。

第八节　胁　痛

胁痛是指一侧或双侧胁肋部疼痛的病症,古称季胁痛。所谓胁,乃指侧胸部从腋下始至第12肋骨部之统称。肝胆位于胁部,其脉分布两胁,气滞、瘀血、湿热等实邪闭阻胁肋部经脉,或精血亏损,胁肋部脉络失养,均可导致胁痛。

西医学的急慢性肝炎、肝硬化、肝癌、急慢性胆囊炎、胆石症、胆管蛔虫症、肋间神经痛、胸胁部扭挫伤等属于本病范畴。

一、辨证

一侧或双侧胁肋部疼痛,疼痛性质可为刺痛、窜痛、胀痛或隐痛,常反复发作。

(一)肝气郁结

胁肋胀痛,走窜不定,疼痛每因情志变化而增减,胸闷,喜叹息,得嗳气或矢气则舒,纳呆食少,脘腹胀满,苔薄白,脉弦。

(二)瘀血阻络

胁肋刺痛,固定不移,入夜尤甚,舌质紫黯,脉沉涩。

(三)湿热蕴结

胁肋胀痛,触痛明显,拒按,口干苦,胸闷纳呆,恶心呕吐,小便黄赤,或有黄疸,苔黄腻,脉弦滑而数。

(四)肝阴不足

胁肋隐痛,绵绵不休,遇劳加重,口干咽燥,头晕目眩,两目干涩,舌红少苔,脉弦细或细数。

二、治疗

(一)针灸治疗

治则:疏肝利胆,行气止痛。以足厥阴、足少阳经穴位为主。

主穴:期门、阳陵泉、支沟、足三里。

配穴:肝气郁结者加行间、太冲;瘀血阻络者加膈俞、期门、阿是穴;湿热蕴结者加中脘、三阴交;肝阴不足者加肝俞、肾俞。

操作:主穴毫针刺,用泻法。期门、膈俞、肝俞等穴不宜直刺、深刺,以免伤及内脏;瘀血阻络者,可用三棱针点刺膈俞、期门、阿是穴出血或再加拔火罐。

方义:肝胆经布于胁肋,故近取肝经期门、远取胆经阳陵泉疏利肝胆气机,行气止痛;取支沟以疏通三焦之气,配足三里和胃消痞,取"见肝之病,当先实脾"之意。

(二)其他治疗

1.耳针

选肝、胆、胸、神门,毫针浅刺,留针30分钟,也可用贴压法。

2.皮肤针

用皮肤针叩胸胁疼痛部位,加拔火罐。本法适用于劳伤胁痛。

3.穴位注射

用10%葡萄糖注射液10 mL,或加维生素B_{12}注射液0.1 mg,注入相应部位的夹脊穴,每穴注射0.5~1 mL。适用于肋间神经痛。

第九节　胃　脘　痛

胃脘痛是指以上腹胃脘部疼痛为主要症状的病症。由于疼痛部位近心窝部,古人又称"心痛""胃心痛""心腹痛""心下痛"等。本病多由外感邪气、内伤饮食或情志、脏腑功能失调等导致气机郁滞、胃失所养而引起。

西医学的急性胃炎、慢性胃炎、胃溃疡、十二指肠溃疡、功能性消化不良、胃黏膜脱垂等病以上腹部疼痛为主要症状者,属于本病范畴。

一、辨证

本病以上腹胃脘部疼痛为主要症状。根据发病原因不同可分为寒邪犯胃、饮食停滞、肝气犯胃、气滞血瘀、脾胃虚寒、胃阴不足等证型。

(一)寒邪犯胃

疼痛较剧,得温痛减,遇寒痛增,口不渴,喜热饮,苔薄白,脉弦紧。

(二)饮食停滞

疼痛胀满,嗳腐吞酸,呕吐或矢气后痛减,大便不爽,苔厚腻,脉滑。

(三)肝气犯胃

疼痛胀满,痛连胁肋,嗳气吞酸喜叹息,每因情志因素诱发,苔薄白,脉弦。

(四)气滞血瘀

胃痛拒按,痛有定处,食后痛甚,舌紫黯或有瘀斑,脉细涩。

(五)脾胃虚寒

疼痛缠绵,时轻时重,神疲乏力,纳呆便溏,或泛吐清水,舌淡苔薄,脉虚弱或迟缓。

(六)胃阴不足

隐痛灼热,饥不欲食,咽干口燥,大便干结,舌红少津,脉弦细或细数。

二、治疗

(一)针灸治疗

治则:和胃止痛。以足阳明、手厥阴经穴位及相应募穴为主。

主穴:中脘、内关、足三里、梁丘。

配穴:寒邪犯胃者加胃俞;饮食停滞者加下脘、梁门;肝气犯胃者加太冲;气滞血瘀者加膈俞;脾胃虚寒者加气海、关元、脾俞、胃俞;胃阴不足者加三阴交、内庭。

操作:毫针刺,实证用泻法,虚证用补法。脾胃虚寒者,可针灸并用。

方义:中脘为胃之募穴,足三里为足阳明经合穴、下合穴,两穴合用能和胃止痛。内关是八脉交会穴,通于阴维脉,主治胃痛、恶心。梁丘为足阳明胃经郄穴,善治胃痛。

(二)其他治疗

1.耳针

选脾、胃、肝、交感、神门、皮质下。毫针刺,中等强度,或用埋针法或贴压法。

2.穴位注射

选中脘、足三里、肝俞、胃俞、脾俞,每次取 2 穴,以黄芪、丹参或当归注射液,每穴注入 1 mL,每天或隔天 1 次。

第十节　胃　下　垂

胃下垂是以胃小弯弧线最低点下降至髂嵴连线以下为主要表现的慢性胃肠疾病。多见于体质瘦弱、体型瘦长或因病突然消瘦者,妇女多育也易罹患本病,患者症状轻重表现与其神经敏感性有明显关系。

本病属中医学胃缓范畴。

一、病因病机

维持胃底正常位置的因素有三个,即横膈的位置或膈肌的悬吊力、邻近脏器及有关韧带的力量、腹壁肌的力量或腹壁脂肪层的厚薄,其中任何一个因素失常即可引发胃下垂。

中医认为本病多由先天禀赋不足,或病后失调,饮食不节,损伤脾胃,以致脾胃虚弱,中气下陷,升举无力而发生下坠。

二、辨证

证候:轻度胃下垂可无症状。较严重者出现慢性中上腹疼痛,但无周期性和明显的节律性。疼痛轻重与进食量的多少有关,且食后作胀。自觉胃部下坠,肠鸣漉漉,直立时加重,平卧后减轻。可伴有便秘、腹泻、便形失常,如大便扁而短。可有眩晕、乏力、心悸、失眠、直立性低血压,或伴有肾、子宫下垂和脱肛等并发症。

体检见肋下角<90°,脐下可有振水音,食后叩诊胃下极可下移至骨盆,上腹部可扪及强烈的腹主动脉搏动。X线胃肠钡餐检查是本病的主要诊断依据,可见胃呈无力型,小弯弧线最低点在髂嵴连线以下,十二指肠球部受胃下垂牵拉向左偏移等。治法补中益气,健脾和胃。

三、治疗

(一)针灸治疗

取穴:中脘、梁门、气海、关元、脾俞、足三里。

随症配穴:腹泻者,加天枢。腹部下坠感者,加灸百会。

刺灸方法:针用补法,可加灸。

方义:中脘为胃之募穴,可健脾和胃。梁门位近胃腑,有和胃作用。气海、关元能温肾益气。脾俞、足三里可补虚健胃,升举中气。

(二)其他治疗

1.穴位注射

取脾俞、胃俞、肾俞、中脘、气海、足三里等穴,每次选2~4穴,选用加兰他敏、苯丙酸诺龙等注射液,每穴注射0.3~0.5 mL,隔天或每天注射1次,10次为1个疗程。

2.穴位埋线

选用两组穴位,胃俞透脾俞、中脘透上脘,或腹哀透神阙、阑尾透足三里。先取一组穴位,依法植入羊肠线,20~30天后用另一组穴位,两组穴位可交替使用。

第八章 生殖泌尿科病症的针灸治疗

第一节 水 肿

水肿是指体内水液滞留,泛溢肌肤,引起头面、眼睑、四肢、腹背甚至全身浮肿,严重者还可伴有胸腔积液、腹水等。本证又名水气,可分为阴水和阳水二大类。阳水发病较急,多从头面部先肿,肿势以腰部以上为著;阴水发病较缓,多从足跗先肿,肿势以腰部以下为显。

本证常见于西医学中的急慢性肾炎、充血性心力衰竭、肝硬化以及营养障碍等疾病。

一、病因病机

本证多因三焦气化失职、气机不利、水液停滞、排泄失常、渗于肌肤而发病。

(一)风水相搏

肺为水之上源,又主一身之表,外合皮毛。风邪侵袭,肺失宣肃,不能通调水道,下输膀胱,以致风遏水阻,风水相搏,流溢于肌肤,发为水肿(阳水)。

(二)脾虚湿困

脾主运化,喜燥恶湿。如居处潮湿,或涉水冒雨,水湿之气内侵,或平素酒食不节,生冷太过,湿蕴于中,脾为湿困,健运失司,不能升清降浊,以致水湿不得下行,泛于肌肤,而成水肿(阴水)。

(三)阳虚水泛

生育不节,房劳过度,肾气内伤,或劳倦伤脾,日久脾肾俱虚,肾虚则开阖不利,不能化气行水,以致水液停聚,泛滥于肌肤,形成水肿(阴水)。

二、辨证

(一)阳水

证候:多为急性发作,初起面目微肿,继则遍及全身,皮肤光泽,按之凹陷易复,胸中烦闷甚则呼吸急促,小便短少而黄,伴有恶寒发热,咽痛,苔白滑或腻,脉浮滑或滑数。

治法:疏风利水。

(二)阴水

证候:发病多由渐而始,初起足跗微肿,继而腹背面部等渐见浮肿,按之凹陷恢复较难,肿势时起时消,气色晦滞,小便清利或短涩。脾虚者兼见脘闷纳少,大便溏泄。肾虚者兼见喜暖畏寒,肢冷神疲,腰膝酸软,脉沉细或迟,舌淡苔白。

治法:温阳利水。

三、治疗

(一)针灸治疗

1.阳水

取穴:肺俞、列缺、合谷、三焦俞。

　　配穴:恶寒甚者,加偏历。发热甚者,加曲池。咽痛者,加少商。面部肿甚者,加水沟。

　　刺灸方法:针用泻法。

　　方义:取肺俞以宣肺疏风,通调水道。列缺、合谷为原络相配,可疏解表邪。三焦俞调整气化,通利水道。

　　2.阴水

　　取穴:脾俞、肾俞、三焦俞、水分。

　　配穴:脾虚者,加中脘、足三里、天枢。肾虚者,加灸关元、命门。

　　刺灸方法:针用补法,可加灸。

　　方义:补脾俞、肾俞可温中助阳以化气利水。三焦俞通调水道以利水下行。水分可分利水邪,利尿行水。

　　(二)其他疗法

　　1.耳针

　　取肺、脾、肾、膀胱,毫针中度刺激,留针 30 分钟,每天 1 次,或埋针或埋王不留行籽贴压刺激,每 3～5 天更换 1 次。

　　2.穴位敷贴

　　用车前子 10 g 研细末,与独头蒜 5 枚、田螺 4 个共捣,敷神阙。或用蓖麻籽 50 粒,薤白 3～5 个,共捣烂敷涌泉。每天 1 次,连敷数次。

第二节　癃　闭

　　癃闭是以排尿困难、尿量减少,点滴而出,甚至小便闭塞不通为主要表现的一种病症。"癃"是指小便不利,点滴而下,病势较缓;"闭"是指小便不通,欲溲不下,病势较急。癃与闭常合称癃闭。多见于产后妇女、手术后患者及老年男性。由于外邪侵袭、饮食不节、情志内伤、体虚久病、外伤等引起肾和膀胱气化失司所导致。

　　西医学的膀胱、尿道器质性和功能性病变及前列腺疾病等所造成的排尿困难和尿潴留均属本病范畴。

　　一、辨证

　　本病起病可突然发作,或逐渐形成。证见小便不通,少腹胀大,少腹急痛,烦躁不安等。病情严重时,还可见头晕、头痛、恶心、呕吐、胸闷、喘促、水肿,甚至神昏等。根据其临床表现可分为湿热内蕴、肝郁气滞、瘀浊闭阻和脾肾亏虚型。

　　(一)湿热内蕴

　　小便闭塞不通,努责无效,小腹胀急而痛,烦躁口渴,或口渴不欲饮,或大便不畅,舌质红,苔黄腻。

　　(二)肝郁气滞

　　小便不通或通而不畅,多烦善怒,胁腹胀满疼痛,舌红,苔黄,脉弦。

（三）瘀浊闭阻

多有外伤或手术损伤病史。小便不通或通而不畅，小腹满痛，舌紫黯或有瘀点，脉涩。

（四）脾肾亏虚

小便淋沥不爽，排出无力，甚至点滴不通，精神疲惫，气短食欲不振，大便不坚，小腹坠胀，腰膝酸软，畏寒乏力，舌质淡，脉沉细。

二、治疗

（一）针灸治疗

治则：调理膀胱，行气通闭。以任脉、足太阳及足太阴经穴位为主。

主穴：秩边、三阴交、关元、中极、膀胱俞、三焦俞、肾俞。

配穴：湿热内蕴者，加委阳、尺泽；肝郁气滞者，加太冲、大敦；瘀血阻滞者，加曲骨、次髎、血海；中气不足者，加气海、脾俞、足三里；肾气亏虚者，加太溪、复溜。

操作：毫针刺，实证用泻法，虚证用补法。

方义：秩边为膀胱经穴，可调理膀胱；三阴交可通调足三阴经气血，消除瘀滞；关元为任脉与足三阴经交会穴，中极为膀胱募穴，中极配膀胱之背俞穴，俞募相配，关元透中极，均能起到鼓舞膀胱气化功能的作用；三焦俞通调三焦，配肾俞可促进膀胱气化功能。

（二）其他治疗

1.耳针

选肾、膀胱、肺、肝、脾、三焦、交感、神门、皮质下、腰骶椎。每次选3～5穴，用毫针中强刺激，或用揿针埋藏，或用王不留行籽贴压。

2.穴位敷贴

选神阙穴。用葱白、冰片、田螺或鲜青蒿、甘草、甘遂各适量，混合捣烂后敷于脐部，外用纱布固定，加热敷。

3.取嚏或探吐

用消毒棉签，向鼻中取嚏或喉中探吐；也有用皂角粉末0.3～0.6 g吹鼻取嚏。

4.电针

取双侧维道，沿皮刺，针尖向曲骨透刺2～3寸，通脉冲电15～30分钟。

第三节　淋　　证

淋证是以小便频急、淋沥不尽、尿道涩痛、小腹拘急、痛引腰腹为主要表现的病症。中医历代对淋证分类有所不同，本节分为热淋、气淋、血淋、膏淋、石淋、劳淋六种。

本证多见于西医学的泌尿系感染、泌尿系结石、泌尿系肿瘤以及乳糜尿等。

一、病因病机

本证病在肾和膀胱，多因湿热蕴结下焦、脾肾亏虚、肝郁气滞等引起。

（一）湿热下注

过食辛热，或嗜酒肥甘，酿成湿热，下注膀胱发为热淋；若湿热蕴积，尿液受其煎熬，日积月累,尿中杂质结为砂石,则为石淋;若湿热蕴结于下,以致气化不利,清浊不分,小便如脂如膏,则为膏淋;若热盛伤络,迫血妄行,小便涩痛有血,则为血淋。

(二)脾肾亏虚

久淋不愈,湿热耗伤正气,或年老、久病体弱以及劳累过度,房室不节,均可致脾肾亏虚。如遇劳即小便淋沥者,则为劳淋;中气不足,气虚下陷者,则为虚证气淋;脾肾亏虚,下元不固,不能制约脂液,脂液下泄,尿液浑浊,则为虚证膏淋;肾阴亏虚,虚火扰络,尿中夹血,则为虚证血淋。

(三)肝郁气滞

恼怒伤肝,气郁化火,或气火郁于下焦,膀胱气化不利,则少腹作胀,而发为实证气淋。

二、辨证

(一)热淋

证候:小便频急,灼热涩痛,尿色黄赤,少腹拘急胀痛,或有恶寒发热,口苦,呕恶,或有腰痛拒按,或有大便秘结,苔黄腻,脉滑数。

治法:清热利湿通淋。

(二)石淋

证候:小便艰涩,尿中时夹砂石,或排尿时突然中断,尿道窘迫疼痛,少腹拘急,或腰腹绞痛难忍,尿中带血。湿热下注者,兼见大便干结,舌红,苔薄黄,脉弦或带数。若痛久砂石不去,腰腹隐痛,排尿无力,小腹坠胀,可伴见面色少华,精神委顿,少气乏力,舌淡边有齿印,脉细而弱,此为肾气亏虚。若眩晕耳鸣,腰酸膝软,手足心热,舌红少苔,脉细带数,为肾阴亏虚。病久下焦瘀滞者,见舌紫暗或有瘀斑,脉细涩。

治法:通淋排石。

(三)气淋

证候:肝郁气滞者,小便涩滞,淋沥不畅,少腹满痛,苔薄白,脉多沉弦。中气下陷者,少腹坠胀,尿有余沥,面色㿠白,舌淡,脉虚细无力。

治法:肝郁气滞者利气疏导;中气下陷者补中益气。

(四)血淋

证候:湿热下注者,可见小便热涩刺痛,尿色深红,或夹有血块,伴发热,心烦口渴,腰痛,大便秘结,苔黄,脉滑数。肾阴亏虚者,可见小便涩痛较轻,尿色淡红,腰酸膝软,神疲乏力,头晕耳鸣,舌淡红,脉细数。

治法:湿热下注者清热利湿,通淋止血;肾阴亏虚者滋阴补肾,清热止血。

(五)膏淋

证候:湿热下注者,小便浑浊如米泔水,置之沉淀如絮状,上有浮油如脂,或夹有凝块,或混有血液,尿道热涩疼痛,舌红,苔黄腻,脉濡数。脾肾两虚者表现为病久不已,反复发作,小便浑浊如米泔水,尿道涩痛不甚,形体日渐消瘦,神疲无力,腰酸膝软,舌淡,苔腻,脉细弱无力。

治法:湿热下注者清热利湿,分清泄浊;脾肾两虚者益气升陷,补虚固涩。

(六)劳淋

证候:小便不甚赤涩,但淋沥不已,时作时止,遇劳即发,腰酸膝软,神疲乏力,舌淡,脉虚细弱。

治法：健脾益肾，利尿通淋。

三、治疗

（一）针灸治疗

1.热淋

取穴：膀胱俞、中极、阴陵泉、行间。

配穴：恶寒发热者，加合谷、列缺。便秘甚者，加支沟。

刺灸方法：针用泻法。

方义：膀胱俞、中极为俞募配穴法，以疏利膀胱气机。阴陵泉通利小便，疏通气机。取肝经荥穴行间，泻热而定痛。

2.石淋

取穴：膀胱俞、中极、秩边、委阳、然谷。

配穴：湿热下注者，加阴陵泉、三焦俞。肾气亏虚者，加肾俞、关元、足三里。肾阴亏虚者，加肾俞、太溪、照海。下焦瘀滞者，加气海、膈俞。腰腹急痛甚者，加水沟。

刺灸方法：实证针用泻法，虚证针用补法，秩边透水道。

方义：膀胱俞、中极方义同"热淋"。秩边透水道，配合委阳、然谷具有通淋排石止痛之功。加阴陵泉、三焦俞以清热利湿。加肾俞、关元、足三里可益肾补气。加肾俞、太溪、照海可滋肾补阴。取气海、膈俞以理气活血祛瘀。

3.气淋

取穴：膀胱俞、中极、秩边。

配穴：肝郁气滞者，加肝俞、太冲、间使。中气下陷者，加气海、足三里。

刺灸方法：实证针用泻法，虚证针用补法，秩边透水道。

方义：膀胱俞、中极方义同"热淋"。秩边可理气通淋。肝俞、太冲、间使可疏肝理气。气海、足三里可健脾益气。

4.血淋

取穴：膀胱俞、中极、血海、三阴交。

配穴：湿热下注者，加少府、劳宫。肾阴亏虚者，加复溜、太溪、肾俞。

刺灸方法：实证针用泻法，虚证针用补法。

方义：膀胱俞、中极方义同"热淋"。血海、三阴交可清利湿热，凉血止血。加少府、劳宫可清热除烦。加复溜、太溪、肾俞可滋肾养阴。

5.膏淋

取穴：膀胱俞、中极、阴陵泉、三阴交。

配穴：湿热下注者，加行间。脾肾两虚者，加气海、肾俞、命门、脾俞。小便混浊如膏者，加灸气海俞、百会。

刺灸方法：实证针用泻法，虚证针用补法。

方义：膀胱俞、中极方义同"热淋"。阴陵泉、三阴交既可分清泌浊、清利湿热，又可滋补脾肾，补虚固涩。加行间增强清热力量。加气海、肾俞、命门、脾俞以补益脾肾。

6.劳淋

取穴:膀胱俞、中极、脾俞、肾俞、命门、关元、足三里。

配穴:心悸气短者,加内关。

刺灸方法:针用补泻兼施法。

方义:膀胱俞、中极方义同"热淋"。取脾俞、肾俞、命门、关元、足三里可补益脾肾,益气通淋。

(二)其他疗法

1.耳针

取膀胱、肾、交感、肾上腺,每次选 2～4 穴,毫针强刺激,留针 20～30 分钟,每天 1 次。

2.皮肤针

取三阴交、曲泉、关元、曲骨、归来、水道、腹股沟部、第二腰椎至第四骶椎夹脊,用皮肤针叩打至皮肤红润为度。

3.电针

取肾俞、三阴交,毫针刺入后予高频脉冲电流刺激 5～10 分钟。

第四节　阳　　痿

阳痿是指年龄未届性功能衰退的男性出现阳事不举或临房举而不坚之证。

本证可见于西医学的男子性功能障碍及某些慢性虚弱疾病。

一、病因病机

本证多由命门火衰、肝肾亏虚、思虑过度、惊恐等引起,亦有湿热下注、宗筋松弛而致者,但较为少见。

(一)命门火衰

房事不节,或手淫过度,肾阳亏虚,无力鼓动,而致阳痿。

(二)心脾两虚

思虑过度,损伤心脾,气血不足,宗筋痿软,以致阳事不举。

(三)惊恐伤肾

房事之中,卒受惊恐,或焦躁不安,气机受阻,以致阳痿。

(四)湿热下注

湿热蕴结,下注宗筋,致使宗筋痿软不举。

二、辨证

(一)命门火衰

证候:症见阳痿,面色㿠白,腰酸足软,头晕目眩,精神萎靡,甚至周身怕冷,食欲减退,舌淡,苔白,脉沉细。

治法:补肾壮阳。

（二）心脾两虚

证候：症见阳痿，伴有面色萎黄，食欲不振，精神倦怠，周身肢体酸软无力，舌淡，苔薄白，脉细弱。

治法：补益心脾。

（三）惊恐伤肾

证候：症见阳痿，精神抑郁或焦躁紧张，胆小多疑，心悸失眠，苔薄腻，脉沉细。

治法：益肾宁神。

（四）湿热下注

证候：阴茎痿软，勃而不坚，阴囊潮湿气臊，下肢酸重，尿黄，舌红，苔黄腻，脉滑数。

治法：清热化湿。

三、治疗

（一）针灸治疗

1.命门火衰

取穴：肾俞、命门、关元、中极、三阴交。

配穴：头昏目眩者，加风池。

刺灸方法：针用补法，可加灸。

方义：肾俞、命门用补法加温灸，以补肾中元阳，壮命门之火。取任脉关元、中极能直接兴奋宗筋，温下元之气。补三阴交益肝肾，以治其本。

2.心脾两虚

取穴：心俞、脾俞、肾俞、关元、足三里、三阴交。

配穴：夜寐不宁者，加神门。心悸怔忡者，加内关。

刺灸方法：针用补法。

方义：取心俞、脾俞补益心脾气血。肾俞为肾气转输之处，可益肾气滋肾阴。关元乃足三阴与任脉之会，三焦之气所生之地，可培肾固本，补益元气，强壮宗筋。足三里补益脾胃之气，健旺生化之源。三阴交补益肝肾之阴。

3.惊恐伤肾

取穴：心俞、肾俞、神门、气海、三阴交。

配穴：胆怯易惊者，加间使。

刺灸方法：针用补法。

方义：取心俞以养心调神。肾俞补肾益气。神门宁心安神。气海调下元气机，补益肾中元气。三阴交补益肝肾之阴。

4.湿热下注

取穴：中极、三阴交、曲泉、行间。

配穴：阴囊潮湿气臊者，加阴陵泉、蠡沟。

刺灸方法：针用泻法。

方义：中极、三阴交可利湿清热。曲泉、行间清热利宗筋。

(二)其他疗法

1.耳针

取外生殖器、内生殖器、内分泌、肾，每次选2～4穴，毫针中度刺激，留针5～15分钟，每天或隔天1次，或埋针按压刺激。

2.电针

取八髎、然谷或关元、三阴交，两组穴位交替使用，针刺后通低频脉冲电流3～5分钟，每天或隔天1次，10次为1个疗程。

3.穴位注射

取关元、中极、肾俞，每次选2穴，药物采用维生素 B_1 150 mg 或维生素 B_{12} 0.1 mg，或丙酸睾酮5 mg 或当归注射液等，每穴注射0.5 mL，隔天1次，10次为1个疗程。

4.穴位埋线

取肾俞、关元、三阴交、中极，每次选1～3穴，用0～1号羊肠线按常规操作埋入穴内，每隔1个月或1个半月埋线1次。

第五节　早　泄

早泄是指性交时阴茎插入阴道时间极短即发生射精，不能进行正常性交的病症，严重者发生在交媾前即泄精。

本证与西医学男子性功能障碍中的早泄相同。

一、病因病机

本证由多种原因所致肾失封藏、固摄无权而引起。

(一)肾虚不固

房事频繁，或手淫过度，肾气亏虚，精关不固而早泄。

(二)阴虚火旺

肾阴不足，相火偏旺，精宫易扰，发为早泄。

(三)心脾两虚

思虑太过，耗伤心脾，气血不足，封藏失职。

(四)惊恐伤肾

房事之中，惊恐焦躁，气机逆乱，肾失封藏。

(五)肝郁气滞

精神抑郁，肝气郁结，肝失疏泄，扰动精宫。

二、辨证

(一)肾虚不固

证候：性欲减退，阴茎勃起缓慢，入房早泄，或伴阳痿，精神萎靡，夜尿多或余沥不尽，腰酸膝软，舌淡，苔白，脉沉弱。

治法：补肾固精。

（二）阴虚火旺

证候：欲念时起，阳事易举或举而不坚，临房早泄，常伴遗精，失眠多梦，腰酸膝软，五心烦热，潮热盗汗，头晕目眩，耳鸣心悸，口干咽痛，舌红，脉细数。

治法：滋阴降火摄精。

（三）心脾两虚

证候：临房早泄，心悸失眠，健忘多梦，神疲气短，眩晕形瘦，纳谷不馨，大便溏薄，面色无华，舌淡，苔白，脉沉细。

治法：养心健脾固精。

（四）惊恐伤肾

证候：临房胆怯，恐惧不安，一交即泄，舌淡，苔白，脉弱。

治法：补肾定心固精。

（五）肝郁气滞

证候：交媾早泄，精神抑郁，胁肋胀满，小腹作胀，胃纳不佳，苔薄白，脉弦。

治法：疏肝解郁固精。

三、治疗

（一）针灸治疗

1.肾虚不固

取穴：肾俞、志室、关元、三阴交。

配穴：伴阳痿者，加灸命门。夜尿多者，加中极、膀胱俞。

刺灸方法：针用补法，可加灸。

方义：肾俞、志室可益肾固摄。关元壮阳补气，以固精关。三阴交为足三阴之交会穴，可助补肾之力。

2.阴虚火旺

取穴：肾俞、志室、太溪、神门、三阴交。

配穴：阳事易举者，加太冲。潮热盗汗者，加合谷、复溜。

刺灸方法：针用补泻兼施法。

方义：肾俞、志室、太溪可补肾阴，降虚火。神门泻心火以宁神定志。三阴交补肾滋阴。

3.心脾两虚

取穴：心俞、脾俞、肾俞、关元、神门、三阴交。

配穴：纳谷不馨、便溏者，加足三里。

刺灸方法：针用补法，可加灸。

方义：心俞、脾俞养心安神，健脾益气。肾俞、关元补肾固精。神门、三阴交益气养血安神。

4.惊恐伤肾

取穴：肾俞、神门、三阴交、关元。

配穴：胆怯不安者，加心俞、胆俞。

刺灸方法：针用补法。

方义：肾俞补肾益气。神门、三阴交镇惊安神。关元补肾固精。

5.肝郁气滞

取穴：太冲、内关、气海、三阴交。

配穴：胃纳不佳者，加足三里。

刺灸方法：针用泻法。

方义：太冲疏肝理气解郁。内关宽胸理气和胃。气海既可疏调气机，又能固摄精液。三阴交补益肾气。

（二）其他疗法

1.耳针

取内生殖器、外生殖器、神门、内分泌、心，每次选2～4穴，毫针刺激，隔天1次，或埋针、埋籽按压刺激。

2.穴位敷贴

以露蜂房、白芷各10 g研磨，醋调成团，临睡前敷神阙。

第六节　遗　　精

遗精是指不因性生活而精液频繁遗泄的病症，如有梦而遗精，称为梦遗；无梦而遗精，甚至清醒时精液流出，称滑精。未婚或已婚后与妻子分居的男子，每月遗精4次以下者，多属正常现象。

西医学中的男子性功能障碍、前列腺炎等引起的遗精，一般可参考本节内容辨证论治。

一、病因病机

本证的发生多因阴虚火旺、心脾亏损、湿热下注等，以致肾失封藏所致。

（一）阴虚火旺

心肾相交，水火相济；若肾阴不足，心火偏亢，扰动精室，则发为遗精。

（二）湿热下注

过食肥甘辛辣，损伤脾肾，蕴湿生热，下扰精室，引致遗精。

（三）心脾两虚

劳神太过，思慕不已，耗伤心脾，心虚则神浮不定，脾虚则气陷不摄，终致遗精。

（四）肾虚不固

恣情纵欲，房事无度，或手淫频繁，致肾精亏虚，精关不固，发为遗精。

二、辨证

（一）阴虚火旺

证候：梦中遗精，夜寐不宁，头昏头晕，耳鸣目眩，心悸易惊，神疲乏力，或见尿少色黄，舌尖偏红，苔少，脉细数。

治法：滋阴降火摄精。

（二）湿热下注

证候：多梦遗精频作，尿后常有精液外流，尿色黄，尿时不爽或有灼热，口干苦，渴不多饮，舌红，苔黄腻，脉濡数。

治法:清热利湿固精。

(三)心脾两虚

证候:遗精遇思虑或劳累过度而作,头晕失眠,心悸健忘,食少便溏,面色萎黄,舌淡,脉细弱。

治法:养心健脾固精。

(四)肾虚不固

证候:遗精频作,甚则滑精,面色少华,精神萎靡,头晕目眩,耳鸣,腰膝酸软。肾阳虚者兼见畏寒肢冷,阳痿早泄,舌淡,苔薄白,脉沉细弱。

治法:补肾固精。

三、治疗

(一)针灸治疗

1.阴虚火旺

取穴:心俞、神门、志室、中极、三阴交。

配穴:相火偏旺阳事易兴者,加太冲、阳陵泉。

刺灸方法:针用补泻兼施法。

方义:泻心俞清泻君火,泻神门宁心安神。志室、中极既能益肾固精,又能清泻相火。三阴交属肝脾肾三经之会,能益阴以和阳,协调阴阳之平衡。

2.湿热下注

取穴:膀胱俞、中极、次髎、肾俞、阴陵泉、行间。

配穴:尿时不爽者,加三阴交。

刺灸方法:针用泻法。

方义:膀胱俞、中极为俞募配穴,加次髎以清利下焦湿热。取肾俞补肾固摄。阴陵泉、行间泻之能清热利湿。

3.心脾两虚

取穴:心俞、脾俞、三阴交、神门、肾俞、中极。

配穴:头晕者,加风池。心悸者,加内关。食少便溏者,加足三里。

刺灸方法:针用补法,可加灸。

方义:心俞、脾俞养心健脾。三阴交、神门可健脾益气,安神定志。肾俞、中极可固精止遗。

4.肾虚不固

取穴:肾俞、志室、中极、太溪。

配穴:伴早泄者,加关元。

刺灸方法:针用补法,可加灸。

方义:取肾俞、志室补肾益气,封藏精室。补中极更能固摄精气。太溪滋补肾中之元阳和元阴。

(二)其他疗法

1.耳针

取内生殖器、内分泌、神门、肝、肾,每次选1～4穴,毫针中度刺激,留针5～30分钟,每天

1 次,或采用埋针刺激。

2.皮肤针

取心俞、肾俞、志室、关元、中极、三阴交、太溪,或取腰骶两侧夹脊穴及足三阴经膝关节以下的经穴,用皮肤针叩打皮肤呈轻度红晕,每晚 1 次。

3.穴位注射

取中极、关元,选用维生素 B_{12} 或维生素 B_1 注射液,每穴注射 0.5 mL,隔天或每天 1 次,10次为 1 个疗程。

4.穴位埋线

取关元、中极、肾俞、三阴交,每次选用 2 穴,用 0～1 号羊肠线埋入,每 2 周 1 次。

第七节　男性不育症

凡育龄夫妇结婚 2 年以上,未采用避孕措施,因男方原因而造成女方不孕,称男性不育症。可分为绝对不育症和相对不育症两类,前者是男方有先天性或后天性生理缺陷而致女方不能受孕,后者指某种原因阻碍受孕和降低生育能力,致使女方不能受孕。本节主要涉及男子精子减少症、无精子症、死精子症、精液不液化、不射精症、逆行射精症等。

本病属中医学的无嗣范畴。

一、病因病机

影响男性生育能力的因素主要有睾丸生精功能缺陷、内分泌功能紊乱、精子抗体形成、精索静脉曲张、输精管道阻塞、外生殖器畸形和性功能障碍等。多数患者系精子生成障碍,这些患者虽可产生一定数量的精子,但其数量减少,而且精子质量差,活动力低,并有畸形精子出现。

中医认为本病多与肾虚、气血亏虚、肝郁血瘀、湿热下注等因素有关。

(一)肾精亏虚

素体精血亏虚,或纵欲过度,或频频手淫而精血暗耗;或久病伤阴,肾虚精亏,阳事不协,以致不育。

(二)肾阳亏虚

禀赋不足,素体阳虚,房事不节,命门火衰,以致不育。

(三)气血亏虚

思虑忧郁,饮食不节,损伤心脾,气血化源不足;或久病耗伤气血,以致肾气不充,肾精亏乏,而致不育。

(四)气滞血瘀

情志抑郁,或所欲不遂,肝失疏泄,气机阻滞,日久则气滞血瘀,阳气不升,宗筋失养,而致不育。

(五)湿热下注

脾虚生湿,或素体肥胖,恣食厚味,聚湿生痰,郁而化热,流注下焦,而致不育。

二、辨证

多数精子异常和精液异常的患者一般无明显症状及体征,性生活一如常人。部分患者有生殖系感染、睾丸发育不良、睾丸萎缩等局部体征和全身症状。如精液常规检查 3 次,无精子发现称无精子症,畸形精子数超过 30% 为畸形精子过多症,精子活力检测小于 50% 为精子活力低下症。精液常规检查,如 1 小时内的精子死亡率在 80% 以上为死精子症。精液液化检查,如 1 小时后仍不液化者为精液不液化。抗精子抗体阳性为免疫性不育症。

(一)肾精亏虚

证候:婚后不育,腰膝酸软,遗精尿频,神疲无力,头昏目眩,舌红苔少,脉细数。精液常规检查:精液稀薄,或过于黏稠,精子数少,活动力弱。

治法:补肾填精。

(二)肾阳亏虚

证候:婚后不育,性欲低下,或阳痿早泄,畏寒肢冷,精神萎靡,面色㿠白,舌淡苔白,脉沉迟。精液常规检查:精液稀薄,精子数少,活动力弱。

治法:温肾壮阳。

(三)气血亏虚

证候:婚久不育,性欲减退或阳痿,面色萎黄,少气懒言,形体消瘦,体倦乏力,尤以行房后为甚,心悸失眠,头晕目眩,纳呆便溏,舌淡无华,脉沉细弱。精液常规检查:精液量少,精子数少,活动力弱。

治法:益气养血填精。

(四)气滞血瘀

证候:婚久不育,情志抑郁沉闷,胸胁胀满,或会阴部作胀,烦躁少寐,或伴阳痿,或伴不射精,或精索增粗,舌暗红见瘀点,脉涩或弦。

治法:疏肝理气,活血化瘀。

(五)湿热下注

证候:婚久不育,或形体肥胖,头晕身重,胁痛口苦,烦躁易怒,阴肿阴痒,阴囊潮湿多汗,性欲减退,甚则阳痿早泄,小便短赤,舌红,苔黄腻,脉弦数。精液常规检查:精子数少或死精子多,或不液化。

治法:清热利湿。

三、治疗

(一)针灸治疗

1.肾精亏虚

取穴:太溪、肾俞、三阴交、关元。

配穴:腰膝酸软者,加腰阳关、阴包。

刺灸方法:针用补法。

方义:太溪为足少阴肾经原穴,配肾俞可补肾填精。三阴交为足三阴经交会穴,既可滋补肝肾,又可健脾益气,以补后天之本。取关元可大补元气。

2.肾阳亏虚

取穴：肾俞、命门、关元。

配穴：畏寒肢冷者，加灸神阙、关元。

刺灸方法：针用补法，可加灸。

方义：肾俞、命门可温肾壮阳。关元可壮真火，大补元阳。

3.气血亏虚

取穴：关元、气海、脾俞、足三里、三阴交、肾俞。

配穴：心悸失眠者，加神门、内关。纳呆便溏者，加中脘、天枢。

刺灸方法：针用补法，可加灸。

方义：取关元、气海以大补元气。取脾俞、胃之下合穴足三里配足三阴经之交会穴三阴交，可健脾胃，助运化，补气血。肾俞可补益肾精。

4.气滞血瘀

取穴：太冲、曲骨、阴廉、三阴交。

配穴：胸胁胀满者，加章门、期门。

刺灸方法：针用泻法。

方义：取足厥阴肝经原穴太冲以疏肝理气，通利阴器。取曲骨壮阳举茎。配阴廉、三阴交以活血散瘀。

5.湿热下注

取穴：中极、大赫、阴陵泉、行间、肾俞。

配穴：阴痒腥热者，加蠡沟、阴廉。

刺灸方法：针用泻法。

方义：取中极配大赫，清利下焦湿热。阴陵泉配行间以清热化湿。肾俞可补肾固精。

(二)其他治疗

1.耳针

取肾、外生殖器、内生殖器、内分泌，毫针中度刺激，留针 15～30 分钟，每天或隔天 1 次。或埋王不留行籽按压刺激。

2.皮内针

取关元、三阴交，用麦粒型皮内针消毒后沿皮刺入 12～25 mm 深，胶布固定针柄后留针 2～3 天，秋、冬季可适当延长。

3.穴位注射

取足三里、关元，或肾俞、三阴交，每次选用 2 个穴位，用绒毛膜促性腺激素 500 U 注入穴位浅层内，每天 1 次，7 次为 1 个疗程。

第九章　风湿免疫科病症的针灸治疗

第一节　强直性脊柱炎

一、概述

强直性脊柱炎是慢性多发性自身免疫性关节炎的一种类型。本病的特征是从骶髂关节开始,逐步上行性蔓延至脊柱的棘突、关节旁突的软组织及外围的关节炎。早期极易误诊为坐骨神经痛、骨膜炎等疾病,晚期可造成脊柱骨性强直及残疾,成为严重危害人类健康的疾病。针灸对强直性脊柱炎进行个体化辨证论治有悠久的历史和良好的效果。

本病曾被称为"类风湿性脊柱炎""类风湿关节炎中枢型",现已统一明确认识到本病与类风湿关节炎不是同一种疾病。本病发病率比类风湿关节炎低,多发于 15～30 岁青年男性,男女之比约为 14：1,其中 16～25 岁为发病高峰。发病部位主要在躯干关节。本病的发病原因迄今尚未十分明了,认为可能与感染、自身免疫、内分泌失调、代谢障碍、遗传等因素有关。中医历代医家对本病病名认识不一,有肾痹、骨痹、腰痛、龟背、大偻等不同的名称。医学家焦树德教授称之为"尪痹"。1997 年中国国家标准《中医病症治法术语》将其归属于"脊痹"。

二、诊断要点

(1)多发于 15～30 岁的男性青年,有家族遗传倾向。病变多从骶髂关节开始,逐渐向上蔓延至脊柱,造成脊柱关节的骨性强直。部分患者可出现坐骨神经痛症状,膝关节肿痛等。

(2)发病缓慢,病程长久,发展与缓解交替进行,病程可长达数年或数十年,受凉、受潮可诱发本病。

(3)疼痛、活动受限是其主要临床表现。病变早期主要表现为两侧骶髂部及下腰部疼痛,腰部僵硬不能久站,活动时疼痛加剧,休息后缓解,腰部活动范围受到很大限制;病变累及胸椎和肋椎关节时,胸部的扩张活动受限,并可有束带状胸痛、咳嗽、喷嚏时加重等;本病累及颈椎时头部转动不便,旋转受限。

(4)畸形,病变后期整个脊柱发生强直、疼痛消失,后遗驼背畸形,病变累及髋关节时,出现髋畸形,严重者脊柱可强直于 90°向前屈位,患者站立或行走时目不能平视。

(5)约有 20%患者合并虹膜炎(眼痛及视力减退)。

(6)实验室检查,患者多有贫血,早期和活动期血沉增快,抗"O"和类风湿因子阴性。淋巴组织相容抗原(HLA-B27 或 W27)明显增高。

(7)X 线片表现,双侧骶髂关节骨性改变最早出现,是诊断本病的主要依据。

三、病因病机

不少医家认为强直性脊柱炎应属于中医痹证中"肾痹"范畴,因为早在《素问·痹论》中就有记载"骨痹不已,复感于邪,内舍于肾……肾痹者,善胀,尻以代踵,脊以代头",形象地描述了强直性脊柱炎的晚期症状。并认为肾虚是其发病的内因,外邪或外伤为其发病的外因、诱因。强直性脊柱炎的病位在脊柱,然而诸多脏腑经络与脊柱相联系,如督脉"贯脊属肾";任脉"起于胞中,上循脊里";足少阴肾经"贯脊属肾络膀胱",足少阴经筋"循脊内挟膂上至项,结于枕骨";足太阳经"夹脊抵腰中,络肾属膀胱",足太阳经筋"上挟脊上项";手阳明经筋"其支者,绕肩胛,夹脊";足阳明经筋"直上结于髀枢,上循胁属脊";足太阴经筋"聚于阴器,上腹结于脐,循腹里结于胁,散于胸中,其内者,著于脊"。以上脏腑及其所属的经脉若发生病变均可影响脊柱的功能,但其中以肾最为重要,因为足少阴经、足少阴经筋、督脉、任脉、足太阳经、足太阳经筋均隶属于肾。

(一)肾气虚弱

先天禀赋不足,加上后天调摄不当,饮食不节,涉水冒雨,或房劳过度,内伤于肾,肝肾亏损,脊督失养,卫外不固,风寒湿邪乘虚入侵;或脾肾两虚,寒湿内蕴,阻塞经络气血,流注经络关节、肌肉、脊柱而成本病。

(二)脾胃虚弱

脾胃虚弱,后天亏损,下不能补益肾精,上不能生金补肺,肾虚则督脉空虚,肺虚则卫气不固,风寒湿邪乘虚入侵督脉,发为本病。

(三)痰瘀阻滞

肾虚内寒,阳气不足,或脾虚失于运化,寒湿内蕴化为痰浊,滞留脊柱;阳气不足,则生内寒,寒主凝,则气血失于正常运行,血涩气滞,久必成瘀;风寒湿邪滞留脊柱关节,日久不除,致气血闭阻,久而成瘀。痰浊与瘀血胶滞,终成顽痹,《类证治裁》说"久痹,必有湿痰败血瘀滞经络",即是此意。

四、辨证与治疗

(一)寒湿痹阻

1.主症

腰骶、脊背酸楚疼痛,痛连项背,伴僵硬和沉重感,转侧不利,阴雨潮冷天加重,得温痛减,或伴双膝冷痛,或畏寒怕冷。舌质淡,苔薄白腻,脉沉迟。

2.治则

散风祛寒,除湿通络,温经益肾。

3.处方

天柱、大椎、命门、次髎、肾俞、华佗夹脊穴、后溪、昆仑。

4.操作法

针天柱向脊柱斜刺 1.0 寸左右,使针感向肩背传导,捻转泻法。大椎针尖略向上直刺 0.8寸左右,使针感沿脊柱传导,捻转泻法。次髎直刺 1.5 寸左右,使针感向两髋部或下肢传导,针刺泻法。后溪、昆仑直刺泻法。命门、肾俞直刺补法。华佗夹脊穴每次选择 3~4 对,略向脊柱直刺,直达骨部,使针感沿脊柱或向两肋传导。大艾炷隔姜灸大椎、命门、肾俞、次髎,每穴不少于 9 壮;或用艾条灸,每穴 5 分钟。

5.方义

该病之本在肾虚,故针补命门、肾俞,并灸,以温补肾阳,抗御寒邪。取大椎、次髎、华佗夹脊穴温通督脉和诸经脉,祛邪止痛。天柱、后溪、昆仑同属太阳经,太阳经通达脊柱和督脉,三穴功专祛邪通经止痛,对感受风寒湿邪引起的项背痛、腰骶痛、脊柱痛有良好的效果。

(二)脾胃虚弱

1.主症

腰骶、脊背、髋部酸痛,僵硬、重着,乏力,活动不利,或伴膝、踝等关节肿痛,脘腹胀满,胸痛胸闷,舌苔白腻,脉沉弱。

2.治则

健脾益气,祛邪通络。

3.处方

天柱、大椎、命门、华佗夹脊穴、中脘、神阙、关元、足三里。

4.操作法

天柱、大椎、命门、华佗夹脊穴均用龙虎交战手法,并使针感沿督脉传导或向腹部传导。中脘、关元、足三里针刺补法并灸。神阙用艾条或大艾炷隔姜重灸法。

5.方义

《素问·骨空论》说:"督脉生病治督脉,治在骨上,甚者在脐下营。"这就是说督脉病可治在督脉,也可治在任脉,如耻骨上的中极、关元,脐中神阙,脐下气海、关元。大艾炷重灸神阙、关元,或用艾条灸不少于10分钟。任脉通于督脉,并内联脊里,从任脉治疗督脉病,是针灸治疗中的重要方法,即"阳病治阴"。中脘、气海、关元、神阙有益胃健脾、补肾强脊的作用,内可补脾胃,强肝肾,增强人体的免疫功能,外可疏通督脉祛除邪浊。因为足太阴经"挟脊",足少阴经"贯脊",足太阴经筋"内者著于脊",足少阴之筋"循脊里",足阳明之筋"上循胁属脊"。所以胃脾肾与任脉、督脉、脊柱有着紧密的联系,增强脏腑的功能,即可补督脉之虚,加强脊柱和督脉的功能,加强督脉祛除邪浊,加快脊柱病变的愈合。

(三)瘀血阻络

1.主症

腰背疼痛剧烈,固定不移,转侧不能,夜间尤甚,有时需下床活动后才能重新入睡,晨起肢体僵硬肿胀。或有关节屈曲变形,脊柱两侧有压痛、结节、条索,舌质黯或有瘀斑,苔薄白,脉弦涩。

2.治则

活血祛瘀,通络止痛。

3.处方

天柱、大椎、筋缩、华佗夹脊(阿是穴)、次髎、膈俞、委中、三阴交、丰隆。

4.操作法

天柱、大椎、筋缩、次髎用龙虎交战手法,使针感沿脊柱传导。针次髎使针感向两髋骨或下肢传导。阿是穴、膈俞、次髎、委中点刺出血,出血后并拔火罐,以增加其出血量。三阴交用捻转补法,丰隆平补平泻法。

5.方义

《素问·针解》说"菀陈则除之者,出恶血液也"。故瘀血闭阻经络,必刺血脉清除瘀血,以疏通经络;结节者,瘀血结聚也,也必活血化瘀,方可疏通经脉,正如《灵枢·经脉》说"刺诸络脉者,必刺其结上甚血者"。膈俞是血之会穴,委中是血之郄穴,阿是穴是瘀血与痰浊结聚之处,次髎祛湿通络,诸穴均有活血化瘀除痰通络的作用,出血后加以拔罐,可加强其通经祛邪的力量。三阴交、丰隆意在健脾化痰,调血柔筋,分解痰瘀血互结,有利于疏通经络。

第二节　类风湿关节炎

一、概述

类风湿关节炎是一种以关节病变为主,以多个关节肿胀、疼痛反复发作,病程缓慢,逐渐引起关节畸形的全身性自身免疫性疾病。

关节性类风湿病的主要病变是从关节滑膜开始,形成滑膜炎,以后炎性肉芽组织逐渐侵犯关节软骨、软骨下组织、关节囊、韧带和肌腱,使关节挛缩,造成关节脱位畸形,肌肉萎缩,关节功能进一步丧失。不仅如此,还常常累及其他器官,如皮肤、心脏、血管、神经等其他器官和组织。

主要临床表现为对称性反复发作性关节炎,手足小关节最易受累。早期或急性发病期,关节多呈红、肿、热、痛和活动障碍;晚期可导致关节骨质破坏、强直和畸形,并有骨和骨骼肌萎缩。在整个病程中,可伴有发热、贫血、体重减轻、血管炎和皮下结节等病变,也可累及全身多个器官。

本病为常见病、多发病。好发年龄 20～45 岁。女性发病率高于男性,男女比例约为1：3。目前西医学对本病的发病原因尚不十分清楚。

类风湿关节炎属于中医"痹证"范畴。根据该病的临床表现,本病可属于古代医籍中的周痹、历节、历节风、白虎病及白虎历节的范畴。近代焦树德老中医把痹证中久治不愈、关节肿大、僵硬、畸形,骨质改变,筋缩肉蜷,肢体不能屈伸等症状者,统称之谓"尪痹"。

二、诊断要点

(1)多发生于青壮年,发病年龄在 20 岁左右,高峰在 35～45 岁,以女性为多。

(2)多数起病隐匿,发病缓慢而渐进,病变发展与缓解交替出现,但常有急性发作,病程可长达数年乃至数十年。

(3)晨僵是类风关节炎的重要诊断依据之一,晨僵首先发生在手关节,僵硬不适,不能握拳,其后随着病情进展,可出现全身关节的僵直感,可持续 30 分钟左右,持续时间长短与病情程度成正比。

(4)疼痛:对称性游走性关节疼痛,受累关节为指、腕、趾、踝等小关节。随着病情进展,相继累及肘、肩、膝、髋等关节。

(5)局部症状:关节疼痛、肿胀、功能受限,有明显的关节僵硬现象。

(6)活动障碍:早期可因疼痛肿胀而出现活动受限,病情继续发展,关节纤维增生及骨性融合,使关节活动完全丧失。

(7)局部体征:①早期受累关节红、肿、热、痛,功能障碍,压痛,活动时疼痛加重。②受累关节主动活动和被动活动均受限。③受累关节呈对称性发病。④病变累及手足肌腱和腱鞘,早期肌肉可出现有保护性痉挛,以后发生肌肉萎缩、造成关节畸形,或加剧关节畸形。⑤关节囊和关节韧带松弛和继发挛缩,造成关节的病理性半脱位和完全性脱位;关节软骨和软骨下骨质的破坏,发生关节骨性强直和畸形。

(8)辅助检查。①实验室检查:血红蛋白减少,白细胞计数正常或降低,淋巴细胞计数增加;病变活动期血沉增快,久病者可正常。类风湿因子实验阳性占 70%~80%。滑液较浑浊,黏稠度降低,黏蛋白凝固力差,滑液糖含量降低。②X 线检查:早期,骨质疏松,骨皮质密度减少,正常骨小梁排列消失,关节肿胀;中期,关节间隙轻度狭窄,骨质疏松,个别局限性软骨侵蚀破坏。继而关节间隙明显狭窄,骨质广泛疏松,多处软骨侵蚀破坏,关节变形;晚期,关节严重破坏,关节间隙消失,关节融合,呈骨性强直,或出现病理性脱位或各种畸形。

三、病因病机

痹证的发生与体质因素、气候条件、生活环境及饮食习惯有密切关系,正虚卫外不固是痹症发生的内在基础,感受外邪是痹证发生的外在条件,邪气痹阻经脉为其病机的根本。病变多累及肢体筋骨、肌肉、关节,甚则影响内脏。

(一)感受风、寒、湿、热之邪

风为阳邪性疏散,可穿发腠理,具有较强的穿透力,寒邪借此力内犯,风又借寒凝之性,使邪附病位,成为伤人致病之基础。湿邪借风邪的疏泄之力,寒邪的收引之性,风寒又借湿邪黏着、胶固之性,造成经络壅塞,气血运行不畅,则筋脉失养,绌急而痛。

风、寒、湿、热之邪虽常相杂为害,但在发病过程中却常有以某种邪气为主的不同,如风邪偏胜者为行痹,寒邪偏盛者为痛痹,湿邪偏胜者为着痹,热邪偏重者为热痹。这在临床表现上各有不同的症状和体征。热痹的发生,或因素体阳盛,感受外邪后易从热化;或因虽为风寒湿痹,郁久也可从阳化热,热邪与气血相搏而见关节红、肿、疼痛、发热等而为热痹。

(二)痰瘀阻滞

素体脾胃虚弱,运化不及,水湿内停,内湿招引外湿,两湿相合,凝聚为痰浊。又痰浊为阴邪,必伤营络之血,营血伤则为血瘀,痰瘀互结流注关节,病理上便形成痰瘀相结,经络痹阻,筋骨失荣,疼痛不已而成痼疾。

(三)气血亏损

劳逸过度,将息失宜,耗伤气血,外邪乘虚而入;或邪气久羁经脉,耗伤气血,内伤脾胃,气血生化不足,致气血亏损。气血虚弱祛邪乏力,致使邪气进一步稽留而成痼疾。

(四)肝肾亏损

素体虚弱,肝肾不足,邪气内及肝肾;或痹证日久,损及肝肾,肝主筋、肾主骨,邪滞于筋脉,则筋脉拘急,屈伸不利;邪浊深入骨骱,导致关节僵硬、变形,而致成骨痹,是痹证发展较深阶段,表现为骨节沉重、活动不利,关节变形等特征。

总之,本病的发生,系由机体正气不足,卫外不固,或先天禀赋不足,外无御邪之能,内乏抗病之力,复因久住湿地、汗出当风、冒雨涉水,风、寒、湿、热之邪,得以内侵于肌肉、筋骨、关节之间,致使邪气留恋,或壅滞于经,或郁塞于络,气血凝滞,脉络痹阻而成。虽邪气不同,病机、证候各异,然风、寒、湿、热之邪伤人往往相互为虐而病。

四、治疗方法

(一)辨证与治疗

1.风寒湿痹

(1)主症:肢体关节、肌肉疼痛酸楚,肿胀,局部畏寒,遇寒加重,得温痛减,形寒怕冷,口淡不渴。舌质淡有齿痕,舌苔白腻,脉紧。

(2)治则:散风祛寒,除湿通络。

(3)处方。

全身取穴:大椎、气海、足三里。

局部取穴:①肩关节:肩髃、肩髎、臑俞、曲池、外关、后溪。②肘关节:曲池、尺泽、天井、外关、合谷。③腕关节:阳溪、阳池、阳谷、腕骨、合谷。④掌指关节:八邪、三间、后溪、外关、曲池。⑤髋关节:环跳、秩边、居髎、阳陵泉。⑥膝关节:梁丘、鹤顶、膝眼、阳陵泉、阴陵泉。⑦踝关节:昆仑、丘墟、解溪、商丘、太溪。⑧跖趾关节:八风、内庭、太冲、解溪、商丘、丘墟。⑨行痹:风气胜者为行痹,关节疼痛游走不定,痛无定处,治疗时加风池、风门、风市、膈俞、三阴交。⑩痛痹:寒气胜者为痛痹,肢体关节紧痛,痛势较剧,痛有定处,得热痛减,遇寒加重,治疗时加命门、神阙,重用灸法。⑪着痹:湿气胜者为着痹,肢体关节肿胀疼痛,重着不移,阴雨天加重,治疗时加中脘、阴陵泉、太白等。以上诸穴根据疼痛的部位,体质情况,每次选择 6～10 个穴位,轮换使用。

(4)操作法:足三里、气海用补法,余穴均用泻法。大椎、气海、足三里和疼痛的部位加用灸法。

(5)方义:阳气虚弱,卫外不固,风寒湿邪乘虚而入,发为风寒湿痹,故取气海、足三里温补之,以温阳益气,卫外固表。大椎乃手足三阳与督脉之交会穴,既能祛散外邪,又能调和诸阳经之气机,佐以艾灸,调节卫气并温经祛寒。关节局部及其周围的穴位,均有疏通经络气血、祛风除湿、散寒止痛的功效。风邪胜者加风池、风门、风市以祛风通络,加膈俞、三阴交以养血息风;寒邪胜者加命门、神阙以壮元阳益元气,温经祛寒;湿邪胜者加中脘、阴陵泉、太白调补脾胃,通利湿浊。

2.风热湿痹

(1)主症:肢体关节疼痛,痛处焮红灼热,肿胀疼痛剧烈,得冷稍舒,筋脉拘急,日轻夜重。患者多兼有发热、口渴、心烦、喜冷恶热、烦闷不安等症状。舌质红,舌苔黄燥少津,脉滑数。

(2)治则:清热除湿,祛风通络。

(3)处方。①全身治疗:大椎、曲池、风池。②局部治疗:用于疼痛的关节,选取穴位同风寒湿痹。

(4)操作法:先针大椎、风池、曲池,针刺泻法,并于大椎拔火罐。然后针刺病变部位的穴位,捻转泻法,并在红肿的部位施以刺络拔罐法。

(5)方义:风热湿痹是由于风热湿毒邪气乘体虚侵入人体;由于风寒湿邪痹阻经脉日久化热;由于素体阳盛,感受外邪后从阳而化,故取风池、大椎、曲池清热散风,除湿通络;病变关节部位的穴位,佐以刺络拔罐,可清泻病变部位的风热湿邪,并能活血通络,疏经止痛。

3.痰瘀痹阻

(1)主症:痹证日久不愈,病症日益加重,关节疼痛固定不移,关节呈梭形肿胀,或为鹤膝状,屈伸不利,关节周围肌肉僵硬,压之痛甚,皮下可触及硬结,面色晦滞,舌黯红,舌苔厚腻,脉细涩。

(2)治则:化痰祛湿,祛瘀通络。

(3)处方。①全身治疗:膈俞、合谷、血海、丰隆、太白、太冲。②局部治疗:取穴同风寒湿痹。

(4)操作法:膈俞、合谷、血海、丰隆、太冲针刺泻法,术后可在膈俞、血海施以刺络拔罐法,太白行龙虎交战手法。关节局部的穴位,针刺捻转泻法,并深刺直至筋骨。若指关节呈梭形肿胀,可在关节的屈侧横纹处,如四缝穴等处,用三棱针点刺出血,或点刺放出液体。

(5)方义:痹证日久不愈,导致痰瘀互结痹阻经络,流注关节,故泻膈俞、血海以活血化瘀;泻合谷、太冲以行气化瘀,通经止痛;泻丰隆以化痰通络;取太白行龙虎交战手法,补泻兼施,健脾利湿,化痰通络,本《难经·六十八难》"俞主体重节痛"之意。关节肿痛者宗"菀陈则除之"之法,予以刺络出血法。

4.气血亏损证

(1)主症:病程日久,耗伤气血,筋骨失养,四肢乏力,关节肿胀,酸沉疼痛,麻木尤甚,汗出畏寒,时见心悸,纳呆,颜面微青而白,形体虚弱,舌质淡红欠润滑,苔薄白,脉沉无力或兼缓。

(2)治法:益气养血,活络舒筋。

(3)处方。①全身治疗:心俞、脾俞、气海、足三里、三阴交、太溪。②关节局部治疗:同风寒湿痹。

(4)操作法:心俞、脾俞、气海、足三里、三阴交针刺补法,并可酌情施以灸法。病变关节部位的穴位采用龙虎交战手法,并可加灸法。

(5)方义:本证属于气血亏损经络痹阻证,故取心俞、脾俞、气海益气补血,取足三里、三阴交扶正祛邪,健运脾胃,补益气血生化之源。由于邪阻经脉流注关节,故于关节病变部位行龙虎交战手法,补泻兼施,扶正祛邪。

5.肝肾亏损证

(1)主症:肢体关节疼痛,屈伸不利,关节肿大、僵硬、变形,甚则肌肉萎缩,筋脉拘急,肘膝不能伸,或尻以代踵、脊以代头而成残疾人,舌质黯红,脉沉细。

(2)治则:补益肝肾,柔筋通络。

(3)处方。①全身治疗:筋缩、肝俞、肾俞、关元、神阙、太溪。②病变关节部位:同风寒湿痹。

(4)操作法:筋缩、肝俞、肾俞、关元、神阙、太溪针刺补法,并可加用灸法。病变关节部位的穴位针刺采用龙虎交战手法,并可加灸法。

(5)方义:病程日久,诸邪久居不越,与痰浊瘀血凝聚,痹阻经络,侵蚀筋骨,内客脏腑,伤及肝肾,筋骨受损严重,病呈胶痼顽疾。治取肝的背俞穴肝俞、肾的背俞穴肾俞以及肾的原穴太溪补益肝肾,濡养筋骨;关元内藏元阴元阳,补之,可回阳救逆,补益精血,濡养筋骨;神阙是元神的门户,灸之,可回阳固脱,温经通脉。在病变关节部位,邪气与痰浊瘀血互结,故采用补泻兼施的方法,泻其邪浊,补其气血,扶正以祛邪。

(二)灸法

灸法对本病的治疗有一定的效果,常用的方法有以下几种。

1.温针灸法

(1)常用穴位:曲池、外关、八邪、足三里、阳陵泉、解溪、八风、关元、肾俞。

(2)方法:每次选用2～3穴,针刺得气后,行温针灸法。选取太乙艾灸药条,剪成1.5～2.0 cm长,在其中心打洞,插在针柄上,然后在其下端点燃,每穴灸2～3壮。每周2～3次,连续治疗不少于3个月。

2.隔姜灸法

(1)常用穴位:大椎、命门、肾俞、神阙、气海、足三里、手三里、阿是穴。

(2)方法:每次选取2～3穴,切取姜片0.2 cm厚,置穴位上,用大艾炷灸之,每穴灸5～7壮。每周2～3次,10次为1个疗程。

3.长蛇灸法

方法:患者俯卧,先在大椎至腰俞之间常规消毒,取紫皮蒜适量,去皮捣成泥状,平铺在大椎至腰俞之间,约2.5 cm宽,周围以纸封固,防止蒜汁外流。然后中等大艾炷分别放在大椎、身柱、筋缩、脊中、命门、腰俞等穴灸之,每穴灸3～5壮。每次除大椎、腰俞外,再选取1～2穴。灸后如局部穴位皮肤起水泡者,可用无菌三棱针挑破引流,然后辅以消毒药膏,并覆一消毒纱布。每周治疗2～3次,10次为1个疗程,每1个疗程间隔7天。

第三节　痛风性关节炎

一、概述

痛风是由于体内嘌呤代谢障碍,尿酸产生过多或因尿酸排泄不良而致血中尿酸升高,尿酸盐结晶沉积在关节滑膜、滑囊、软骨等的一种代谢性疾病。其临床特点是高尿酸血症,反复发作的急性单关节炎,尿酸盐沉积形成痛风石,导致慢性痛风性关节炎,严重者可形成骨关节畸形。若未及时治疗可累及肾脏,形成痛风性肾病。

西医对本病多采用秋水仙碱、别嘌呤醇、激素等药物治疗,有较好的止痛效果,但其不良反应大,易损伤肝肾,使人望而生畏。在中医学医籍中属于"痹证""白虎历节风"病的范畴。近年来本病的发作有增多的趋势,采用针灸治疗有良好的效果,且无不良反应。

二、诊断要点

(1)有30％～50％的患者有家族史,好发于30～50岁的中青年男性,肥胖或饮食条件优良者发病率高。

(2)跖趾关节、踝和膝关节剧烈疼痛是最常见的临床症状。首次发作常始于凌晨,多起病急骤,患者常在夜间无缘无故的关节肿胀剧痛,皮色潮红。局部症状迅速加重,数小时内可达高峰,常伴有全身不适,甚至恶寒、颤抖、发烧、多尿等症状。初次发作后,轻者在数小时或1～2天内自行缓解,重者持续数天或数周后消退。本病常以第一跖趾关节最先受累,逐渐累及腕、肘、踝、膝关节。

（3）痛风反复发作可见痛风结节：突出皮肤呈淡黄色或白色圆形或椭圆形结节，大小和数目不等，质地硬韧或较柔软。

（4）实验室检查：血尿酸增高，白细胞计数增高，关节液检查可见尿酸盐针状结晶，皮下痛风石穿刺抽吸物亦可见尿酸盐结晶、痛风石，尿酸盐实验可呈阳性反应。

（5）X线片表现：痛风早期多无阳性表现，晚期可出现软骨和骨破坏，关节间隙变窄或消失，关节面不规则，继发骨赘，痛风结节钙化等。

三、病因病机

痛风性关节炎是一种代谢障碍性疾病，本病多起于下肢足部，中医认为下肢疼痛性疾病多为湿邪所致；本病发作时局部肿胀、红肿、痛如虎噬，肿痛、红肿乃湿邪或湿热所致；本病多见于足第一跖趾关节或第2、3跖跗关节，这些部位隶属于足太阴脾经、足厥阴肝经、足阳明胃经；本病多见于嗜食膏粱厚味或贪欲酒浆者，此人群极易形成痰湿内蕴，痰湿流注关节形成本病，正如《张氏医通》中说"肥人肢节痛，多是风湿痰饮流注"。痰湿痹阻经络气血，痹久则有瘀血，痰瘀互结，反复发作，终成痼疾。

四、辨证治疗

痛风性关节炎的急性期多由风湿热邪痹阻经络；慢性期多为寒湿之邪内侵，病久经络阻塞，气血凝滞，甚至有瘀血形成。

（一）湿热痹阻

1.主症状

关节疼痛，突然发作，疼痛剧烈难忍，关节红肿，皮色发亮，局部发热，得凉则舒，全身不适或寒热。舌红，苔黄腻，脉滑数。

2.治则

清热利湿，通经止痛。

3.处方

曲池、足三里、三阴交、阿是穴。

（1）第1跖趾关节痛加：隐白、太白、太冲。

（2）第2跖趾关节痛加：陷谷、内庭、厉兑。

（3）跖跗关节痛加：陷谷、厉兑、商丘。

（4）踝关节痛加：商丘、解溪、丘墟、太溪。

（5）膝关节痛加：鹤顶、阳陵泉、阴陵泉。

（6）腕关节痛加：外关、阳池、阳溪、合谷。

4.操作法

诸穴均用捻转泻法；隐白、厉兑等井穴用点刺出血法；针阿是穴先用三棱针点刺出血，再拔火罐，或点刺后用手挤压出如白色颗粒状物，然后再于局部行围刺法，即在局部的周边向中心斜刺4～5针。

5.方义

本病的内在原因是湿热内蕴，湿邪源于脾胃，故以足三里、三阴交为主穴，调理脾胃，化湿除浊;加曲池以清热;加隐白、厉兑点刺出血清除足太阴脾经和足阳明胃经之邪热;加太白、陷谷乃五腧穴中的"腧穴","俞主体重节痛",可除湿止痛;阿是穴点刺出血,并挤出痰浊之物,可清除局部的邪热和痰浊,有利于局部气血通畅,是止痛的有效方法;其余穴位均属局部配穴法。本处方是全身调节与局部相结合的方法,是治疗本病的有效方法。

(二)寒湿阻滞

1.主症

关节疼痛,活动不便,遇寒发作或加重,得热则减,局部皮色不红不热。舌淡苔白腻,脉濡。

2.治则

散寒利湿,除邪通痹。

3.处方

脾俞、肾俞、足三里、三阴交、阿是穴。

随证加减参见湿热痹阻。

4.操作法

脾俞、肾俞针刺补法并灸法,足三里、三阴交、病变局部穴位针刺用龙虎交战手法,阿是穴先用三棱针点刺,挤出乳白色颗粒状物,之后施以围刺法,并在阿是穴的中心用艾条灸之,或用艾炷隔姜灸之。

5.方义

本证是由寒湿痹阻所致,故针补脾俞健脾利湿、补肾俞温肾阳化湿浊。足三里、三阴交补泻兼施,补益脾胃化湿降浊,通经止痛。点刺阿是穴挤出白浊,排除污浊疏通经脉,增以灸法,温经祛寒,通经止痛。其余诸穴均属于局部取穴。本法也属于全身调节与局部相结合的方法。

(三)瘀血闭阻

1.主症

病变关节疼痛,固定不移,压痛明显,皮色紫黯,关节附近可触及结节,甚至关节畸形、僵硬,舌质紫黯或有瘀斑,脉弦涩。

2.治则

活血化瘀,通络除痹。

3.处方

合谷、足三里、三阴交、太冲、阿是穴。

4.操作法

针合谷、足三里、三阴交、太冲均用捻转泻法,针阿是穴用三棱针点刺出血,或寻找随病情显现的较大的静脉,出血应在 5~10 mL。阿是穴先用三棱针点刺,挤出乳白色颗粒状物,再施以扬刺法。

5.方义

《灵枢·九针十二原》曰"菀陈则除之,邪胜则虚之",今有瘀血闭阻,故应用放血的方法,祛除恶血。经验证明,刺血疗法是治疗痛风性关节炎的有效方法,而且疗效与出血量有密切关系(出血量在 10 mL 组止痛效果最好),刺血疗法的作用机制是抑制血尿酸的合成和促进尿酸的排泄。

第四节　反应性关节炎

一、概述

反应性关节炎又称赖特综合征，是继身体其他部位发生微生物感染后，引起远处关节的一种无菌性关节病，主要表现为关节疼痛、肿胀、发热等。多见于尿道炎、宫颈炎、细菌性腹泻、链球菌感染等引起的关节炎。其发病原因目前尚不完全清楚，可能与感染、免疫、遗传有关。有人认为可能是外界因子和遗传因子相互作用所致，即病原体感染后与人体白细胞组织相容性抗体 HLA-B27 相结合，形成复合物，导致异常免疫反应，从而引起关节炎。

中医无"反应性关节炎"的名称，但根据其临床表现应属于"热痹"范畴，其病因病机多为湿热邪毒流注关节所致。针灸对本病的治疗有良好效果。

二、诊断要点

(一)全身症状

全身不适，疲乏，肌痛及低热。

(二)关节痛

不对称的单关节痛，多为负重的关节，多见于下肢，如骶髂关节、膝关节、踝关节、肩关节、肘关节、腕关节等。关节痛局部红肿热痛，或伴有皮肤红斑，也有关节肿痛苍白者。

(三)肌腱端炎

肌腱端炎是反应性关节炎比较常见的症状，表现为肌腱在骨骼附着点疼痛和压痛，以跟腱、足底肌腱、髌肌腱附着点最易受累。

(四)关节痛发作前有感染病史

如非淋球菌性尿道炎、细菌性腹泻、链球菌感染，或反复发作的扁桃体炎等。

(五)眼损害

眼损害也是反应性关节炎的常见症状，主要表现为结膜炎、巩膜炎及角膜炎等。

(六)实验室检查

急性期白细胞总数增高；血沉(ESR)增快；C-反应蛋白(CRP)升高；类风湿因子和抗核抗体阴性；HLA-B27 阳性。

三、病因病机

反应性关节炎的病因病机其内因主要是湿邪内蕴，其外因主要是外感风热湿邪，外邪与内湿相结合流注关节所致。

(一)风热湿邪

外感风热肺气失宣，风热与内湿互结，成风热湿邪，流注肌肉关节，形成本病。

(二)胃肠湿热

外感风热，肺失宣发，下入胃肠，胃失和降，肠失传导，湿邪内蕴，风热与内湿相结合，流注肌肉、关节而成本病。

(三)下焦湿热

外感风热,内入下焦,与内湿相结合,或蕴结于膀胱,或蕴结于胞宫,流注肌肉关节而成本病。

四、辨证与治疗

(一)风热湿邪

1.主症

先见咽喉疼痛,咳嗽发热,全身不适,而后出现肘部、腕部或膝关节、踝关节红肿疼痛,两眼红肿,疼痛,舌苔黄腻,脉滑数。

2.治则

清热利湿,散风通络。

3.处方

曲池、足三里、外关、阿是穴。

(1)发热者加:大椎。

(2)眼睛红肿疼痛加:太阳、攒竹。

(3)肘关节痛加:尺泽、手三里。

(4)腕关节痛加:合谷、阳池、后溪、商阳、关冲。

(5)膝关节痛加:梁丘、膝眼、阴陵泉、厉兑、足窍阴。

(6)踝关节痛加:丘墟、解溪、商丘、太白、厉兑、足窍阴。

4.操作法

诸穴皆用捻转泻法,阿是穴多位于肌腱附着于骨的部位,按之压痛,针刺泻法并拔火罐;大椎用刺络拔罐法;尺泽、商阳、关冲、厉兑、足窍阴用点刺出血法。

5.方义

反应性关节炎是一种全身性疾病,是由于湿热邪毒夹风邪蕴结于肌肉关节,经络气血闭阻所致。方用曲池、足三里清热利湿、通经止痛,因为曲池、足三里分别属于手足阳明经,阳明经多气多血,并且曲池、足三里又属于本经的合穴,是经气汇聚之处,有极强的调理气血和疏通经络的作用,功善通经止痛;曲池善于清热,足三里又善于调胃健脾利湿,所以二穴是治疗本病的主穴。外关属于三焦经,又通于阳维脉,阳维脉维系诸阳经,三焦主持诸气,故外关主治邪气在表在经在络的病症,功善祛邪通经。阿是穴是邪毒会聚之处,针刺拔火罐有很好的祛邪通经的作用。大椎、尺泽、商阳、关冲、厉兑、足窍阴点刺出血,清热祛邪,再配以病变部位诸穴通经止痛,诸穴相配,共达清热利湿、除邪通经止痛的作用。

(二)胃肠湿热

1.主症

先见胃痛,腹痛,泄泻,小便灼热,而后出现膝关节、踝关节、髋关节等关节疼痛,红肿拒按,触之灼热,或见眼睛红肿疼痛,舌红苔黄腻,脉滑数。

2.治则

清热利湿,通经止痛。

3.处方

曲池、足三里、中脘、天枢、阿是穴。

(1)眼睛红肿疼痛加:太阳、外关。

(2)各关节的疼痛参见风热湿邪。

4.操作法

参见风热湿邪。

5.方义

曲池、足三里有清热祛湿、通经止痛的作用,已如前述。本症是由于胃肠湿热流注关节、经络气血闭阻所致,故加用中脘、天枢,中脘是腑之会穴、胃之募穴,位于中焦,又是小肠经、三焦经与任脉的交会穴,有斡旋气机、升清降浊、理气化湿的作用;天枢属于足阳明经,又是大肠的募穴,功于调理胃肠,清理湿邪。阿是穴是湿热的蕴结点,针刺泻法并拔火罐,意在祛除邪毒、疏通经络。

(三)下焦湿热

1.主症

先见尿频、尿急、尿痛或见阴痒、带下、眼睛红肿疼痛等症,而后出现膝关节、骶髂关节、踝关节等关节红肿热痛,拒按,皮肤温度升高,舌红,舌苔黄腻。

2.治则

清热利湿,通经止痛。

3.处方

曲池、足三里、中极、三阴交、阿是穴。

(1)骶髂关节痛加次髎、秩边。

(2)其他部位关节痛参见风热湿邪证。

4.操作法

中极直刺泻法,使针感直达会阴部。三阴交直刺泻法,使针感达足趾部。次髎、秩边直刺2寸左右,使针感下达膝关节、足踝关节。其他穴位的针刺法参见风热证。

5.方义

本证是由于下焦湿热流注关节气血闭阻所致,故取中极、三阴交清理下焦湿热。中极位于下焦,是膀胱的募穴,又是足三阴经和任脉的交会穴,针刺泻法,可使下焦湿热从膀胱排除。三阴交是足三阴经的交会穴,针刺泻法,可清利下焦湿热。因足太阴脾经交会于任脉,又可健脾利湿;足厥阴肝经环绕阴器,交会于任脉;足少阴肾经交会于任脉,并络于膀胱,所以三阴交是治疗下焦病症的重要穴位。其他穴位均属于局部取穴。

第五节　银屑病关节炎

一、概述

银屑病关节炎,是一种与银屑病相关的炎性关节炎,早在150年前就有人提出了银屑病关节炎这一病名,但人们一直将银屑病关节炎与类风湿关节炎混为一谈,直到 20 世纪 60 年代发现了类风湿因子,才知道绝大多数银屑病关节炎患者类风湿因子阴性,而且这类患者具有银屑病皮疹、不对称关节炎,既可累及远端指间关节,亦可波及骶髂关节和脊柱等特征。多数患者先出现皮肤病变,继而出现关节炎;也可以皮肤病变与关节病变同时发生。在整个病程中,两者常同步发展或减轻。

本病病因不明,属于自身免疫病的范畴。一般认为是因为皮肤的病变产生的毒素引起关节病变;也有人认为系同一病因先后作用于皮肤或关节这两个不同的器官所致。

银屑病关节炎在中医学中属于"痹证"范畴,尤其是与"尪痹""历节病"相似,其皮肤损害相当于中医之"白疕"。

二、诊断要点

(1)好发于青壮年男性,男女之比为 3:2,有一定的季节性,部分患者春夏加重,秋冬减轻;部分患者春夏减轻,秋冬加重。

(2)关节炎多发生在银屑病之后,或银屑病治疗不当之后。远端指、趾关节最早受累,渐渐波及腕、膝、髋、脊柱等关节。

(3)关节病变早期似类风湿关节炎,病变关节疼痛、肿胀、反复发作。银屑病进行期关节炎加重,静止期关节炎缓解;逐渐出现关节功能障碍、活动受限,甚至引起关节强直、畸形等。

(4)皮肤损害,寻常型银屑病皮肤损害好发于头部和四肢伸侧,尤其是肘关节伸侧,重者可泛发全身,起初是红色丘疹,后可扩大融合成大小不等的斑块,表面覆以多层银白色鳞屑,刮去后可露出半透明薄膜,再刮去此膜后,可有点状出血。因活动期治疗不当,或使用刺激性较强的外用药后,可引起皮损迅速扩展,以至全身皮肤潮红、浸润、表面有大量鳞,可伴发热、恶寒(称红皮病型银屑病)。

(5)X 线摄片可见明确关节受损程度,常见关节面侵蚀、软骨消失、关节间隙变窄、骨质溶解和强直,严重时末节远端骨质溶解成铅笔头样。

三、病因病机

银屑病性关节炎在中医中无此病名。银屑病在中医中称之为"白疕"。《医宗金鉴》有"白疕之形如疹疥,色白而痒多不快。固由风邪客肌肤,亦由血燥难荣外"。又如《外科证治全书·卷四·发无定处》说:"白疕,皮肤燥痒,起如疹疥而色白,搔之屑起,渐至肢体枯燥,坼裂,血出痛楚。"因此银屑病性关节炎属于中医白疕关节炎型。

(一)血热风湿痹阻

身患白疕,血虚燥热,卫外力减,风寒湿邪乘虚而入,与血相搏而化热,流注肌肉、关节发为关节疼痛。

(二)湿热兼风湿痹阻

身患白疕,湿热内蕴,风热湿邪乘之,内外邪气相搏,流注关节,经络痹阻发为痹证。

(三)肝肾亏损

身患白疕,邪毒日久不除,与血相搏,耗伤精血,外伤肌肤,内蚀筋骨,关节强直,活动艰难,发为尪痹。

四、辨证与治疗

银屑病关节炎的发作与银屑病的病程有关,故可根据银屑病的发作过程进行辨证治疗。

(一)血热风湿痹阻

1.主症

关节肿痛与银屑病的皮损程度同时存在。皮损不断增多、干燥脱屑皮,皮肤色红皲裂、可伴有筛状出血点。舌红、苔薄黄,脉滑数。

2.治则

清热凉血,祛邪通络。

(二)湿热兼风湿痹阻

1.主症

关节红肿疼痛,皮损多在腋窝、腹股沟等屈侧部位,有红斑、糜烂渗液,或掌跖部出现脓疱,或皮损上有脓点。舌红苔黄腻,脉濡或滑。

2.治则

清热利湿,祛邪通络。

(三)肝肾不足兼外邪痹阻

1.主症

腰酸肢软,关节疼痛,头晕目眩,皮损色淡,鳞屑少。女子有月经不调。舌淡苔薄,或舌淡体胖边有齿痕,脉细或濡细。

2.治则

补益肝肾,祛邪通络。

(四)处方

1.基本穴位

曲池、血海、膈俞。

2.随证选穴

(1)肘关节痛加:尺泽、曲泽、少海。

(2)腕关节痛加:阳溪、阳池、阳谷、腕骨。

(3)指关节痛加:八邪、三间、后溪。

(4)骶髂关节痛加:八髎、秩边、环跳。

(5)膝关节痛加:梁丘、膝眼、阳陵泉、足三里、阴陵泉。

(6)踝关节痛加:昆仑、丘墟、解溪、商丘。

(7)跖趾关节痛加:八风、太白、束骨。

(8)血热风湿痹阻加:曲泽、委中、三阴交。

(9)湿热兼风湿痹阻加:大椎、中脘、中极、阴陵泉。

(10)肝肾不足兼外邪痹阻:肾俞、肝俞、太溪、太冲、悬钟。

3.操作法

曲池、血海直刺泻法;膈俞刺络拔罐法,曲泽、委中用三棱针刺脉出血;肝俞、肾俞、太溪、太冲、悬钟、三阴交针刺补法。其余穴位均用泻法。

185

4.方义

曲池是手阳明经的合穴,手阳明经多气多血,又是本经气血会聚之处,功于通经止痛,是治疗筋骨疼痛的主要穴位。曲池配五行属于土,土乃火之子,故本穴又功善清热。曲池与血海配合,长于治疗皮肤病,皮肤病多因邪热入于血分、蕴结肌肤所致。手阳明经与手太阴经相表里,肺主表;手阳明大肠经与足阳明胃经同名相通,血海属于足太阴脾经,脾主肌肉;又血海善于治疗血分病,所以曲池与血海相配既可清血分之热,又可治疗邪气蕴结于肌肤的皮肤病。膈俞是血之会穴,刺络出血并拔火罐,既可清除血分之热,又可活血通络,清除瘀热,还可调血息风,因为血热必伤阴,阴伤则燥热生风,或血热外风乘之;膈俞刺络拔罐治疗皮肤病宗"治风先治血,血行风自灭"的法则。曲泽与委中刺脉出血,其意也是清除血热,活血祛瘀,因为曲泽属于心包经,心主血,委中乃血之郄穴。其余穴位大椎清热,中脘、中极、阴陵泉清热利湿,肾俞、肝俞、太溪、太冲、悬钟调补肝肾,濡养筋骨。关节部位的穴位属于局部取穴,主要作用是通经止痛。

第六节　风湿性多肌痛

一、概述

风湿性多肌痛是一种临床综合征,其主要特点为颈、肩胛带与骨盆带疼痛和僵硬。发病时肩胛带、骨盆带、颈部三处中多有两处累及。本病呈明显区域性分布,欧美发病率较高,多见于50岁以上老年人,男女发病率约为 1∶2,本病与巨细胞动脉炎有密切关系。

西医学对风湿性多肌痛的病因与发病机制尚不清楚。其病因可能是多因素的。内在因素和环境因素共同作用下,通过免疫机制致病。多数学者认为与遗传因素、环境因素、免疫因素、年龄及内分泌因素有关。

风湿性多肌痛是一种常见病,针灸治疗有很好的效果。本病在中医学中无此病名,但中医学中的"痹证""历节""肌痹"的症状与其极为相似。其病因多为素体虚弱复感外邪所致。

二、诊断要点

风湿性多肌痛完全为一临床诊断,其临床指标中无一项具有特异性,诊断应严格符合定义中的表现。

(1)发病年龄超过50岁,多见于女性。

(2)肌肉疼痛分布在四肢近侧端,呈对称性,在颈、肩胛带及骨盆带三处易患部位中,至少两处出现肌肉疼痛,病程应持续一周以上。

(3)肌肉疼痛呈对称性分布和晨起僵硬。

(4)肌肉无红、肿、热,无肌力减退或肌萎缩。

(5)对小剂量糖皮质激素反应良好。

(6)实验室检查血沉明显增快,多在 50 mm/h 以上。

三、病因病机

其病因多为素体虚弱,卫外不固,复感外邪所致。

（一）外感风寒湿邪

自然界气候怪异,冷热无常、或居处潮湿、或汗出当风、或酒后当寒,或冒雨涉水,风寒湿邪袭于经脉,流注肌肉、关节,气血闭阻,发为痹证。风寒湿邪常各有偏胜,若以风邪偏胜,疼痛多走窜经络;若以湿邪为主,则肌肉酸痛,重浊乏力;若以寒邪为重,则疼痛剧烈,部位固定。

（二）气血虚弱

气血化生不足,卫外不固,无力抵御外邪入侵,风寒湿邪乘虚内侵筋肉,发为痹证。

（三）肾气虚弱

腰为肾之府,若肾精亏损,肾府及其膀胱经失于濡养,风寒湿邪乘虚而入,经络痹阻发为痹证。

四、辨证与治疗

（一）风寒湿证

1.主症

颈项部、肩胛部、腰骶部、腰髋部肌肉疼痛,或痛无定处、或痛处不移、或痛而兼有重浊感,常因天气变化而加剧,晨起肌肉僵硬。舌淡、苔薄白,脉沉弦或紧。

2.治则

温经散寒、祛风除湿。

（二）气血虚弱证

1.主症

颈项部、肩胛部、腰骶部、腰髋部肌肉疼痛绵绵,喜按恶风寒,不耐疲劳,心悸乏力,纳食不馨,腹胀便溏,面色㿠白。舌质淡而胖大,舌边有齿痕,舌苔白腻,脉沉弱。

2.治则

补益脾胃,生化气血,祛邪通经。

（三）肾气虚弱

1.主症

颈项部、肩胛部、腰骶部、腰髋部肌肉酸痛,喜欢按压,喜热恶风寒,腰膝酸软,舌质淡,脉沉弱。

2.治则

补益肾气,祛邪通络。

（四）治疗

1.处方

(1)基本穴位:大椎、风门、曲池、昆仑。

(2)风寒湿证加:天柱、后溪、束骨。

(3)气血虚弱证加:心俞、膈俞、脾俞、手三里、足三里。

(4)肾气虚弱证加:肾俞、腰眼、飞扬、太溪。

(5)颈肩胛部位疼痛为主:颈百劳、天宗、承山。

(6)腰髋部、腰骶部疼痛为主加:肾俞、关元俞、腰眼、委中。

2.操作法

祛邪通络的穴位如：大椎、曲池、昆仑、天柱、后溪、束骨、颈百劳、天宗、承山均针刺泻法，并可加灸。大椎、天宗针刺后拔火罐。余穴均用补法。

3.方义

本病是由于感受外邪闭阻经筋引起的病症，治疗应当祛除邪气，舒筋通络。基本处方中首选诸阳之会大椎，通达阳气，祛除邪气；曲池是手阳明经的合穴，为本经气血汇聚之处，其盛大如海，阳明经又多气多血，故本穴功善调气血通经络，有走而不收之称，是通经止痛的主要穴位。

本病的病变部位在太阳经，这是因为足太阳经和足太阳经筋的循行部位和其病变相吻合，如《灵枢·经脉》足太阳经"是动则病……项如拔，脊痛，腰似折，髀不可以曲，腘如结"，《灵枢·经筋》足太阳经筋为病"腘挛，脊反折，项筋急，肩不举，腋支，缺盆中纽痛，不可左右摇。"足太阳经又"主筋所生病"，所以在治疗中以太阳经穴为主，取风门属于局部取穴范畴，又可加强大椎祛邪散风之力；昆仑穴是足太阳经经穴，"所行为经"主通行气血，又有通表祛邪散风的作用；天柱属于局部取穴范畴，又有祛风通络的作用；束骨、后溪同属太阳经，属于同名经配穴，上下呼应，有协同的作用，二穴在五腧穴中同属"腧穴"，"俞主体重节痛"，配五行属于木，木主风，故二穴配合既可通经止痛，又可散风祛邪；委中、承山基于"经脉所过，主治所及"的原理，又是治疗腰背痛的重要穴位；心俞、膈俞、脾俞健脾补心，补益气血；肾俞、关元俞、腰眼补益肾气，扶正祛邪。

第十章　五官科病症的针灸治疗

第一节　近　视

近视是以视近清楚、视远模糊为主症的眼病,又称"能近怯远症"。近视发生的原因有先天禀赋不足致肝肾亏虚,久视伤血使气血受损,以及不良用眼习惯使眼过度疲劳,目络瘀阻,目失所养致视物昏花。

本病即西医学近视眼,为屈光不正的疾病之一,多发于青少年时期。

一、辨证要点

主症:视物昏花,能近怯远。

肝肾阴虚:失眠,健忘,腰酸,目干涩,舌红,脉细。

心脾两虚:神疲乏力,纳呆便溏,头晕心悸,面色无华,舌淡,脉细。

二、治疗

(一)基本治疗

治法:补益肝肾、养血明目。以调节眼部经气为主,穴位近取和远取相结合。

主穴:睛明、承泣、风池、光明。

配穴:肝肾阴虚者加肝俞肾俞;心脾两虚者加心俞、脾俞;用眼过度、视物昏花者加四白、足三里、三阴交。

方义:睛明、承泣可疏通眼部经气,是治疗眼疾的常用穴,为局部取穴。风池为足少阳与阳维脉之交会穴,内与眼络相连;光明为足少阳经之络穴,与肝经相通,两穴相配有通经活络、养肝明目之功。

操作:毫针刺,平补平泻。肝俞、肾俞、心俞、脾俞用补法,可加灸,睛明应注意针刺深度,避免伤及眼球和血管。

(二)其他治疗

1.皮肤针法

轻度或中度叩刺眼周围穴及风池穴,也可中度叩刺颈椎旁至大椎穴。

2.耳针法

选眼、肝、肾、心、脾。毫针刺或王不留行籽贴压。

三、按语

(1)针灸对假性近视效果显著,年龄越小效果越好。

(2)针灸治疗同时,应注意用眼卫生,坚持做眼保健操,以辅助治疗。

第二节 目赤肿痛

一、病因病机

本证多因外感风热,郁而不宣;或因肝胆火盛,循经上扰,致经脉闭阻,血壅气滞而发。

二、辨证

目赤肿痛,畏光,流泪,眼涩难开。并兼有头痛,发热,脉浮数等症为风热;如兼有口苦,烦热,脉弦等症为肝胆火盛。

三、治疗

治法:取手阳明、足厥阴经穴为主。针用泻法。

处方:合谷、太冲、睛明、太阳(奇穴)、上星。

方义:本方有清泄风热、消肿定痛的作用。因目为肝窍,阳明、太阳、少阳的经脉均循行于目部,故取合谷调阳明经气以泄风热,太冲导厥阴经气而降肝火,睛明为太阳、阳明交会穴,能宣泄患部之郁热,上星、太阳,点刺出血,则清火泻热之功尤著。

加减法:风热加少商、上星;肝胆火盛加行间、侠溪。

第三节 睑 腺 炎

睑腺炎又称麦粒肿、针眼、偷针,是以睑缘局部红肿、硬结、疼痛,形如麦粒为特征的病症。常易单眼患病,也可两目同时并发。它是眼睑组织受细菌感染形成的眼腺组织化脓性炎症。

中医认为本病多因外感风热,客于眼睑;或过食辛辣等物,以致脾胃湿热上攻于目,导致营卫失调,气血凝滞,热毒阻滞于眼睑皮肤之间而发病。

一、辨证

本病初起较轻,胞睑皮肤微有红肿痒痛,继则形成局限性硬结,形如麦粒,推之不移,按之疼痛,全身伴有发热,微恶风寒,头痛,耳前可触及肿核,重者局部红肿热痛,甚则肿核大而消散,眼缘毛根或眼睑内出现黄白脓点,脓成溃破排脓始愈。

(一)外感风热

兼见恶寒、发热、头痛、咳嗽、舌苔薄、脉浮数。

(二)脾胃湿热

兼见口臭、口干、口渴、便秘、心烦、舌苔黄腻、脉濡数。

二、论治

(一)针灸

治则:疏风清热消肿,利湿和中止痛。

处方:鱼腰、太阳、四白、风池、合谷、阴陵泉。

方义:鱼腰、太阳、四白为局部取穴以疏导眼睑局部之郁热;合谷为手阳明大肠经之原穴以疏风清热消肿;风池取之以疏散风邪;阴陵泉取之以清脾胃湿热。

加减:外感风热者加攒竹、行间祛风清热;热毒炽盛者加大椎、曲池清热解毒;脾胃湿热者加三阴交、阴陵泉健脾利湿。

操作:毫针刺用泻法,太阳可点刺出血,风池穴刺向鼻尖,切记不能向上深刺,以上诸穴每天 1 次,每次 20～30 分钟。

(二)耳针疗法

取眼、肝、脾、目,强刺激,每天 1 次;耳尖点刺出血。

(三)拔罐疗法

取大椎,用三棱针点刺出血后拔罐。

(四)梅花针法

叩刺以病变局部出现灼热感或红晕为度。

三、按语

(1)针灸治疗本病,炎症初期可使其吸收、消肿,并有止痛作用,疗效较好。

(2)脓未溃时,可做热敷,以干净毛巾浸入热水后拧干敷患处。酿脓之后,患处切勿挤压,以免脓毒扩散,变生他证。

(3)平时应注意眼部卫生,增强体质,防止发病。

四、现代研究

睑腺炎是眼科常见病,采用传统的针刺治疗方法,可收到较满意的临床效果。其作用机制是针刺具有退热、消炎、镇静、止痛之功能,能激发和增强人体的免疫力,促进炎症消退和脓头迅速排出,伤口结痂愈合。

第四节　耳鸣、耳聋

耳鸣、耳聋是指听觉异常的两种症状,可由多种疾病引起。耳鸣以自觉耳内鸣响为主症,耳聋以听力减退或听觉丧失为主症。耳鸣、耳聋的病因病机大致相同,实证多因风邪侵袭、肝胆火盛、痰火郁结上扰清窍;虚证多因肾精亏损、脾胃虚弱而致气血生化不足,经脉空虚不能上承于耳而发病。

西医学中,耳鸣、耳聋可见于多种疾病,包括耳科疾病、脑血管病、高血压病、动脉硬化、贫血、红细胞增多症、糖尿病、感染性疾病、药物中毒、外伤性疾病等。

一、辨证要点

(一)实证

主症:暴病耳聋,或耳中溃胀,鸣声隆隆不断,按之不减。

外感风邪:开始多有感冒症状,继之卒然耳鸣、耳聋、耳闷胀,伴头痛恶风,发热口干,舌红苔薄白或薄黄,脉浮数。

肝胆火盛:兼见头胀,面赤,咽干,烦躁善怒,脉弦。

痰热郁久:耳内憋气感明显,兼见头昏头痛,胸闷痰多,舌红苔黄腻,脉弦滑。

(二)虚证

主症:久病耳聋,耳中如蝉鸣,时作时止,劳累则加剧,按之鸣声减弱。

肾精亏损:兼见头晕,腰腿酸软乏力,遗精,带下,脉虚细。

脾胃虚弱:兼见神疲乏力,食少腹胀,大便溏,脉细弱。

二、治疗

(一)基本治疗

治法:清肝泻火,豁痰开窍,补肾健脾。取手、足少阳经穴为主。

主穴:听宫、耳门、听会、翳风、中渚、侠溪。

配穴:外感风邪者加外关、合谷;肝胆火盛者加太冲、丘墟;痰热郁久者加丰隆、阴陵泉;肾精亏虚者加肾俞、太溪;脾胃虚弱者加气海、足三里。

方义:耳门、听宫、听会为耳前三穴,主治耳疾。手、足少阳两经经脉均绕行于耳之前后,取手少阳之耳门、翳风和足少阳之听会疏导局部少阳经气。听宫为手太阳与手少阳经之交会穴,疏散风热,聪耳启闭。循经远取侠溪、中渚,通上达下,疏导少阳经气,宣通耳窍。

操作:实证毫针刺用泻法,虚证毫针刺用补法,耳前三穴可交替使用。

(二)其他治疗

1.穴位注射法

选翳风、完骨、肾俞、阳陵泉。每次选2穴,交替使用。用丹参注射液或维生素B_{12}注射液,每穴0.5~1 mL,每天或隔天1次。

2.耳针法

选肝、肾、胆、内耳、皮质下、神门。毫针刺或王不留行籽贴压。

3.电针法

选耳门、听宫、听会、翳风,每次2穴,交替使用,强度以患者能耐受为度,每次30分钟。

三、按语

(1)针灸对神经性耳鸣、感音性耳聋有一定效果,应早期治疗,但对鼓膜损伤致听力完全丧失者疗效不佳。

(2)引起耳鸣、耳聋的原因很复杂,治疗中应明确诊断,并治疗原发病。

第五节 鼻 衄

一、病因病机

肺气通于鼻,足阳明之脉,起于鼻之交頞中。如肺蕴风热或胃有火邪,上迫鼻窍,均能导致血热妄行而为鼻衄,亦有因外伤而致者。

二、辨证

鼻衄出血而伴有发热咳嗽等症者,为肺经有热;如兼有口渴、烦热、便秘等症者,是胃经有热。

三、治疗

治法：取手阳明、督脉经穴为主。针用泻法。

处方：合谷、上星。

方义：手阳明与手太阴表里相合，又与足阳明经脉相接，故取合谷以清泄诸经之热而止血；督脉为阳脉之海，阳热迫血妄行，故用上星清泻督脉，使亢热渐平而衄自止。

加减法：热在肺者加少商；热在胃者加内庭。本证虽多属热，灸法并非绝不可用，古有灸上星二七壮的验方，是用灸法以引郁热之气外发。其次，凡因外伤等原因而致鼻衄不止者，指针甚验，其法用两手拇、示二指同时对掐昆仑、太溪四穴，往往奏效。

第六节　咽喉肿痛、喉蛾

咽喉肿痛和喉蛾均是常见的咽喉疾病，因两者的证治有其共同之处，故合并叙述。

一、病因病机

咽接食管，通于胃；喉连气管，通于肺。如因外感风热等邪熏灼肺系，或肺、胃二经郁热上壅，致生咽喉肿痛或喉蛾，此属实证。

如肾阴亏耗，虚热上炎，亦可致咽喉肿痛，此属虚证。

二、辨证

(一)咽喉肿痛

1. 实热证

咽喉间轻度红肿疼痛，如兼咳嗽、口渴、便秘、时有寒热头痛者，多属外感风热与肺胃郁热。

2. 阴虚证

咽喉红肿疼痛不剧烈，入夜较重。

(二)喉蛾

生于咽喉之旁，或单侧，或双侧，状如蚕蛾，红肿疼痛。

三、治疗

(一)实热证

治法：实热证以取手太阴、手足阳明经穴为主，针用泻法。

处方：少商、尺泽、合谷、陷谷、关冲。

方义：本方通治咽喉肿痛、喉蛾之属于热证者。咽是胃窍，喉是肺窍，一属太阴，一属阳明，为二经经脉循行的部位。少商系手太阴经的井穴，点刺出血，泄肺中之热，为治喉证的主穴。尺泽是手太阴经的合穴，泻肺经实热，取实则泻其子之意。合谷、陷谷，系手足阳明经腧穴，可清阳明郁热。再配合三焦经井穴关冲，点刺出血，使上中二焦之热清，肺胃同治，以达到消肿定痛的作用。

(二)阴虚证

治法：阴虚证以足少阴经穴为主，针用平补平泻法。

处方：太溪、照海、鱼际。

太溪是足少阴经原穴,照海为足少阴经和阴跷脉的交会穴,二脉均循行于喉咙,故用之能调二经经气。鱼际为手太阴荥穴,可清肺热。三穴同用,使虚火得清,不致灼伤阴液,故适用于阴虚的咽喉肿痛。

第七节 口 疮

口疮是口舌表面溃烂,形若黄豆的一种病症,又称"口疡""口疳",本证多由心脾积热,外感邪热,或阴虚阳亢,或虚阳浮越等,致邪热上蒸、虚火上浮,发为口疮。

西医学中,口疮多见于溃疡性口炎、复发性口疮。

一、辨证要点

主症:口舌表面溃烂。

心脾积热:唇、颊、上腭及舌面等处见绿豆大小黄白色溃疡,周围鲜红微肿,灼热作痛,舌红苔黄腻,脉滑数。

阴虚火旺:口疮灰白,周围色淡红,溃疡面积小而少,每因劳累而诱发,此愈彼起,反复绵延,舌红苔少,脉细数。

二、治疗

(一)基本治疗

治法:清热泻火。以手、足阳明经穴为主。

主穴:地仓、廉泉、曲池、合谷、劳宫。

配穴:心脾积热者加腕骨;阴虚火旺者加通里、照海;痛甚者加金津、玉液点刺出血。

方义:地仓为手、足阳明与阳跷脉之会,可清泻阳明邪热。廉泉为阴维脉、任脉之会,联系舌本,疏通口腔气机,为局部取穴。曲池为手阳明经合穴、合谷为手阳明经原穴,两穴合用以泻阳明之热。劳宫为手厥阴荥穴,可清心火而止痛。

操作:心脾积热者,毫针刺用泻法,刺激宜强;阴虚火旺者,毫针刺用平补平泻。

(二)其他治疗

1.耳针法

选心、口、脾、胃、三焦。毫针刺或王不留行籽贴压。

2.挑治法

用三棱针在大椎穴及大椎旁开 1.5～2 cm 处皮下上下划动,划断皮下纤维 2～3 根,刺后挤压针孔,令少量出血,最后用碘酒涂于伤口。

三、按语

针刺治疗口疮有一定效果。平时注意口腔卫生,少食刺激性食物。

第八节　牙　痛

牙痛是指牙齿因某种原因引起的疼痛,为口腔疾病中常见的症状,遇冷、热、酸、甜等刺激时发作或加重,归属于中医学"牙宣""骨槽风"等的范畴。牙痛的常见原因有胃火、风火和肾阴不足。

西医学中,牙痛常见于各种牙病,如龋齿、牙髓炎、冠周炎、根尖周炎、牙周炎等。

一、辨证要点

主症:牙齿疼痛。

风火牙痛:牙痛阵发性加重,痛甚则龈肿,兼形寒身热,脉浮数。

胃火牙痛:牙痛剧烈,兼有口臭,齿龈红肿或出脓血,口渴口臭,便秘,舌红苔黄燥,脉弦数。

虚火牙痛:如隐作痛,时作时止,牙龈微红肿,久则牙龈萎缩,牙齿松动,口不臭,腰脊酸软,手足心热,舌红少苔,脉细数。

二、治疗

(一)基本治疗

治法:风火牙痛、胃火牙痛者清热泻火,消肿止痛;虚火牙痛者养阴清热止痛。取手、足阳明经穴为主。

主穴:合谷、颊车、内庭、下关。

配穴:风火牙痛者加外关、风池;胃火牙痛者加厉兑、二间;虚火牙痛者加太溪、行间;龋齿牙痛加偏历。

方义:手足阳明经入上下齿,阳明郁热,循经上扰而为牙痛。取合谷清手阳明之热。取颊车、内庭、下关疏导足阳明经气,通经止痛。

操作:毫针刺用泻法,循经远取可左右交叉刺。虚火牙痛太溪用补法。

(二)其他治疗

1.耳针法

选口、神门、牙、胃、大肠、肾。毫针刺或王不留行籽贴压。

2.电针法

选颊车、下关、合谷。先行毫针刺,得气后选用密波,通电20～30分钟。每天1～2次,直至缓解为止。

3.穴位注射法

取合谷、颊车、翳风、下关。每次2穴,交替使用。用鱼腥草注射液或柴胡注射液,每穴注射0.5～1 mL,隔天1次。

4.穴位敷贴法

将大蒜捣烂,于睡前贴敷双侧阳溪穴,至发疱后取下,用于龋齿牙痛者。

三、按语

(1)针刺治疗牙痛效果良好,但对龋齿只能暂时止痛。

(2)引起牙痛的原因很多,应针对不同的原发病进行治疗。

(3)注意口腔卫生和避免冷、热、酸、甜的刺激。

(4)应与三叉神经痛相鉴别。

第十一章　脊柱躯干部病症的针灸治疗

第一节　颈项部扭挫伤

颈部扭挫伤是指颈椎周围的肌肉、韧带、关节囊等组织受到外力牵拉、扭捩或外力直接打击而损伤。

一、诊断要点

(1)头颈部有扭捩或外力打击病史。

(2)受伤后颈项、背部疼痛,有时可牵涉到肩部。

(3)检查:①颈项部活动受限,以侧屈、旋转位较明显。②颈项部可扪及痉挛的肌肉,局部有明显压痛,但无上肢放射痛。③臂丛神经牵拉试验阴性,无颈神经压迫体征。④颈椎 X 线片未见异常。

二、病因病机

头部突然受到外力打击或头部受到撞击或坐车时的急刹车,超过颈部生理活动的范围,造成颈部经筋、脉络的损伤,经血溢于脉外,瘀血痹阻,经气不通,发为疼痛。

三、辨证与治疗

(一)主症

项背部疼痛,连及肩部,颈部活动受限,有明显的压痛。舌质黯,脉弦。

(二)治则

活血化瘀,通经止痛。

(三)处方

天柱、完骨、阿是穴、后溪。

(1)侧屈疼痛加:中渚、三间。

(2)旋转疼痛加:风池、阳陵泉。

(3)压痛点位于督脉加:大椎。

(4)压痛点位于足太阳经加:养老、至阴。

(5)压痛点位于足少阳经加:外关、悬钟、关冲。

(6)压痛点位于阳明经加:合谷。

(四)操作法

诸穴均采用捻转泻法,首先在井穴用三棱针点刺出血,在阿是穴用刺络拔罐法,再针刺四肢远端穴位,针刺时针感要强,并使针感传导,同时令患者活动头颈部,一般会有明显好转。如好转不明显在针刺局部穴位。

（五）方义

本证是由于瘀血阻滞经脉所致，治疗以活血化瘀、破血化瘀为法。阿是穴是瘀血凝聚的部位，刺络拔罐可破瘀血的凝聚，疏通经脉的气血；井穴放血，可消除经脉中残留的瘀血，活血止痛。其他诸穴针刺泻法旨在进一步疏通经络活血止痛。

第二节　颈项部肌筋膜炎

颈项部肌筋膜炎又称颈项部肌纤维炎，或肌肉风湿病，是指筋膜、肌肉、肌腱和韧带等软组织的病变，引起项背部疼痛、僵硬、运动受限和软弱无力等症状。

一、诊断要点

（1）本病多发生于中年以上女性。

（2）颈项部疼痛、僵硬，常连及背部和肩部。

（3）晨起和气候变凉或受凉时疼痛加重，活动后或遇暖时疼痛减轻。

（4）颈项部可触及压痛点，颈后部可摸到皮下结节、条索肿块，颈项部活动受限。

（5）本病与颈项部扭挫伤症状相似，但颈项部扭挫伤有明显的外伤史，病程较短，颈项部检查无结节。

二、病因病机

本病常累及胸锁乳突肌、肩胛提肌等，一般认为颈项部筋膜炎的发生与轻微外伤、劳累、受凉等因素有关。其病理变化主要为肌筋膜组织纤维化、瘢痕及局限性小结节形成。

本病属于中医"痹症"范畴，引起本证的原因有以下两个方面。

（一）风寒湿邪阻滞

久卧湿地，贪凉受冷或劳累过度，卫外乏力，风寒湿邪入侵经筋，气血痹阻发为痹证。

（二）瘀血阻滞

慢性劳损积累，或轻伤络脉，瘀血停滞，久而成结，气血阻滞发为疼痛。

三、辨证与治疗

（一）风寒湿邪阻滞

1.主症

项背疼痛、僵硬，痛引肩臂，遇寒则痛重，得热则痛减。舌淡苔白，脉弦紧。

2.治则

散风祛湿，温经通脉。

3.处方

天柱、风池、肩井、肩外俞、阿是穴、三间、后溪。

4.操作法

诸穴均用捻转泻法，并在肩井、肩外俞、阿是穴拔火罐，起火罐后再加用灸法，每穴艾灸3分钟左右。

5.方义

天柱、风池、三间、后溪散风祛邪,三间、后溪为五腧穴中的"腧穴","俞主体重节痛",且配五行属于"木",木主风,所以二穴是治疗外邪引起肌肉、关节疼痛的重要穴位,正如《针灸甲乙经》所说"颈项强,身寒,头不可以顾,后溪主之",《席弘赋》"更有三间、肾俞妙,善除肩背浮风劳"。

(二)瘀血阻滞

1.主症

项背疼痛、僵硬,呈刺痛性质,晨起明显,痛有定处,活动后好转。舌质黯,苔薄,脉涩。

2.治则

活血祛瘀,舒筋止痛。

3.处方

风池、阿是穴、肩外俞、膈俞、合谷、后溪。

4.操作法

阿是穴、肩外俞、膈俞刺络拔罐,术后加用灸法。其余诸穴用捻转泻法。

5.方义

本病主要位于胸锁乳突肌和肩胛提肌,手阳明经循行于胸锁乳突肌,其经筋"绕肩胛,挟脊";手太阳经循行于肩胛提肌部位,其经筋"上绕肩胛,循颈,出足太阳之前",所以治取合谷、后溪为主穴,且二穴对治疗颈项部疼痛有很好的效果,合谷又有行气活血化瘀的作用。阿是穴、肩外俞、膈俞刺络拔罐出血,乃破血祛瘀法,加用灸法,血得热则行,可加强祛瘀通经的效果。

第三节　项韧带劳损与钙化

项韧带劳损与钙化是临床常见病,也是项背部疼痛的常见原因之一。项韧带属于棘上韧带的一部分,因其特别粗大、肥厚,故称其为项韧带。起于枕外隆凸,向下延续至第7颈椎棘突。项韧带的主要功能是维持颈椎的稳定和牵拉头部由屈变伸。

一、诊断要点

(1)有长期低头工作史,或颈项部外伤史。

(2)颈项部疼痛、酸胀,颈部屈伸时疼痛加重,抬头或颈后伸时疼痛减轻。

(3)检查:颈椎棘突尖压痛,有时在病变的局部可触及硬结或条索状物。X线片检查可见病变部位项韧带钙化影。

二、病因病机

长期的长时间低头工作,因头颈部屈曲而使项韧带拉紧,久而久之则项韧带自其附着点牵拉,部分韧带纤维撕裂,或从项韧带附着点掀起,产生损伤与劳损。损伤后局部出血,组织液渗出,之后发生机化和钙盐沉积,使劳损的项韧带钙化。

中医认为劳伤气血,颈项筋骨失于气血濡养则筋肉挛缩,气血运行受阻,导致络脉瘀血阻滞,久之则瘀血凝结成块;或卫外不固,复感风邪,加重了病情的发展。

三、辨证与治疗

(一)主症

颈项部疼痛、酸胀、僵硬,颈项活动时疼痛,可伴有响声,触摸有压痛。舌质黯,脉弦细。

(二)治则

养血柔筋,活络止痛。

(三)处方

天柱、阿是穴、风府、后溪、承浆、心俞。

(四)操作法

阿是穴针刺捻转泻法,天柱、风府、承浆、后溪龙虎交战手法,心俞针刺补法,天柱针刺后加用灸法。

(五)方义

本病隶属于督脉,故治疗以督脉经穴为主,风府是督脉与阳维脉的交会穴,既可疏通督脉,又可散风通络,主治颈项疼痛,正如《素问·骨空论》所说"颈项痛,刺风府"。承浆是任脉与手足阳明经的交会穴,又是任脉与督脉的连接穴,阳明经多气多血,任脉纳五脏之精血,故承浆可调任、督脉的气血,濡养督脉之经筋。承浆与风府配合,可加强颈项痛的治疗,《玉龙歌》"头项强痛难回顾,牙痛并作一般看,先向承浆明补泻,后针风府即时安。"即是这一组合的明证。后溪是八脉交会穴之一,通于督脉,又是治疗颈项痛的特效穴,是治疗本病的主穴,本穴与天柱相配,局部与远端结合,有利于舒筋通脉。补心俞可调血柔筋,疏解挛缩。

第四节　胸　壁　挫　伤

胸壁是由骨性胸廓与软组织两部分组成。软组织主要包括胸部的肌肉、肋间神经、血管和淋巴组织等。由于外界暴力挤压、碰击胸部导致胸壁软组织损伤。本病是临床上常见的损伤性疾病,多见于青壮年。

一、诊断要点

(1)患者多由外力致伤病史。

(2)受伤后胸胁部疼痛,疼痛范围相对明确,深呼吸或咳嗽时疼痛加重。

(3)检查:①胸廓部有局限性瘀血肿,有明显压痛点。②抬肩、活动肩胛、扭转躯体时疼痛加重。③X线检查:无异常改变,但可除外骨折、气胸、血胸等。

二、病因病机

胸部挫伤,多因外力直接作用于胸部,如撞击、挤压、拳击、碰撞、跌打损伤等,使胸部皮肤、筋肉受挫,脉络损伤,血溢脉外,瘀血停滞,经脉不通而痛。

三、辨证与治疗

(一)主症

受伤之后,胸胁部痛,深呼吸、咳嗽、举肩、躯体扭转则疼痛加重,局部有明显压痛。舌质紫黯,脉弦。

（二）治则

活血祛瘀，通经止痛。

（三）处方

阿是穴、华佗夹脊穴、内关、支沟、阳陵泉。

（四）操作法

阿是穴用平刺法，术后刺络拔罐出血。华佗夹脊穴应根据病变的部位，选择相应的夹脊穴1～3个，直刺泻法，使针感沿肋间隙传导，最好达到病变处。内关直刺捻转泻法，最好少用提插手法，以免损伤正中神经，引起手指麻木、拘紧等后遗症。支沟、阳陵泉直刺捻转泻法。

（五）方义

阿是穴刺络拔罐出血，祛除瘀血，疏通局部气血的瘀阻；华佗夹脊穴，对于胸胁部疼痛及肋间神经痛有很好效果；内关属于手心包厥阴经，其经脉、经筋布于胸胁部，心包主血脉，故内关可有理血通脉，活血祛瘀的作用；内关又是手厥阴经的络穴，外联手少阳三焦经，三焦"主持诸气"，故内关又有调气活血、理气止痛的功效，所以内关是治疗胸胁部疼痛的主穴；支沟、阳陵泉属于手、足少阳经，其经脉、经筋均分布于胸胁部，是治疗胁肋疼痛的重要组合。

第五节　项背肌筋膜炎

一、概述

项背肌筋膜炎是指项背部的肌肉、筋膜由于急慢性损伤或感受风寒湿邪等原因发生无菌性炎症，引起项、背、肩等处疼痛、麻木的疾病。本病又称纤维织炎、软组织劳损、肌肉风湿病等。

本病相当于中医学中的"背痛""肩背痛"的范畴，是针灸治疗的主要适应证之一。

二、诊断要点

（1）项背部疼痛、酸痛或伴有上肢或枕部、头顶部的放射痛，遇阴雨天、寒冷、潮湿等气候症状加重。

（2）背部有沉重感、紧束感，背如石压，或兼见头痛、头晕、视物模糊、胸闷、胸痛、心悸等。

（3）背部肌肉紧张、僵硬、压痛，并可触摸到结节或条索状阳性反应物，常见于肩胛骨内上角附分穴处（病位于肩胛提肌）、肩胛骨内侧缘附分、魄户、膏肓、神堂等穴位处（病位于菱形肌）、肩井穴位处（病位于斜方肌上部）、肩中俞穴位处（病位于斜方肌中部）、膈关穴位处（病位于背阔肌）、脊旁夹脊穴（病位于竖脊肌）、棘突上（病位于棘上韧带）、两棘突间（病位于棘突间韧带）。

（4）颈背部有扭挫伤史，如慢性劳损史（如长期低头伏案、高枕睡眠等）。

（5）理化检查，排除风湿及类风湿脊柱炎。

三、病因病机

（一）风寒湿邪侵袭

本病位于肩背部，是诸阳经脉分布的区域，最易感受风寒湿邪。或汗出当风，或夜卧受寒，或久居寒湿之处,感受风寒湿邪,稽留于肌肤筋肉之间,致经络气血凝滞不通,发为经肩背痛。正如《灵枢·周痹》云:"风寒湿气,客于外分肉之间,迫切而为沫,沫得寒则聚,聚则排分肉而分裂也,分裂则痛。"

(二)瘀血阻滞

因劳力、扭挫或跌打损伤,久痛入络,致瘀血阻滞,脉络不通,不通则痛。

(三)气机逆乱,气血失调

《素问·阴阳别论》:"二阳一阴发病,主惊骇背痛,善噫善欠,名曰风厥。"久坐伏案或长久低头工作,劳伤气血,气血不足则筋肉失养,筋肉拘挛,发为疼痛。久坐伤肉损伤脾胃,阻碍气血生化之源。长久伏案,思虑过度,劳伤心脾,耗气伤血,致使气血虚弱,在外则筋肉失养,在内则脏腑功能失调,气机逆乱,肝阳趁机上逆,发为风厥。

(四)辨证与治疗

1.风寒湿邪痹阻

(1)主症:肩背疼痛,遇寒加重,得热痛减,按之作痛和筋结。舌淡红,苔薄白,脉浮紧。

(2)治则:疏风散寒,祛湿通络。

(3)处方:天池、大椎、风门、天宗、阿是穴、后溪、三间。

(4)操作法:针刺泻法,留针30分钟,间歇运针,同时艾灸大椎、风门、阿是穴,出针后再拔火罐。

(5)方义:本证是由于风寒湿邪侵袭经络,气血凝滞,阻塞不通所致。太阳、阳维主表,故取足少阳、阳维之会穴风池、足太阳经穴风门及诸阳之会穴大椎,针而灸之,疏风散寒,通经祛邪。复取手太阳经穴天宗,再配以局部阿是穴,针灸同用,并拔火罐,以温通局部经气。后溪、三间是手太阳经和手阳明经的"输"穴,功善祛风止痛,因为二穴配五行属于风,"俞主体重节痛",且手阳明经筋"绕肩胛,挟脊",手太阳经筋"上绕肩胛,循颈",故二穴是可治疗项背疼痛。《标幽赋》"阳跷、阳维并督脉,主肩背腰腿在表之病";《席弘赋》"更有三间、肾俞妙,善除肩背浮风劳",都表明后溪、三间是治疗肩背痛、项背痛的有效穴位。诸穴合用,可达疏风散寒,祛湿通络的功效。

2.瘀血阻滞

(1)主症:项背部或肩背部疼痛,痛如针刺,部位固定,痛连肩臂,甚或麻木不仁,活动受限,遇寒或劳累则加重。舌质黯有瘀点,苔薄白,脉弦细。

(2)治则:行气活血,通络止痛。

(3)处方:天柱、曲垣、秉风、阿是穴、膈俞、合谷、曲池。

(4)操作法:针刺泻法,间歇行针,留针30分钟。并于阿是穴、膈俞刺络拔罐出血,再加用艾条灸,每穴灸3分钟。

(5)方义:本证是由于外伤或久痛入络,瘀血阻滞所致,膈俞为血之会穴,阿是穴是瘀血凝聚的部位,刺血拔罐,可活血化瘀,加用灸法可增强活血化瘀的作用。曲池、合谷均属于手阳明经,阳明经多气多血,其经筋分布于肩胛部,曲池善于疏通经络气血,合谷善于行气活血化瘀,二穴同用可疏通肩胛部经络瘀血的痹阻。其余诸穴属于局部取穴,如此局部与远端相配合,可达活血化瘀,疏通经络气血的作用。

3.气血逆乱,肝阳上亢

(1)主症:肩背部酸痛、沉重,头痛头晕,视物模糊,胸闷胸痛,心悸不宁,脘腹胀痛。舌质胖大,脉弦细。

(2)治则:调补气血,平肝潜阳。

(3)处方:风池、心俞、阿是穴、中脘、手三里、足三里、三阴交、太冲。

(4)操作法:风池平补平泻法,阿是穴针刺泻法,并灸法,中脘平补平泻法,手足三里、三阴交针刺补法,太冲针刺泻法。

(5)方义:本证是由于升降失调,气血逆乱,肝阳上亢所致。针刺风池、太冲泻上亢的肝阳,治头痛头晕;心俞、手足三里、三阴交,补脾胃生心血,补益气血生化之源,荣心养目;中脘与足三里配合,既可调补脾胃,又可斡旋气机的升降,使气血调达,升降适度,诸症可解;阿是穴除局部经筋之痉挛,疏通局部经络的痹阻;手足阳明经筋均绕肩胛附属于脊背,故手足三里可补气血荣养肩背部的经筋,缓痉挛以止痛。如此,上下之配合,局部与远端相配合,气血调达,诸症可除。

第六节 肋 胸 骨 痛

肋胸骨痛是指肋软骨与胸骨连接处发生的自发性疼痛。本病多由于外伤、病毒感染、受寒冷刺激等原因,引起胸大肌附着处的肌纤维组织炎。

一、诊断要点

(1)胸部自发性疼痛,可连及胁肋部。

(2)疼痛的性质为锐痛或切割样、撕裂样疼痛。

(3)疼痛好发于第2～5肋骨软骨与胸骨的接合处。

(4)检查:胸骨外侧缘有明显压痛;加压两侧胸壁时,病变处出现疼痛。

在临床上本病常与肋软骨炎相混淆,应注意鉴别。本病的压痛点在胸骨的外侧缘与肋软骨交界处。

二、病因病机

(一)瘀血阻滞

外伤筋骨,损及血脉,血溢脉外,阻滞脉络,经气不通,不通而痛。

(二)寒瘀凝滞

胸肩部及上肢过度活动,耗伤气血,卫外不固,风寒湿邪乘虚入侵,寒主凝而血瘀,经络气血痹阻,发为疼痛。

三、辨证与治疗

(一)瘀血阻滞

1.主症

胸部疼痛,痛如针刺,部位固定,胸骨外侧缘按之疼痛。舌质紫黯或有瘀点,脉弦或沉涩。

2.治则

活血化瘀,通络止痛。

3.处方

阿是穴、膻中、心俞、膈俞、内关、合谷、太冲。

4.操作法

阿是穴、心俞、膈俞刺络拔火罐,其余诸穴均直刺捻转泻法。

5.方义

本证是由于瘀血痹阻经脉所致,处方选穴与肋软骨炎相同,方解也无差异。

(二)寒瘀凝滞

1.主症

胸部疼痛,痛则剧作,遇寒加重,得热痛减,触之作痛。舌质淡红,苔薄白,脉弦紧。

2.治则

温经祛邪,通经止痛。

3.处方

阿是穴、膻中、大椎、列缺、足三里、隐白。

4.操作法

刺阿是穴用 0.25 mm×25 mm 的毫针,沿着肋骨的上下缘向胸骨平刺,有酸痛感或胀痛感沿肋骨传导,捻转泻法,术后加用灸法。膻中针尖向下平刺,捻转补法。针大椎时患者坐位,微低头,针尖朝向胸骨柄,进针 25 mm(1 寸左右)左右,得气后捻转平补平泻法,术后加用灸法。列缺针尖向上斜刺,得气后行捻转补法。足三里直刺,捻转补法。隐白艾炷灸 7~9 壮。

5.方义

本证是由于寒瘀凝滞,经络痹阻所致,治疗时重用灸法,温经散寒,疏通经络。阿是穴是寒邪瘀血凝结的部位,属于局部取穴,针刺泻法并灸,针刺泻法可通经祛邪,艾灸可温经散寒,行血通脉。大椎属于督脉,又为诸阳之会,针灸并用,助阳祛邪,行气血通脉。气会膻中与列缺、足三里配合,培补宗气,贯通心脉,温阳除邪。隐白是治疗本病的经验穴,临床用之有明显效果。

第七节　剑状突起痛

剑状突起痛主要是剑状突起部疼痛,并伴有胸部、胃脘部、胁肋部及肩背部疼痛。剑状突起即胸骨剑突,相当于中医的蔽心骨。

一、诊断要点

(1)剑突部有深在的持续地疼痛。

(2)胃饱满时、扩胸时、弯腰时以及扭转身体时可引起疼痛发作。

(3)疼痛可连及胸部、胃脘部、胁肋部。

(4)检查:剑突部有明显压痛,并有向胸部、腹部、胁肋部以及肩背部放射痛。

二、病因病机

本病发生在心的下部,应属于心胃病症,循行的经脉有任脉、足阳明胃经、足太阴脾经、足厥阴肝经、手太阳小肠经、手少阳三焦经等,其发生的病因病机与痰热互结、寒与痰浊凝滞、肝郁气滞有关。

(一)痰热互结

痰热内结,滞留心下,不通而痛。本证与伤寒论中的小陷胸汤证相似,《伤寒论·辨太阳病脉症并治》:"小结胸病,正在心下,按之则痛,脉浮滑者,小陷胸汤主之。"

(二)寒痰凝滞

寒与痰涩凝滞,结于胸膈,发为本病。本证与伤寒论中的寒实结胸证相似。痰涩结于膈上或膈下,胸与心下满闷作痛。

(三)肝郁气滞

肝气郁结,失于疏泄,胃气凝滞不通发为疼痛。

三、辨证与治疗

(一)痰热互结

1.主症

心下部疼痛,连及胸胁,按之则痛,心中烦乱,胃脘不适,有呕恶感。舌质红,苔黄腻,脉滑数。

2.治则

化痰清热,理气止痛。

3.主方

膻中、鸠尾、中脘、曲池、丰隆。

4.操作法

针膻中针尖向下平刺12～20 mm,捻转泻法。针鸠尾穴时两手臂高举置于头部,针尖向下斜刺12 mm左右,切勿直刺,捻转泻法。其余诸穴均直刺捻转泻法。

5.方义

膻中属于任脉,位于胸部正中,为气之会穴,可理气止痛,可理气化痰,是治疗胸痛、胃痛的主要穴位。鸠尾位于胸骨剑突的下缘,又是任脉的络穴,其脉络散于腹,主治心胸痛、胃脘痛;鸠尾又为膏之原,膏即膏脂,由五谷之津液化合而成,所以本穴有化合津液为膏脂的作用,津液不能化合称为膏脂,即变为痰,所以鸠尾又有清化痰浊的作用。中脘、丰隆调理脾胃、除痰浊化生之源。总之,膻中、鸠尾理局部之气机,化病位处的痰浊,中脘、丰隆除痰浊生成之源,曲池清除邪热,标本兼治,病症可愈。

(二)寒痰凝滞

1.主症

心与胸部疼痛,心下按之作痛,痛及胸背,四肢厥冷,胃脘冷痛,呕吐痰饮。舌苔白腻,脉滑而迟。

2.治则

温化痰浊,通经止痛。

3.处方

膻中、鸠尾、中脘、大椎、合谷、足三里。

4.操作法

膻中、鸠尾、中脘针刺手法同前,针刺后加灸。针大椎取坐位,患者微低头,针尖向下颌方向进针,捻转补法,有针感向胸部传导较好,并加用灸法。合谷直刺平补平泻法,足三里针刺补法。

5.方义

膻中、鸠尾、中脘的方解同前,加用灸法,可温阳通脉,可温阳化痰。足三里扶正祛邪,健脾化痰。合谷行气化痰,行气止痛。大椎属于督脉,又是诸阳之会,主治寒热,《素问·骨空论》"灸寒热之法,先灸项大椎",又是治疗结胸症的主穴,对本证的治疗有重要作用,《伤寒论》"太阳与少阳并病……时如结胸,心下痞鞕者,当刺大椎第一间"。

(三)肝郁气滞

1.主症

心下痛,胃脘痛,痛及胸胁,呈胀痛性质,心烦急躁,口苦咽干,局部触之作痛。舌质黯,脉弦。

2.治则

疏肝解郁,理气止痛。

3.处方

膻中、鸠尾、上脘、中脘、期门、内关、太冲。

4.操作法

膻中、鸠尾、中脘的针刺法同前;上脘直刺7.5~10 mm(0.3~0.5寸)左右,平补平泻手法;期门平刺,平补平泻手法;内关、太冲直刺平补平泻手法。

5.方解

膻中、鸠尾方解同前,中脘和胃降逆,主治心胃痛,配期门治疗痛及胸胁,《针灸甲乙经》"心下大坚,肓俞、期门及中脘主之";配上脘加强治疗心胃痛的效果,《玉龙歌》"九种心痛及脾疼,上脘穴内用神针,若还脾败中脘补,两针神效免灾侵……"。内关、太冲均属于厥阴经,上下配合,调气理气,是疏肝解郁、理气止痛的重要组合。

第八节　胸椎小关节紊乱症

一、概述

胸椎小关节紊乱症是指胸椎后关节在劳损、退变或外伤等因素作用下,导致胸椎小关节发生急、慢性损伤或解剖移位以及椎旁软组织发生无菌性炎症反应,刺激、牵拉或压迫其周围的肋间神经、交感神经,引起神经支配区域疼痛、不舒适或胸腹腔脏器功能紊乱等一系列症状,称之为胸椎小关节紊乱症。由于胸腹腔脏腑功能紊乱的症状一般不是与胸椎小关节损伤同时出现,往往较晚一段时间出现,因此医师与患者均难于将胸腹腔脏腑功能紊乱症状与胸椎小关节损伤联系起来,导致临床上常常误诊,遗忘了疾病的根源是胸椎病变。

二、诊断要点

(1)患者有背部外伤或长期姿势不良史,如长期低头、伏案工作等。

(2)胸背部酸胀疼痛或沉重乏力,时轻时重,一般活动后减轻,劳累或受寒后加重。

(3)胸胁部疼痛,疼痛的具体部位因胸椎损伤的部位而异,如:胸椎 $T_{2\sim5}$ 损伤,可表现为乳房以上胸胁部位的疼痛、心前区痛;胸椎 $T_{5\sim12}$ 的损伤,可表现为乳房以下区域疼痛、胸痛、胁肋痛、胃区痛、肝区痛、腹部痛等。

(4)自主神经紊乱症状。①汗液排泄障碍:表现为多汗或无汗(局部或半身、全身)。②胸腔脏器功能紊乱症:可见心烦胸闷、胸部压迫感、心律失常、血压异常、咳嗽哮喘等心血管和呼吸系统症状,多见于胸椎 $T_{1\sim4}$ 小关节损伤。③腹腔脏器紊乱症状:可见胃脘胀痛、食滞纳呆、嗳气吞酸、腹胀便秘或腹泻等消化功能紊乱症。

(5)检查。①触诊:胸椎棘突、棘突间、椎旁有叩痛、压痛、棘突偏歪或有后凸,或有凹陷。棘突上、棘突间及椎旁的韧带有条索样改变或结节。②X 线检查:可见胸椎有损伤性改变或退行改变、韧带钙化、胸椎侧弯或后凸畸形。可除外结核、肿瘤、类风湿、骨折等。③理化检查:可除外脏腑肿瘤、结石以及损伤程度。

三、病因病机

(一)外邪侵袭

人体在疲劳、虚弱的情况下,复感风寒湿邪,导致筋脉痹阻,血行不畅,经脉不通,不通则痛,以致筋肉痉挛,进而引起胸椎小关节功能活动障碍,日久可致筋膜变性、增厚、粘连,从而影响脊神经和自主神经的功能,产生脊背疼痛和脏腑功能紊乱的症状。

(二)跌打损伤

外力打击背部,损伤筋肉、脉络,血溢脉外,瘀血阻滞,筋肉肿胀,挛缩作痛,搏击脊神经和交感神经而发病。

(三)劳伤气血

由于劳力过度或长久伏案用脑过度,劳伤气血,气血亏损。气血虚弱,筋骨失养,筋肉挛缩,胸椎及其小关节失稳,触及交感神经,而发病;气血虚弱,心脾两虚,则胸痛胸闷、心悸烦乱,胃脘疼痛,腹胀便溏等症。

四、辨证与治疗

(一)外邪侵袭

1.主症

背部疼痛,伴有沉重感、紧感、冷感,遇寒加重,得热痛减,疼痛可连及胸胁部。舌苔薄白,脉浮紧。

2.治则

散风祛寒,温经通络。

3.处方

胸椎夹脊阿是穴、大椎、后溪、合谷、外关。

4.操作法

夹脊阿是穴有两种,一是压痛点,二是结节、条索;针刺的方法是采用 0.30 mm×40 mm

的毫针,刺入 20 mm 左右,得气后用捻转泻法;术后加用艾条灸法。针大椎时患者微低头,直刺捻转泻法,术后加用灸法。后溪、合谷、外关均直刺泻法。

5.方义

本证是由于感受风寒湿邪而引起,病变部位属于督脉、太阳经以及阳明经筋。针刺并温灸诸阳之会大椎,祛除邪气通经止痛。阿是穴处是邪气痹阻之处,针刺泻法祛邪,艾灸温通除邪。后溪、合谷属于手太阳经和手阳明经,其经筋分布背部,结聚于脊柱,又有良好的行气祛邪,通经止痛的功效。外关属于手少阳经,少阳经循行于胸胁部,是治疗胸胁痛的主要穴位之一;外关又通于阳维脉,阳维脉维系诸阳经而主表,故又有祛除邪气从表而解的功能。诸穴配合可达祛除邪气通经止痛的效果。

(二)瘀血阻滞

1.主症

背部疼痛,疼痛部位固定,呈刺痛性质,肩臂活动则疼痛加重,背部按之作痛。舌质紫黯,脉涩。

2.治则

活血化瘀,通经止痛。

3.处方

胸椎夹脊阿是穴、手三里、后溪、委中。疼痛连及胸胁部加:内关。

4.操作法

胸椎夹脊穴的刺法见上,术后刺络拔火罐,委中用三棱针点刺出血,手三里、后溪直刺捻转泻法。内关直刺,捻转泻法。

5.方义

本证是由于瘀血阻滞所致,故取阿是穴刺络拔火罐,取委中放血,祛瘀活血,消肿止痛。手三里、后溪分别属于手阳明经和太阳经,其经筋分布在背部并附着于脊柱,是治疗脊背疼痛的重要穴位。内关属于手厥阴心包经,其经脉、经筋分布在胸胁部,心主血脉,所以内关既可治疗胸胁部的疼痛,又有活血祛瘀的作用。疼痛剧烈时可内关透外关,可有较强的活血化瘀、行气化瘀、通经止痛的功效。

(三)劳伤气血,心脾两虚

1.主症

背部酸痛,劳累后加重,胸闷胸痛,心悸不宁,胃脘疼痛,时发时止,纳呆腹胀,便溏乏力。舌质胖淡,脉沉细。

2.治则

健脾宁心,补益气血。

3.处方

胸椎夹脊阿是穴、膻中、神门、中脘、足三里、三阴交。

4.操作法

胸椎阿是穴的刺法同前,术后加用灸法。膻中针尖向下平刺补法。其余诸穴均用直刺捻转补法。

207

5.方义

本证是由于气血亏损筋骨失养所致,阿是穴是病变症结的反应点,或为压痛点,或为结节、条索状物,针刺阿是穴可缓解经筋、肌肉的挛缩,消除结节和条索,使经脉通畅,有利于气血对筋骨的濡养。膻中位于胸部正中,是心包的募穴;神门是心经的原穴,二穴配合,可宁心安神,养血通脉。中脘、足三里、三阴交调补脾胃,既可治疗胃脘部和腹部的病症,又可补益气血,乃治本之法。

第九节　胸廓出口综合征

一、概述

胸廓出口综合征是指臂丛神经、锁骨下动静脉在胸廓出口区域内受压而引起的一组症候群。

胸廓出口亦称胸廓上口(相当于缺盆),其上界为锁骨,下界为第一肋骨,前方为锁骨韧带,后方为中斜角肌,其内侧为肋锁关节,外侧为中斜角肌。在此空隙中,前斜角肌将其分为前后两部分,在前斜角肌与锁骨下肌之间,有锁骨下静脉通过;在前斜角肌与中斜角肌之间,有臂丛神经、锁骨下动脉通过。在正常情况下,臂丛神经、锁骨下动静脉在此间隙中不会受到影响,但当颈肋过长、斜角肌痉挛、肥厚以及锁骨骨折畸形愈合等因素,导致此肋锁三角间隙变窄,引起病症。

二、诊断要点

(1)本病多发生于青年和中年,一般女性较多,单侧发病较双侧者多。常表现为臂丛神经和锁骨下动静脉受压或牵拉症状。

(2)臂丛神经受压症状,肩臂手的麻木、疼痛、乏力、酸胀,并有放射感。疼痛性质多为刺痛或灼痛。临床上以尺神经受压较多见。病久不愈,可见神经支配区肌肉萎缩、感觉减退和肌力下降。

(3)血管受压的症状,动脉受压,患肢有间歇性无力和缺血性弥漫性疼痛、麻木,桡动脉搏动减弱,并伴有皮肤苍白、发凉、怕冷,患肢高举时更加明显。静脉受压时,患肢浅静脉怒张、水肿、手指发绀、僵硬。

(4)检查。①锁骨上窝饱满、压痛;有颈肋者,可触及骨性隆起;有斜角肌病变者,可触及前斜角肌僵硬、肥厚及压痛。②挺胸试验:患者直立,双手下垂,检查者双手分别触摸患者桡动脉。嘱患者挺胸,上肢伸直,并使肩胛骨尽量以向后下方,此时桡动脉搏动减弱或消失者为阳性。表示肋锁间隙狭窄,挤压臂丛神经及血管。③过度外展试验:将患者上肢过度外展并后伸,桡动脉明显减弱或消失为阳性,表示动脉被胸小肌挤压。④举臂外展运动试验:将患者双侧上肢外展并外旋,双手做连续快速伸屈手指运动,患肢迅速出现向心性疼痛、麻木、乏力,为阳性。健侧可持续 1 分钟以上。⑤头后仰试验(Adson 法):患者取坐位,检查者双手分别触摸患者桡动脉。嘱患者深吸气并憋住,头后仰并转向患侧,如桡动脉搏动减弱或消失者为阳性,表示斜角肌压迫臂丛神经及动脉。⑥X 线片检查:颈椎正侧位片,有助于确诊是否有颈肋、第

7颈椎横突过长、锁骨及第1肋骨畸形等。

三、病因病机

(一)外感风寒邪气

风寒邪气侵袭项背肩臂的肌肉、关节、经筋,使斜角肌、胸小肌、锁骨下肌等挛缩、紧张,导致锁肋三角间隙狭窄,经络痹阻,气血运行不畅,不通而痛。

(二)瘀血阻滞

跌扑损伤,瘀血阻滞,肩臂肿胀、疼痛;或疼痛久延不愈,气血长期运行不畅,经气闭塞而成瘀血,导致斜角肌等肌肉痉挛、肿胀、僵硬,使锁肋三角间隙狭窄,经气不通而发病。

(三)气血虚弱

年老体弱,气血不足;或劳作过度,气血亏损,使肩胛部肌肉、经筋乏力而松弛,肩部下垂,锁肋间隙变小,经气不通而痛。

(四)辨证与治疗

胸廓上口相当于缺盆的部位,有众多的经脉和经筋经过,如手太阴经及经筋,手阳明经、足阳明经及经筋,手少阴经及经筋,手太阳经、足太阳经筋,手少阳经、足少阳经及经筋等,故此处发生病变,会引起多条经脉的病症。在辨证与治疗时,既要治疗经络的病症,又要注意病因的治疗。

1.循经辨证论治

(1)主症:肩臂部桡侧疼痛、麻木,属于手阳明经与手太阴经;肩臂部尺侧疼痛、麻木,属于手太阳经与手少阴经;肩臂部内侧疼痛、麻木,属于手厥阴经。

(2)治则:通经止痛。

(3)处方。①肩臂部桡侧疼痛、麻木:颈臂穴、扶突、肩髃、曲池、列缺、合谷、商阳、少商。②肩臂部尺侧疼痛、麻木:颈臂穴、扶突、肩贞、极泉、少海、支正、后溪、少泽、少冲。③肩臂部及上肢内侧疼痛、麻木:颈臂穴、扶突、曲泽、内关、大陵、中冲。

(4)操作法:颈臂穴属于经外穴,位于锁骨内1/3与外2/3的交点处向上1寸,当胸锁乳突肌锁骨头后缘。沿水平方向向后刺入0.5寸左右,当出现触电感向上肢传导时,行捻转平补平泻手法后随即出针。扶突直刺0.5寸,提插手法,当出现麻感时,行捻转平补平泻法后随即出针。刺极泉时,上臂抬起,用切指法进针,提插手法,当出现触电感时,行捻转泻法,随即出针。井穴均采用三棱针点刺出血法,其余诸穴直刺捻转泻法。

(5)方义:上述处方系根据"经络所通,主治所及"的原则,按照疼痛部位循经取穴的方法,可达疏通经络,调理气血的作用,经络气血通达,疼痛可止。其中疼痛而兼有寒冷、麻木者,可加用灸法,以温通经气,增强止痛效果。

2.风寒痹阻

(1)主症:肩臂疼痛麻木,或上下走穿;或疼痛拒按,筋脉拘紧,皮肤苍白发凉。舌苔薄白,脉弦紧。

(2)治则:祛风散寒,通经止痛。

(3)处方:扶突、颈臂(阿是穴)、肩髃、曲池、外关、合谷、后溪。

(4)操作法:扶突、颈臂的刺法同上。其余诸穴均直刺捻转泻法,并可在肩髃穴或大椎穴或阿是穴加用灸法。

（5）方义：本证是由于风寒邪气痹阻引起的病症,扶突属于手阳明经,有散风祛邪通经止痛的作用,是治疗臂丛神经痛的经验穴。颈臂穴或在锁骨上窝寻找阿是穴,均位于锁骨上窝,属于缺盆范畴。缺盆是诸多经脉、经筋通过的部位,尤其与上肢的手三阳经、手三阴经的关系更为密切,是治疗上肢病症的主要穴位,正如《甲乙经》云缺盆主"肩引项臂不举,缺盆肿痛。"肩髃、曲池、合谷,同属于手阳明经,多气多血,既能疏通经络调理气血,又有祛除外邪的作用,是治疗上肢病变的重要组合。外关属于手少阳经,并通于阳维脉,及可疏通经脉,又可祛邪外出,长于通经除邪。后溪是手太阳经五腧穴中的腧穴,"俞主体重节痛",有散风除湿止痛的作用,是治疗筋骨疼痛的重要穴位。

3.瘀血阻滞

（1）主症：锁骨上窝肿胀疼痛,上肢刺痛或麻木,手指发绀、僵硬。舌质紫黯,脉沉涩。

（2）治则：活血化瘀,通络止痛。

（3）处方：颈臂（阿是穴）、膈俞、极泉、曲泽、少海、曲池、合谷。

（4）操作法：颈臂或阿是穴浅刺0.5寸左右,当出现触电感后,行捻转泻法,随即出针。针极泉时患者举肩,用切指法避开动脉进针,提插手法,当出现触电感时,行平补平泻法,随即持针。膈俞行刺络拔罐法,曲泽用三棱针点刺出血。其余诸穴直刺捻转泻法。

（5）方义：本证是由于瘀血阻滞所致,故取血之会穴膈俞和曲泽点刺放血,以活血化瘀,通络止痛。颈臂或阿是穴乃是病变的部位,泻之可消肿祛瘀。极泉、少海均属于手少阴心经,心主血脉,故二穴可行血通脉,主治上肢疼痛,正如《针灸大成》云极泉"主臂肘厥寒,四肢不收",《医宗金鉴》少海主"漏肩与风吹肘臂疼痛"。曲池、合谷属于手阳明经,阳明经多气多血,二穴配合行气通脉、行气化瘀,是调理气血疏通经络的重要组合。

4.气血虚弱

（1）主症：颈项肩背酸痛,肌肉萎缩,手臂酸痛麻木,手臂乏力,举臂艰难,手指拘挛,甚或头晕心悸。舌淡苔薄,脉细弱。

（2）处方：扶突、颈臂（或阿是穴）、脾俞、少海、手三里、合谷、足三里、三阴交。

（3）操作法：扶突、颈臂（或阿是穴）的针刺法同前,得气后捻转平补平泻法。其余诸穴用捻转补法。

（4）方义：本证是由于气血虚弱,筋肉失养,乏力,肩胛骨、锁骨下垂,导致肋锁间隙狭窄,挤压臂丛神经及锁骨下动静脉,引发病症,治当补气益血。补益气血总应培补生化之源为主,穴用脾俞、手足三里、三阴交调补脾胃,以助气血生化之源。补合谷助肺气,益宗气,"宗气积于胸中,出于喉咙,以贯心脉,而行呼吸"。故可益气通脉。少海是手少阴心经五腧穴中的合穴,补之可补血养筋;配手三里用于手臂麻木的治疗,《百症赋》"且如两臂顽麻,少海就傍于三里"。

第十节　蒂策综合征

蒂策综合征是一种非特异性疾病，又称肋软骨炎、特发性痛性非化脓性肋软骨肿大。本病是胸背部病变的常见病、多发病，表现为肋软骨的痛性肿胀，尤其好发于第二肋骨。本病好发于女性，病程长短不一，常迁延数月或数年，治愈后容易复发。中医无此病名，应属于胸胁痛范畴。

一、诊断要点

(1)好发于女性，男性少见。

(2)胸痛急剧或缓慢发作，伴有胸部压迫感或勒紧感。

(3)疼痛呈持续性或间断性，当深呼吸或平卧时疼痛加重。有时疼痛可向肩及手部放射。

(4)检查：第二、三肋骨与软骨交界处肿胀、隆起，可触及结节状或条索状阳性反应物，质地柔软，按之有明显的局限性压痛。

X线检查可除外胸腔和肋骨等器质性病变，对本病无诊断价值。

二、病因病机

西医对本病的病因尚不明确，一般认为与劳损、外伤或病毒感染有关；疲劳及气候的变化可能是发病的诱因。中医根据本病的病变部位固定、局部肿胀、劳累后发作等证候特点，认为本病与瘀血、痰湿及气血虚弱有关。本病应属于筋骨病，位于胸部，与此有关的经络及经筋主要有：足阳明经及经筋，其经筋从下肢"上腹而布，至缺盆而结"；足太阴经及经筋，其经筋"循腹里结于肋，散于胸中"；手少阴经及经筋，其经筋"挟乳里，结于胸中"；手厥阴经及经筋，其经筋"入腋散胸中"；足少阳经及经筋，其经筋"系于膺乳，结于缺盆"；足厥阴经布胁肋等，这些经脉或经筋均于本病的发生有关。

(一)瘀血阻滞

胸部受跌打损伤或撞击，损伤经脉，血溢脉外；或上肢过度活动，胸大肌过度收缩，引起胸肋部韧带和肋软骨膜损伤，血溢脉外，经脉瘀阻，引起局部肿痛。

(二)痰瘀互结

肝气郁结，失于疏泄，气机郁滞，气滞则不能载血运行，血滞而为瘀；气滞则津液失于运行，凝聚为痰。痰瘀互结，脉络不通，发为肿痛。

(三)气虚血瘀

体质虚弱，复加长期胸壁劳作，耗伤气血，气虚则血行乏力，滞而成瘀血，经脉不通，发为肿痛。

三、辨证与治疗

(一)瘀血阻滞

1.主症

局部肿痛，痛有定处，痛如针刺，夜间加重，疼痛向肋部或脊背放射。舌质紫黯或有瘀点，舌苔薄白，脉弦或沉涩。

2.治则

活血化瘀,疏经通络。

3.处方

阿是穴、心俞、膈俞、合谷、郄门、太冲。

4.操作法

阿是穴、心俞、膈俞刺络拔火罐,其余诸穴直刺捻转泻法。

5.方义

本证是由于瘀血痹阻经脉所致,取阿是穴、心的背俞穴心俞、血之会穴膈俞,刺络拔火罐,祛瘀通络止痛。郄门是心包经的郄穴,心主血脉,功善治疗瘀血阻滞胸部经脉引起的疼痛症。合谷是手阳明经的原穴,原穴是元气流注的部位,与手太阴肺经相表里,阳明经多气多血,故合谷穴可行气祛邪,行气活血,行气通络,通经止痛。太冲是足厥阴肝经的原穴,肝主疏泄,肝藏血,故太冲功在理气调血,理气活血,理气通脉,理气止痛。合谷与太冲配合,名曰"四关",是疏通经络、调理气血、活血祛瘀、通经止痛的主要穴位组合。

(二)痰瘀互结

1.主症

病程较长,疼痛呈持续性隐痛,局部隆起,肿胀明显,胸部沉闷。舌苔白腻,脉弦滑。

2.治则

理气化痰,活血化瘀。

3.处方

阿是穴、膻中、内关、中脘、丰隆。

4.操作法

阿是穴采用刺络拔火罐法;膻中针尖向下平刺,捻转手法,平补平泻;其余诸穴均直刺,平补平泻手法。

5.方义

本证是由于痰瘀互结阻滞经络所致,阿是穴刺络拔火罐意在祛瘀通络。膻中是气之会穴,针刺平补平泻法,意在调气,调气可活血化瘀,调气可通经除痰;本穴又位于胸部中央,是治疗痰瘀滞留胸部的主穴。内关是手厥阴心包经的络穴,外络三焦经,心主血脉,三焦主气,故内关既可活血化瘀,又可理气化痰,善于治疗胸胁部病症。内关与膻中配合,局部与远端相结合,是治疗胸部、胁肋部及其内部脏腑疾病的主要组合。中脘与丰隆相配合,和胃祛痰,健脾化痰,是治疗痰浊病症的主要组合。

(三)气虚血瘀

1.主症

局部隐痛,疼痛与天气有关,遇冷易于发作,伴有胸背隐痛,心慌气短,体倦乏力。舌质黯红或淡红,脉沉弱。

2.治则

益气养血,通络祛瘀。

3.处方

阿是穴、膻中、太渊、足三里、隐白。

4.操作法

阿是穴采用刺络拔罐法,术后加用灸法。膻中、太渊、足三里针刺补法,隐白用艾炷灸7~9壮。注意针刺太渊时应避开动脉,直刺7~9 mm。

5.方义

本证是由于气虚行血乏力,血液瘀滞胸部,痹阻脉络所致。阿是穴的部位正是瘀血阻滞所在,宗《素问·针解》:"菀陈则除之者,出恶血也。"故在阿是穴处刺络出血,清除瘀血、死血,术后再加用灸法,血得热则行,可加强除瘀血通经络的作用。膻中是气之会穴,太渊是脉之会穴,又是手太阴经的原穴,二穴组合培补宗气,宗气积于胸中,以贯心脉,有益气通脉除瘀血的作用,并可消除胸部疼痛。足三里、隐白健脾补胃,培补气血生化之源,且隐白是治疗胸痛的经验效穴。

第十一节 骶髂关节扭伤

骶髂关节扭伤使骶髂关节周围韧带被牵拉而引起的损伤,临床较多见,常造成腰痛,甚至坐骨神经痛,多见于中年以上患者。本病属于中医腰腿痛范畴。

一、诊断要点

(1)有急慢性腰腿痛史或外伤史,或慢性下腰部劳损史。

(2)骶髂关节疼痛,疼痛可放射到臀部、股外侧,甚至放射到小腿外侧。

(3)患侧下肢不敢负重,或不能支持体重,走路跛行,并用手扶撑患侧骶髂部,上下阶梯时需健侧下肢先行。

(4)站立时弯腰疼痛加剧,坐位时弯腰不甚疼痛,平卧时腰骶部有不适感,翻身困难。

(5)检查:①腰椎向健侧侧弯,髂后上、下棘之间有明显压痛。②旋腰试验:患者坐位,两手扶在项部,检查者站在患者背后,双手扶其两肩做左右旋转,使患者的腰部左右旋转,若患者骶髂部有明显疼痛为阳性。③骨盆分离试验:患者仰卧位,检查者双手按在左右髂前上棘,并向后用力挤压,若患者骶髂关节疼痛加剧者为阳性。④屈髋屈膝试验:患者仰卧位,健侧下肢伸直,将患侧下肢髋、膝关节屈曲,使骶髂关节韧带紧张,患侧疼痛加剧者为阳性。⑤"4"字试验阳性、床边试验阳性。⑥X线检查:急性骶髂关节扭伤X线常无特殊改变;慢性扭伤或劳损,可有骨性关节炎改变,关节边缘骨质密度增加。

二、病因病机

骶髂关节是一个极稳定的关节。骶结节韧带、骶棘韧带和骶髂前韧带,能稳定骶椎,限制骶椎向骨盆内移动,因而骶髂关节只有极小量的有限活动。但当弯腰拿取重物时,下肢腘绳肌紧张,牵拉坐骨向下向前,髂骨被旋向后,易引起骶髂关节损伤。女性在妊娠期间,由于内分泌的改变,骶髂关节附近的肌腱和韧带变得松弛,体重和腰椎前凸增加,容易导致骶髂关节的慢性损伤。解剖结构的变异,如第5腰椎横突骶化,特别在单侧横突骶化的情况下,常因用力不平衡而使一侧骶髂关节发生急性损伤或慢性劳损。

(一)瘀血阻滞

《灵枢·百病始生》说:"用力过度,则络脉伤。阳络伤则血外溢……阴络伤则血内溢。"跌打损伤、猛然搬动过重物体、或姿势不当骤然用力,损伤筋肉、脉络,血脉破损血溢脉外,瘀血凝滞,脉络阻塞,则产生瘀血性痛、活动受限等症。

(二)气血虚弱

劳力过度或长久弯腰工作,耗伤气血,筋骨失于气血的温煦、濡养,即因虚而不荣,因不荣而不通,因不通而生痛。

(三)肝肾亏虚

先天不足,或房劳过度,或久行伤筋,久坐伤骨,导致精血亏损,筋骨失养发为腰骶部疼痛。

三、辨证与治疗

(一)瘀血阻滞

1.主症

扭伤之后,腰骶部骤然疼痛,疼痛激烈,呈刺痛或胀痛性质,痛有定处,日轻夜重,俯仰受限,转侧步履困难。舌紫黯,脉弦细。

2.治则

活血化瘀,通经止痛。

3.处方

十七椎、关元俞、次髎、阿是穴、委中、殷门、阳陵泉。

4.操作法

阿是穴、委中、殷门寻找血脉明显处用三棱针点刺出血,病在出血后加拔火罐。其余诸穴均直刺捻转泻法。

5.方义

本证属于瘀血阻滞引起的腰骶部疼痛,位于足太阳经,治疗当活血化瘀,以太阳经穴为主。《素问·针解》:"菀陈则除之者,出恶血也。"所以取瘀血结聚处阿是穴、血之郄穴委中和衡络殷门点刺出其恶血,通络止痛。殷门位于腘横纹上8寸,主治腰骶部疼痛,《针灸大成》殷门"主腰脊不可俯仰举重,恶血泄注,外股肿。"殷门穴位于股后浮郄穴之上,衡络处,《素问·刺腰痛论》:"衡络之脉,令人腰痛,不可以俛仰,仰则恐仆,得之举重伤腰,衡络绝,恶血归之,刺之在郄阳筋之间,上郄数寸,衡居为二痏出血。"所以衡络应属于股后殷门附近横行的脉络,点刺出血可治疗扭伤性腰骶部疼痛。十七椎穴、关元俞位于腰骶连接处,可疏通此关节的瘀血阻滞。阳陵泉属于足少阳经,其经筋"结于尻",可治疗腰骶部的疼痛,尤其善于治疗腰骶部左右转侧困难的证候。

(二)气血虚弱

1.主症

腰骶部酸痛,连及臀部和下肢,痛而隐隐,遇劳则甚,体倦乏力,面色无华。舌质淡,脉沉细。

2.治则

补益气血,养筋通脉。

3.处方

膈俞、肝俞、脾俞、肾俞、关元俞、次髎、秩边、三阴交。

4.操作法

膈俞、肝俞、脾俞、肾俞均浅刺补法,关元俞、次髎、秩边均采用龙虎交战手法,三阴交直刺捻转补法。

5.方义

膈俞为血之会,肝俞补肝益肝,二穴配合,调理营血濡养筋骨。脾俞、肾俞、三阴交调后天补先天,益气血生化之源,温煦筋骨。关元俞、次髎、秩边补泻兼施,补法可调气血濡筋养骨,泻法可通经止痛。以上诸穴相配,可达补益气血,濡养筋骨,通脉止痛的功效。

(三)肝肾亏虚

1.主症

腰骶部酸软疼痛,腰背乏力,遇劳则甚,卧则减轻,喜按喜揉。舌质淡,脉沉细。

2.治则

补益肝肾,濡养筋骨。

3.处方

肾俞、肝俞、关元俞、关元、次髎、阳陵泉、悬钟、太溪。

4.操作法

次髎直刺采用平补平泻手法,其余诸穴均用捻转补法,并在肾俞、关元俞、次髎加用灸法,每穴艾灸3～5分钟。

5.方义

肾俞是肾的背俞穴,肝俞是肝的背俞穴,太溪是足少阴肾经的原穴,旨在补肝肾益精血。关元是任脉与足三阴经的交会穴,有补益元气的作用,关元俞是元气输注的部位,二穴前后配合,补元气益精血,善于治疗虚性腰痛,《针灸大成》关元俞:"主风劳腰痛"。阳陵泉乃筋之会穴,悬钟乃髓之会穴,补之可柔筋养骨而止痛。

第十二节　棘上及棘间韧带损伤

棘上韧带和棘间韧带损伤是临床上常见病,通常归属于腰痛范畴,但在针灸治疗上有其特殊性,故单列一节以引起人们的注意和提高治疗效果。

棘上韧带是跨越各棘突点纵贯脊柱全长的索状纤维组织,自上而下,比较坚韧,但在腰部此韧带比较薄弱。棘间韧带处于相邻的棘突之间,其腹侧与黄韧带相连,其背侧与背长肌的筋膜和棘上韧带融合在一起,棘间韧带的纤维较短,较棘上韧带力弱。

一、诊断要点

(1)有明显的受伤史,受伤时患者常感觉到腰部有一突然响声,随即腰部似有折断样失去支撑感,并出现腰部疼痛。

(2)急性损伤者疼痛剧烈可为断裂样、针刺样或刀割样,慢性损伤者多表现为局部酸痛、不适,不耐久站久立,脊柱前屈时疼痛加重。

(3)检查:①身体屈曲时腰部疼痛。②棘突及棘突间有压痛,棘突上可触及韧带剥离感。棘间韧带损伤压痛点多位于第5腰椎和第1骶椎之间。

二、病因病机

多因脊椎突然猛烈前屈,使棘上韧带或棘间韧带过度牵拉而造成;或患者在负重时腰肌突然失力,骤然腰部前屈;或长期弯腰工作,使棘上及棘间韧带持续地处于紧张状态等原因,导致韧带撕裂、出血、肿胀,瘀血痹阻,经络气血不通,发为疼痛。

三、辨证与治疗

(一)急性损伤

1.主症

受伤之后,腰骶部剧烈疼痛,活动受限,弯腰时疼痛加重,棘突上、棘突间有明显压痛。舌质黯红,脉弦或涩。

2.治则

活血祛瘀,通络止痛。

3.处方

阿是穴、后溪、水沟、委中。

4.操作法

先刺后溪,用0.30 mm×25 mm的毫针,直刺进针,得气后用捻转泻法,在行针的同时令患者活动腰部。针水沟用上述毫针向鼻中隔斜刺,得气后施以捻转泻法。阿是穴用梅花针叩刺出血,再拔火罐,委中用三棱针点刺出血,出血由黯红变鲜红为止。

5.方义

本病位于督脉,是由于瘀血阻滞所致。后溪是手太阳经中的"腧穴","俞主体重节痛",功于通经止痛;后溪又通于督脉,善于治疗位于督脉的急性疼痛。水沟属于督脉,又是手、足阳明经的交会穴,阳明经多气多血,所以水沟有行气行血的作用,是治疗急性腰的经验效穴。阿是穴、委中刺络出血,活血祛瘀,通经止痛。

(二)慢性损伤

1.主症

有急性损伤史,但没有彻底治疗,或长期弯腰工作史,腰部或下腰部酸痛、不适,遇劳则加重,遇寒则发。舌质紫黯,脉沉涩。

2.治则

益气养血,活血祛瘀。

3.处方

肾俞、阿是穴、三阴交。

4.操作法

肾俞、三阴交针刺补法,阿是穴刺络拔火罐,术后加用灸法。

5.方义

《景岳全书》:"腰痛证,凡悠悠戚戚,屡发不已者,肾之虚也。"故取肾俞补肾气益精血,配三阴交培补肝脾肾,益气养血,濡养筋骨。阿是穴是瘀血闭阻的部位,刺络拔火罐,可祛除瘀血,加用艾灸法,促进血液运行,进一步消除瘀阻,加快病愈过程。

第十三节　骶臀部筋膜炎

骶臀部筋膜炎,又称骶臀部纤维质炎、肌肉风湿病、肌筋膜综合征等。本病主要是由于外伤、劳累、潮湿、寒冷等多种原因导致骶臀部肌肉、筋膜、肌腱和韧带等软组织的慢性疼痛性疾病,是骶臀部的一种常见病,多见于中老年人,属于中医痹证、腰腿痛范畴。

一、诊断要点

(1)骶臀部有广泛的疼痛。

(2)疼痛可涉及腰部和大腿部,为酸痛性质,常伴有沉重、寒凉感。

(3)疼痛在轻微活动后或得温热后减轻,剧烈运动、劳累、寒冷、久站、久坐可诱发或加重疼痛。

(4)检查。①压痛:有明显的压痛,压痛点多位于骶髂关节附近。②结节:可触及结节,多为椭圆形,质地柔软,可移动,有压痛感。③X线检查:多为阴性。

二、病因病机

(一)寒湿邪侵袭

本病位于骶臀部,是足太阳经、督脉分布的区域,属于中医的痹证,感受风寒湿邪,稽留于肌肤筋肉之间,致经络气血凝滞不通,发为骶臀部疼痛。日久邪气与气血凝结形成结节,《诸病源候论·结筋候》:"体虚者,风冷之气中之,冷气停积,故结聚,谓之结筋也。"

(二)气血虚弱

劳役过度,耗伤气血,经筋失于气血的濡养,筋急而痛,《医学正传·卷一》"若动止筋痛,是无血滋筋故痛",或如筋急日久,气血不通,气虚无力通脉,也可导致气虚血瘀。

(三)肝肾亏损

人到中年之后,肾气渐衰;或房事不节,肾气早衰;或劳役过度,久站伤骨,久行伤筋,耗伤肾气,劳伤筋骨,导致骶臀部疼痛。

三、辨证与治疗

(一)寒湿邪闭阻

1.主症

骶臀部疼痛僵硬,按压可触及结节,疼痛连及腰部及大腿,遇阴雨天或寒冷则疼痛加重,得温热则疼痛减轻。舌质淡,苔薄白,脉弦紧。

2.治则

祛风散寒,利湿止痛。

3.处方

肾俞、腰阳关、次髎、阿是穴、秩边、阳陵泉、委中。

4.操作法

肾俞、腰阳关、阳陵泉针刺龙虎交战手法，秩边用 0.30 mm×75 mm 毫针直刺，并有触电感沿经传导，其余诸穴直刺捻转泻法，并在肾俞、次髎、阿是穴施以灸法。

5.方义

本证是由于寒湿邪闭阻足太阳经引起的痹证，根据"经脉所过，主治所及"的原则，当以足太阳经穴为主，祛除邪气通经止痛。肾俞、次髎、秩边、委中均属于足太阳经，且次髎既可通经止痛，又可除湿利尿；秩边功善腰骶痛，又可除湿利尿；委中是治疗腰骶痛的主要穴位，即《灵枢·始终》所云"病在腰者取之腘"，且委中配五行属于土，所以委中既可祛邪通经止痛，又可健脾利湿；肾俞扶正祛邪，卫气出于下焦，所以肾俞既可祛除邪气通经止痛，又可助卫气以固表。阿是穴是邪气凝聚的部位，针刺泻法和灸法，通其凝散其结。本病属于经筋病症，足少阳经筋"结于尻"，故取筋之会穴阳陵泉散筋结，解筋痛。

(二)气血虚弱

1.主症

腰骶部酸软疼痛，不耐久劳，疲劳后疼痛加重，疲乏无力，在骶臀部按压可触及结节。舌质淡，舌的边缘可有瘀点，脉沉细。

2.治则

益气养血，通脉祛瘀。

3.处方

膈俞、肝俞、脾俞、肾俞、关元俞、阿是穴、足三里、三阴交。

4.操作法

膈俞穴针刺泻法，阿是穴针刺泻法，并兼艾条灸 5~8 分钟，或温针灸 3 壮。其余诸穴均针刺补法，并在肾俞、关元俞加用艾条灸 5 分钟。

5.方义

本证属于气血虚弱，兼有气虚血瘀，治疗以补气养血为主，兼以活血通瘀。故本证治取肝俞、脾俞、肾俞、关元俞、足三里、三阴交温补先天与后天，以益气血生化之源。膈俞乃血之会穴，泻之可活血化瘀。阿是穴是经筋挛缩之处，是血液滞瘀之所，针刺泻法并温灸，可解经筋的挛缩，通经脉的瘀血阻滞，经脉气血通达，经筋得到气血的濡养，疼痛可解。

(三)肝肾亏虚

1.主症

骶臀部疼痛日久不愈，疼痛绵绵，腰膝酸软，遇劳则甚，休息后好转，小便频数，带下清稀。舌质淡，脉沉细。

2.治则

调补肝肾，益筋壮骨。

3.处方

肾俞、关元俞、阿是穴、白环俞、飞扬、太溪。

4.操作法

阿是穴用齐刺法,其余诸穴用捻转补法,并在肾俞、关元俞、阿是穴加用灸法。

5.方义

本证是肾精亏损,筋骨失养,引起的骶臀部疼痛,补肾俞、关元俞以补肾益精,濡养筋骨。本病位于足太阳经及其经筋,故补足少阴经穴原穴太溪和足太阳经络穴飞扬,原络配合,补肾益精,濡养经筋,再配以阿是穴,可加强解痉止痛的效应。关元俞内应关元穴,是人体元气输注的部位,与白环俞配合培补元气,主治肾虚腰背痛,正如《针灸大成》所说白环俞主"腰脊冷痛,不得久卧,劳损虚风,腰背不便,筋挛臂缩……"。

第十四节 腰背部肌筋膜炎

腰背部肌筋膜炎是一种常见的腰背部慢性疼痛性疾病,主要是由于感受风寒湿邪或损伤引起的腰背部肌筋膜及肌组织发生水肿、渗出及纤维性变,而出现的一系列临床症状。本病又称腰背筋膜纤维变性。

一、诊断要点

(1)多见于中老年人,可有感受风寒湿或劳损病史。

(2)腰部疼痛,多为隐痛、酸痛或胀痛。疼痛时轻时重,一般晨起痛重,日间减轻,傍晚复重,即轻活动后减轻,劳累后加重。

(3)腰痛多位于脊柱两侧的腰肌及髂嵴的上方。

(4)在弥漫的疼痛区有特定的痛点,按压时可产生剧烈的疼痛,并可向周围、臀部及大腿后部传导,但不过膝部。

(5)检查:①激痛点,仔细检查,可触及激痛点。②可触摸到阳性反应物,筋结或索状物。

二、病因病机

根据本病的疼痛部位,主要涉及足太阳经及其经筋,足少阳经及其经筋,足少阴经及其经筋。

(一)外受风寒湿邪

劳力汗出之后,衣着寒湿;或冒雨涉水;或久居寒冷湿地,风寒湿邪侵袭经脉,经络受阻,气血运行不畅,发为腰痛。

(二)瘀血阻滞

闪挫跌仆,损伤经脉;或劳力过度,伤及脉络;或长期姿势不当,气血阻滞等,导致瘀血停滞,经络闭阻,发为腰痛。

(三)肾精亏损

《素问·脉要精微论》"腰者,肾之府,转摇不能,肾将惫矣",是说肾虚是造成腰痛的重要原因,素体禀赋不足,或年老精血亏衰;或房劳不节;或大病久病之后,导致肾脏精血亏损,经脉经筋失于濡养,发为腰痛。

三、辨证与治疗

(一)寒湿腰痛

1.主症

腰部冷痛重着,腰部僵硬,活动转侧不利,得热痛缓,遇阴雨天疼痛加重。舌苔白腻,脉迟缓。

2.治则

散寒祛湿,温经通络。

3.处方

肾俞、关元俞、阿是穴、阳陵泉、委中。

4.操作法

肾俞平补平泻法,术后加用灸法;关元俞平补平泻法;阿是穴处有结节或条索时,用齐刺法,针刺泻法,术后加用灸法;委中、阳陵泉针刺泻法。

5.方义

《诸病源候论·腰背痛诸候》认为腰痛多是在肾虚的基础上,复感外邪所得,故云:"劳损于肾,动伤经络,又为风冷所侵,血气击搏,故腰痛也。"故取肾俞针刺并灸,扶正祛邪,温经散寒;阿是穴是寒湿邪气凝聚之处,针刺泻法可祛邪通经,艾灸可散寒化湿;本病位于足太阳经、足少阳经,故取足太阳经的关元俞、委中以及足少阳经的阳陵泉,属于循经取穴的方法,正如《灵枢·始终》说"病在腰者取之腘",此局部与远端相配合,祛邪通经,且阳陵泉为筋之会穴,腰部筋肉拘禁者用之尤为合适。

(二)瘀血腰痛

1.主症

腰痛如刺,痛有定处,昼轻夜重,轻则俯仰不便,重则剧痛不能转侧,痛处拒按。舌质紫黯或有瘀斑,脉涩。

2.治则

活血化瘀,通经和络。

3.处方

膈俞、大肠俞、阿是穴、委中、阳陵泉。

4.操作法

膈俞、阿是穴用刺络拔火罐法,委中是在腘窝部位寻找暴怒的静脉或显露明显的瘀点用三棱针点刺出血,出血量掌握在血的颜色由黯红变鲜红而止。大肠俞、阳陵泉捻转泻法。

5.方义

本证是由于瘀血痹阻经脉,以致气血运行不畅发生的腰痛。膈俞是血之会穴,委中是血之郄穴,二穴又同属于足太阳经,阿是穴是瘀血凝聚的部位,宗《素问·针解》"菀陈则除之者,出恶血也",用放血的方法,以祛除恶血;《素问·刺腰痛论》"解脉会令人腰痛如引带,常如折腰状,善恐。刺解脉,在郄中结络如黍米,刺之血射以黑,见赤血而已",解脉即委中穴处的络脉,可见在委中穴处络脉放血是治疗瘀血性腰痛重要的有效的方法,同时也指出放血量应掌握在血色由黑变赤为止。大肠俞属于局部取穴,可疏通腰部经络气血。阳陵泉疏解少阳经气,并对腰部转侧不利有良好效果。

(三)肾虚腰痛

1.主症

腰痛酸软,隐隐作痛,膝软无力,反复发作,遇劳则甚,卧息则减。阳虚者伴有腰部发冷,手足不温,少腹拘紧,舌质淡,脉沉迟;阴虚者伴有五心烦热,咽干口燥,舌质红,脉细数。

2.治则

补肾益精,濡养筋骨。

3.处方

肾俞、关元俞、阿是穴、关元、飞扬、太溪。

4.操作法

阿是穴用齐刺法和灸法,其余诸穴用捻转补法,阳虚者在肾俞、关元俞、关元加用灸法。

5.方义

本证是肾精亏损,腰府失养,引起的腰痛,故补肾俞、关元以补肾益精,濡养肾府。本病位于足太阳经及其经筋,故补足少阴经穴原穴太溪和足太阳经络穴飞扬,原络配合,补肾益精,濡养经筋,再配以阿是穴,可加强解痉止痛的效应。关元俞内应关元穴,是人体元气输注的部位,与关元穴配合培补元气,主治肾虚腰痛,正如《针灸大成》所说:关元俞"主风劳腰痛"。

第十五节　腰椎骨质增生症

腰椎骨质增生症又称腰椎退行性脊椎炎、腰椎老年性脊椎炎和腰椎骨关节病等。其特征是关节软骨的退行性变、并在椎体边缘有骨赘形成、退行性变多发生在椎体、椎间盘和椎间关节。本症多见于中年以上的腰痛患者。本症属于中医腰痛范畴。

一、诊断要点

(1)患者多在40岁以上、男性多于女性。

(2)腰部酸痛、僵硬。

(3)久坐或晨起疼痛加重、稍微活动后疼痛减轻、但活动过多或劳累后疼痛加重;天气寒冷或潮湿时症状加重。

(4)检查:①腰椎生理前凸减小或消失、弯腰活动受限;腰部肌肉僵硬、有压痛;臀上神经和坐骨神经的径路可有轻度压痛。②X线检查是诊断本病的主要依据、可见脊柱正常生理弧度减小或消失;腰椎体边缘有唇状骨质增生、边缘角形成骨赘、严重者形成骨桥。

二、病因病机

本病多见于中老人、腰椎骨质增生是一种生理性保护性改变、可以增加脊椎的稳定性、代替软组织限制椎间盘的突出、一般情况下无临床症状。但当脊椎的退行性改变使各椎骨之间的稳定性平衡受到破坏、韧带、关节囊和神经纤维组织受到过度牵拉或挤压时、就会引起腰部疼痛。导致椎骨稳定性失衡的原因主要有以下几个方面。

(一)肝肾亏损

人体随着年龄的增长，尤其是 40 岁以后、机体各组织细胞的含水分和胶体物质逐渐减少、而含钙的物质逐渐增多、组织细胞的生理功能而随之衰退、老化、其中以软骨的退行性变最显著、使脊椎失去稳定性。随着年龄的增长、人体五八、肾气衰、七八肝气衰、或由于禀赋虚弱、或由于房劳过度、精血亏虚、筋骨失养而作痛。腰为肾之府，所以肝肾亏损多见于腰痛。

(二)寒湿痹阻

在肾虚的基础上、复感寒湿邪气、经脉痹阻发为腰痛、《诸病源候论·腰背痛诸候》云"劳损于肾、动伤经络、又为风冷所侵、血气击搏、故腰痛也"、或在劳力汗出之后、衣着冷湿、寒湿邪气常乘虚入侵、或久居寒湿之地、或冒雨涉水、寒湿邪气内侵、气血运行不畅、发为腰痛。

(三)瘀血阻滞

随着年龄的增长、肾气逐渐虚弱、腰椎的稳定性减低、在腰部受到牵拉、摩擦、挤压的情况下、极易受到损伤、导致瘀血阻滞、经气不通、发为腰痛。

三、辨证与治疗

(一)肝肾亏损

1.主症

腰痛绵绵、反复发作、喜按喜揉、遇劳则痛甚、卧床休息则痛减、有时伴有耳鸣、阳痿、小便频数等症。舌质淡、脉沉弱。

2.治则

补益肝肾、濡养筋骨。

3.处方

肾俞、关元俞、腰阳关、阳陵泉、飞扬、太溪。

4.操作法

诸穴均采用捻转补法、肾俞、关元俞、腰阳关加用灸法。

5.方义

腰为肾之府、肾精亏损、腰府失养而作痛;肝藏血而主筋、肾虚则精血不足、筋失精血濡养而作痛。治取肾的背俞穴肾俞补肾气益精血、濡养筋骨而止痛;关元俞内应关元、是人体元气输注之处、补之可补元气、益精血濡筋骨、善于治疗肾虚腰痛、如《针灸大成》曰关元俞"主风劳腰痛。"太溪配飞扬属于原络配穴、旨在培补肾精调理太阳、少阳经脉以止痛。用飞扬治疗肾虚性腰痛由来已久、在飞扬穴处又有小络脉分出、名曰飞扬脉、主治腰痛、《素问·刺腰痛论》:"飞扬之脉令人腰痛、痛上怫怫然，其则悲以恐、刺飞扬之脉……少阴之前、与阴维之会。"用飞扬配太溪治疗肝肾亏损性腰痛确有良好效果。阳陵泉乃筋之会穴、可缓筋急以止痛。诸穴协同相助、补益精血濡养筋骨以止痛。

(二)寒湿腰痛

1.主症

腰部冷痛、遇寒湿则疼痛加重、得温则痛减、可伴有下肢麻木、沉重感。舌质淡、苔白腻、脉迟缓。

2.治则

散寒利湿，兼补肾气。

3.处方

肾俞、大肠俞、腰阳关、委中、阴陵泉。

4.操作法

肾俞用龙虎交战手法、腰阳关平补平泻法，并用灸法，委中、阴陵泉针刺泻法。

5.方义

本证的病变部位在督脉、足太阳经及其经筋，遵照循经取穴的治疗原则，故治疗取穴以足太阳经穴肾俞、大肠俞、委中为主，通经止痛。肾俞益肾助阳、扶正祛邪；《灵枢·终始》说"病在腰者取之腘"，所以委中是治疗腰痛的主穴；大肠俞位于腰部、善于治疗腰痛、正如《针灸大成》所说大肠俞"主脊强不得俯仰、腰痛"。腰阳关属于督脉、通阳祛寒、利湿止痛。阴陵泉除湿利小便、通经止痛、《针灸甲乙经》："肾腰痛不可俯仰、阴陵泉主之。"诸穴相配，可达扶正祛邪、通经止痛的功效。

(三)瘀血阻滞

1.主症

腰部疼痛、痛有定处、转侧不利、行动不便。舌质黯、或有瘀斑。

2.治则

活血化瘀、通经止痛。

3.处方

肾俞、阿是穴、膈俞、委中、阳陵泉。

4.操作

肾俞用龙虎交战手法、阿是穴、膈俞用刺络拔火罐法、委中用三棱针点刺放血、阳陵泉针刺平补平泻法。

5.方义

肾俞用龙虎交战手法、补泻兼施、扶正祛瘀。阿是穴、膈俞、委中点刺出血、祛瘀生新、通络止痛。阳陵泉是筋之会穴、舒筋止痛、又患者转侧困难、病在少阳转输不利、故阳陵泉可解转输之筋结、腰痛可除。

第十六节　腰椎管狭窄症

任何原因引起的椎管、神经根管、椎间孔的变形或狭窄，使神经根或马尾神经受压迫，引起的一系列临床表现者，统称为腰椎管狭窄症。本病是一个综合征，所以又称腰椎管综合征。神经受压迫可能是局限性的，也可能是节段性的或广泛性的；压迫物可能是骨性的，也可能是软组织。腰椎间盘突出引起的椎管狭窄，因有其独特性，不列入腰椎管狭窄症内，但腰椎管狭窄症可合并有椎间盘突出。

腰椎管狭窄症的主要症状是腰腿痛，所以属于中医腰腿痛的范畴。

一、诊断要点

本病发展缓慢,病程较长,病情为进行性加重。

(1)主症:腰痛、腿痛和间歇性跛行。

(2)腰腿痛的特征:腰痛位于下腰部和骶部,疼痛在站立或走路过久时发作,躺下或下蹲位或骑自行车时,疼痛多能缓解或自行消失。腰腿痛多在腰后伸、站立或行走而加重,卧床休息后减轻或缓解。

(3)间歇性跛行是本病的重要特征:在站立或行走时,出现腰痛腿痛、下肢麻木无力,若继续行走可有下肢发软或迈步不稳。当停止行走或蹲下休息后,疼痛则随之减轻或缓解,若再行走时症状又会重新出现。

(4)病情严重者,可引起尿急或排尿困难,下肢不全瘫痪,马鞍区麻木,下肢感觉减退。

(5)检查:主诉症状多,阳性体征少是本病的特点。①腰部后伸受限,脊柱可有侧弯、生理前凸减小。②X 线检查:常在 $L_{4\sim5}$、L_5 和 S_1 之间见椎间隙狭窄、椎体骨质增生、椎体滑脱、腰骶角增大、小关节突肥大等改变,及椎间孔狭小等。

CT 及 MRI 扫描具有诊断价值。

二、病因病机

腰椎管狭窄症可分为先天性狭窄和继发性狭窄,导致椎管前后、左右内径缩小或断面形态异常。先天型椎管狭窄多由于椎管发育狭窄、软骨发育不良或骶椎裂等所致;后天性椎管狭窄主要是腰椎骨质增生、黄韧带及椎板肥厚、小关节肥大、陈旧性腰椎间盘突出、脊柱滑脱、腰椎骨折恢复不良和脊椎手术后等。先天性椎管狭窄症多见于青年患者,后天性椎管狭窄症多见于中年以上的患者。

中医认为本病发生的主要原因是:先天肾气不足,肾气衰退,以及劳伤肾气,耗伤气血为其发病的内在因素;反复遭受外伤、慢性劳损以及风寒湿邪的侵袭为其外因。其主要病机是肾气不足,气血虚弱,以及风寒湿邪痹阻,瘀血阻滞,经络气血不通,筋骨失养,发为腰腿疼痛。

三、辨证与治疗

(一)肾气虚弱

1.主症

腰部酸痛,腿细无力,遇劳加重,卧床休息后减轻,形羸气短,面色无华。舌质淡,苔薄白,脉沉细。

2.治则

调补肾气,壮骨益筋。

3.处方

肾俞、腰阳关、$L_{4,5}$夹脊穴、关元俞、阳陵泉、飞扬、太溪、三阴交。

4.操作法

$L_{4,5}$夹脊穴用龙虎交战手法,其余诸穴均采用捻转补法,并于肾俞、关元俞、腰阳关加用灸法。

5.方义

本证是由于肾气虚弱而引起,主症是腰腿痛,病位于督脉、足太阳、足少阴经。腰为肾之府,肾虚则腰府失养,故治取肾的背俞穴补益肾气,濡养腰府及经脉而止痛;关元俞内应关元,是人体元气输注之处,补之可益元气,益精血濡筋骨,善于治疗肾虚腰痛,如《针灸大成》曰关元俞"主风劳腰痛"。太溪配飞扬属于原络配穴,旨在补益肾气调理太阳、少阴经脉以止痛。在飞扬穴处又有小络脉分出,名曰飞扬脉,主治腰痛,《素问·刺腰痛论》:"飞扬之脉令人腰痛,痛上怫怫然,甚则悲以恐,刺飞扬之脉……少阴之前与阴维之会。"故飞扬是治疗肾虚以及肝虚引起的腰痛。三阴交补益气血,濡养筋骨。阳陵泉乃筋之会穴,可缓筋急以止痛。诸穴协同相助,补益肾气,养筋壮骨以止痛。

(二)寒湿痹阻

1.主症

腰腿疼痛重着,自觉拘紧,时轻时重,遇冷加重,得热症减。舌质淡,苔白滑,脉沉紧。

2.治则

祛寒利湿,温通经络。

3.处方

肾俞、关元俞、$L_{4,5}$夹脊穴、腰阳关、委中、阴陵泉、三阴交。

4.操作法

肾俞、关元俞、腰阳关均采用龙虎交战手法,并加用灸法。腰部夹脊穴、委中、阴陵泉针刺泻法。三阴交平补平泻法。

5.方义

本证属于寒湿痹阻,但病之本是肾虚,治疗当用补泻兼施的方法。肾俞、关元俞,补肾气助元气;腰阳关温督脉,通脊骨;采用龙虎交战手法,补泻兼施,扶正祛邪,加用灸法可加强其温补肾气,散寒化湿的作用。腰夹脊穴是病变的症结处,针刺泻法祛除邪气之痹阻,可达痛经止痛的作用。委中通经祛邪,是治疗腰腿痛重要的有效的穴位。阴陵泉除湿利小便,通经止痛,是治疗湿邪痹阻性腰痛的有效穴位,正如《针灸甲乙经》所说:"肾腰痛不可俯仰,阴陵泉主之。"三阴交是足三阴经的交会穴,可健脾利湿,可补肝肾壮筋骨,与肾俞、关元俞配合,既可加强补肝肾的作用,又可利肾腰部的湿邪,加快腰腿痛的缓解。

(三)气虚血瘀

1.主症

腰痛绵绵,部位固定,不耐久坐、久立、久行,下肢麻木,面色少华,神疲乏力。舌质黯或有瘀斑,脉细涩。

2.治则

益气养血,活血化瘀。

3.处方

膈俞、肝俞、脾俞、肾俞、关元俞、腰阳关、腰夹脊穴、足三里、三阴交。

4.操作法

膈俞、腰夹脊穴针刺泻法,并刺络拔火罐法。其余诸穴用捻转补法,病在肾俞、关元俞、腰阳关加用灸法。

5.方义

本证是在肾虚的基础上,复加劳损经脉,瘀血阻滞以及劳作日久耗伤气血,筋脉失养所致。选取血之会穴膈俞及病变之症结夹脊穴,刺络拔火罐,铲除瘀血之阻滞,以利气血的通行及筋脉濡养。取肾俞、关元俞、肝俞补肝肾益筋骨。腰阳关温通督脉,通畅脊骨。脾俞、足三里、三阴交温补脾胃,益气血生化之源。诸穴相配,补后天益先天,除瘀血阻滞,可达益气养血,活血化瘀的功效。

第十七节　腰椎椎弓峡部裂并腰椎滑脱

腰椎椎弓上下关节突之间称为峡部。椎弓峡部裂是指椎弓峡部骨质连续性中断,第5腰椎受累最多。腰椎滑脱是指腰椎逐渐向前或后方滑动移位,椎弓峡部裂的存在,可在一定的条件下是导致腰椎滑脱。本病多见于40岁以上的男性,年龄越大发病率越高,发病部位以第5腰椎最多,第4腰椎次之,是引起腰腿痛的常见疾病。

一、诊断要点

(1)患者可能有腰部外伤或劳损史。

(2)慢性腰痛,站立或弯腰时疼痛加重,卧床休息后减轻;有时疼痛可放射到骶髂部甚至下肢。

(3)滑脱影响到马尾神经时可见下肢乏力,感觉异常,大小便障碍等。

(4)检查:①下腰段前突增加,腰骶交界处可出现凹陷或横纹,或腰部呈现保护性强直。②滑脱棘突有压痛,重压、叩击腰骶部可引起腰腿痛;部分患者可见直腿抬高试验和加强试验阳性。③X线检查应包括腰椎的正侧位片、左右双斜位片、过伸过屈位片;斜位片能显示"狗颈"及峡部的缺损;CT可帮助确定峡部裂的性质;MRI可帮助判断椎间盘的情况。

二、病因病机

腰椎的骨质结构由两部分组成,即前面的椎体和后面的椎弓。椎弓包括椎弓根、椎板、上下关节突、棘突和横突。腰椎峡部位于上下关节突之间,有一条狭窄的皮质骨桥构成将椎板和下关节突与椎弓根和上关节突连接在一起。所以腰椎峡部是椎弓最薄弱的部分,腰部外伤后容易造成损伤;或由于积累性劳损,导致腰椎峡部静力性骨折。一旦双侧腰椎峡部发生骨折,由于剪切力的作用腰椎就可能产生移位。

(一)瘀血阻滞

中医认为本病由于跌仆闪挫,损伤腰部筋骨,瘀血阻滞,筋骨失养,长久不能愈合,酿成本病。

(二)寒湿阻滞

由于劳伤气血,卫外不固,风寒湿邪乘虚而入,痹阻腰部经脉,气血不通,筋骨长久失养,酿成本病。

(三)肾精亏损

由于先天不足,或由于房劳过度,肾气虚弱,精血亏损,筋骨失养,是引起本病的内在因素。

三、辨证与治疗

(一)瘀血阻滞

1.主症

有明显的外伤史,腰骶痛骤作,疼痛剧烈,呈刺痛性,痛有定处,日轻夜重,俯仰受限,步履艰难。舌质紫黯,脉弦。

2.治则

活血化瘀,通经止痛。

3.处方

腰阳关、阿是穴、肾俞、后溪、委中。

4.操作法

先针刺后溪穴,直刺捻转泻法,在行针的同时,令患者轻轻活动腰部,疼痛好转后再针刺其他穴位。阿是穴用刺络拔火罐法,委中用三棱针点刺出血,出血量有黯红变鲜红为止。腰阳关针刺捻转泻法,肾俞用龙虎交战手法。

5.方义

本病症是由于瘀血阻滞所致,病变位于督脉,连及足太阳经,故治疗以督脉和足太阳经为主。腰阳关属于督脉,针刺泻法,疏通阳气,行气活血。后溪是手太阳经的"腧穴",功于通经止痛,本穴又交会于督脉,是治疗急性督脉性腰痛的重要穴位。阿是穴位于病变部位,属于局部取穴,刺络拔罐出血,清除恶血,通经止痛。委中又称"血郄",对于瘀血阻滞者有活血祛瘀,通络止痛的作用,正如《素问·刺腰痛论》:"解脉会令人腰痛如引带,常如折腰状,善恐。刺解脉在郄中结络如黍米,刺之血射以黑,见赤血而已。"解脉即是指位于腘窝委中部位的血脉,点刺放血对瘀血性腰痛有良好效果,出血由黑红变赤红为止。

(二)风寒湿邪阻滞

1.主症

腰骶部重着疼痛,时重时轻,喜温喜暖,得温痛减,肢体麻木。舌苔白腻,脉沉紧。

2.治则

祛风散寒,除湿通络。

3.处方

肾俞、十七椎穴、次髎、后溪、阴陵泉、委中、承山。

4.操作法

肾俞、次髎、十七椎针刺龙虎交战手法,先泻后补,即先拇指向后捻转 6 次,再拇指向前捻转 9 次,如此反复进行,针刺后并用灸法。后溪、阴陵泉也用龙虎交战法。委中、承山针刺捻转泻法。

5.方义

本证是风寒湿邪阻滞督脉及足太阳经所致,故治疗以督脉及太阳经穴为主;本病的内在原因是肾气虚弱,外邪趁之,所以扶正祛邪是治疗本病的大法。肾俞是肾的背俞穴,十七椎穴隶属督脉,针刺补泻兼施,扶正祛邪;针刺后加用灸法,既可温经助阳,又可祛寒除湿。次髎属于足太阳经,有利湿止痛的功效,是治疗寒湿性腰骶痛的主要穴位,正如《针灸甲乙经》所说:"腰痛快快不可以俛仰,腰以下至足不仁,入脊,腰背寒,次髎主之。"如针刺后再加用灸法可助其温阳利湿的作用。阴陵泉属于足太阴脾经,补之可健脾益肾,泻之可渗湿利尿,善于治疗湿浊性腰痛,如《针灸甲乙经》云:"肾腰痛不可俯仰,阴陵泉主之。"后溪属于手太阳经的"腧穴",又交会于督脉,"俞主体重节痛",可用于湿浊性腰痛的治疗;后溪配五行属于木,"木主风",风可胜湿,所以后溪又有祛风止痛、祛湿止痛的功效。委中配承山疏通足太阳经脉,是治疗腰痛的重要组合。以上诸穴配合,可达祛除邪气通经止痛的作用。

(三)肾精亏损

1.主症

腰骶部酸痛,喜按喜揉,下肢乏力,遇劳则甚,卧床休息后减轻。舌质淡,脉沉细。

2.治则

补肾益精,濡养筋骨。

3.处方

肾俞、命门、关元俞、关元、飞扬、太溪。

4.操作法

飞扬针刺龙虎交战手法,其余诸穴均直刺捻转补法,并在肾俞、命门、关元俞、关元加用灸法。

5.方义

本证是由于肾气虚弱精血亏损而引起,主症是腰腿痛,病位于督脉、足太阳、足少阴经。腰为肾之府,肾虚则腰府失养,故治取肾的背俞穴肾俞及命门补益肾气,濡养腰府及经脉而止痛;关元是人体元阴元阳关藏之处,关元俞内应关元,是人体元气输注之处,补之可益元气,益精血濡筋骨,善于治疗肾虚腰痛,如《针灸大成》曰关元俞"主风劳腰痛。"太溪配飞扬属于原络配穴,旨在补益肾气调理太阳、少阴经脉以止痛。在飞扬穴处又有小络脉分出,名曰飞扬脉,主治腰痛,《素问·刺腰痛论》:"飞扬之脉令人腰痛,痛上怫怫然,甚则悲以恐,刺飞扬之脉,……少阴之前,与阴维之会。"故飞扬功在治疗肾虚以及肝虚引起的腰痛。诸穴协同相助,补益肾气,养筋壮骨以止痛。

第十八节　尾　骨　痛

尾骨痛是指尾骨部、骶骨下部及其邻近肌肉或其他软组织的疼痛,其疼痛特点是长时间的坐位,或从坐为起立时,或挤压尾骨尖端时疼痛加重,是临床常见病,多发于女性。

一、诊断要点

(1)可有尾骶部外伤史。

(2)尾部疼痛,多为局限性,有时可连及腰部、骶部、臀部及下肢。

(3)尾部疼痛,可在坐硬板凳、咳嗽、排大便尤其是大便秘结时疼痛加重,卧床休息后减轻或消失。

(4)检查。①尾骶联合处压痛。②肛门指检:患者取左侧卧位,尽量将髋、膝关节屈曲。检查者戴手套后,用右手示指轻轻伸入肛管内,抵住尾骨,拇指置于尾骨外后方,拇示指将尾骨捏住,前后移动尾骨,检查尾骨的活动度及其感觉,仅有尾骨微动而无疼痛,表明无病变;若尾骨活动时疼痛,表明有尾骨痛。③X线检查无异常发现。

二、病因病机

在尾骨上附着有重要的肌肉和韧带,如臀大肌、肛门括约肌、肛提肌、尾骨肌、骶尾韧带等,尾骨遭受到跌打损伤之后,局部组织出血、水肿形成纤维组织和瘢痕,牵拉或压迫尾骨及其末梢神经,以及局部血液循环障碍,产生疼痛。中医认为是由于外伤经脉,瘀血阻滞经脉,不通则痛,正如清·吴谦《医宗金鉴·正骨心法要旨》说:"尾骶骨,即尻骨也。……若蹲垫壅肿,必连腰胯。"

长期坐位,压迫尾骨周围组织,导致慢性尾骨部劳损,引起尾骨部疼痛,正如《素问·宣明五气》说"久坐伤肉",久坐则气机不畅,导致气滞血瘀,气血运行受阻,经脉不通,筋肉失养引起疼痛。

总之,本病主要是由于瘀血阻滞经脉,经气不通,引起尾骶部疼痛。

三、辨证与治疗

(一)主症

尾骶部疼痛,疼痛可连及臀部,坐位时疼痛明显,不敢坐硬板凳,按之作痛,甚或咳嗽、大便时疼痛加剧。舌质黯,脉涩。

(二)治则

活血化瘀,通经止痛。

(三)处方

百会、次髎、腰俞、会阳、承山。

(四)操作法

先针百会,沿经向后平刺,捻转平补平泻手法,使针感沿经项背部传导。次髎先用刺络拔火罐法,后用毫针直刺 30～40 mm,使用龙虎交战手法,并使针感向尾部传导,术后加用艾灸法。腰俞向尾部平刺,捻转平补平泻法,并加用艾灸法。会阳向尾骨斜刺,平补平泻手法。承山直刺,龙虎交战手法。

(五)方义

本病属于瘀血阻滞尾骨及其周围的经脉所致,位于督脉和足太阳经,故取腰俞、百会通督脉的经气,疏通尾骨部的瘀滞以止痛;百会是督脉与足太阳经的交会穴,《灵枢·终始》"病在下者高取之",可疏导尾骨部位气血的瘀滞以止痛。次髎刺络拔火罐可祛除尾骨的瘀血,即"菀陈则除之者,出恶血也"(《素问·针解》)。足太阳经别入于肛,承山、会阳、次髎均属于足太阳经,并且会阳又为督脉气所发,故三穴组合,局部与远端相配合,可有效地疏通尾骨部瘀血的阻滞,且承山是治疗肛门及其周围病变的经验效穴。

参考文献

[1] 孔庆雪.常见病推拿与针灸治疗[M].长春:吉林科学技术出版社,2020.

[2] 杜革术.新编针灸推拿与康复[M].长春:吉林科学技术出版社,2019.

[3] 聂兆伟.中医临床诊治与针灸推拿[M].长春:吉林大学出版社,2019.

[4] 姚笑,周奕琼.张素芳小儿推拿学术经验集[M].北京:中国中医药出版社,2020.

[5] 孙绍峰.中医针灸推拿治疗学[M].长春:吉林科学技术出版社,2019.

[6] 李瑛,彭德忠,赵凌.针灸推拿实训教程[M].北京:中国中医药出版社,2020.

[7] 刘世伟.实用针灸与推拿[M].上海:上海交通大学出版社,2019.

[8] 高雁鸿.当代针灸推拿临床实践技术[M].北京:科学技术文献出版社,2019.

[9] 李平华,孟祥俊.黄帝内经刺皮疗法[M].北京:中医古籍出版社,2020.

[10] 高俊雄.中医针灸入门[M].北京:中医古籍出版社,2019.

[11] 张燕.中医疾病诊断与针灸推拿治疗学[M].天津:天津科学技术出版社,2020.

[12] 牛琦云.临床疾病针灸特色疗法[M].长春:吉林科学技术出版社,2019.

[13] 彭静,张琪.针灸推拿实训指导[M].北京:中国协和医科大学出版社,2019.

[14] 王艳君,王鹏琴,龚利.针灸推拿康复学[M].北京:中国中医药出版社,2020.

[15] 何光.现代针灸推拿技术与临床[M].上海:上海交通大学出版社,2019.

[16] 吕明.推拿手法学[M].北京:中国医药科学技术出版社,2020.

[17] 臧志伟.现代针灸与推拿[M].长春:吉林科学技术出版社,2019.

[18] 郗洪斌.针灸推拿技术与临床应用[M].长春:吉林科学技术出版社,2018.

[19] 许桂青.临床针灸与推拿实践[M].哈尔滨:黑龙江科学技术出版社,2020.

[20] 李西亮.现代针灸与推拿临床治疗学[M].哈尔滨:黑龙江科学技术出版社,2020.

[21] 杜培学.临床常见病针灸推拿与康复治疗[M].上海:上海交通大学出版社,2018.

[22] 徐建波.临床针灸推拿临证精要[M].西安:西安交通大学出版社,2018.

[23] 陈秋明.临床疾病针灸治疗精要[M].郑州:郑州大学出版社,2020.

[24] 白云莲.推拿与针灸治疗学[M].长春:吉林科学技术出版社,2018.

[25] 李慧梅.传统中医针灸推拿与康复[M].天津:天津科学技术出版社,2020.

[26] 夏有兵.实用针灸推拿学[M].南京:江苏凤凰教育出版社,2018.

[27] 姚俊红.实用针灸与推拿治疗学[M].上海:上海交通大学出版社,2018.

[28] 王华兰.推拿技能实训教程[M].郑州:河南科学技术出版社,2020.

[29] 余猛科.实用临床针灸推拿治疗[M].长春:吉林科学技术出版社,2018.

[30] 李立国,刘恒.当代针灸推拿特色疗法[M].北京:科学技术文献出版社,2018.

[31] 乔巧.现代临床针灸推拿精要[M].长春:吉林科学技术出版社,2020.

[32] 马涛.现代针灸推拿诊治枢要[M].长春:吉林科学技术出版社,2018.

[33] 马明祥,吕俊勇,王艳梅.实用针灸推拿治疗精要[M].天津:天津科学技术出版社,2018.